BROOKE SHIELDS

Ich würde dich so gerne lieben

BROOKE SHIELDS

Ich würde dich so gerne lieben

Über die große Traurigkeit nach der Geburt

Aus dem Amerikanischen
von Katharina Volk

Marion von Schröder

Die Originalausgabe erschien 2005
unter dem Titel *Down Came the Rain*
bei Hyperion, New York

Marion von Schröder ist ein Verlag der
Ullstein Buchverlage GmbH

ISBN-13: 978-3-547-71704-2
ISBN-10: 3-547-71704-5

Gesetzt aus der Guardi bei Leingärtner, Nabburg
Druck und Bindung: Clausen & Bosse, Leck
Printed in Germany

Für meine Tochter
Rowan,
die das Leben lebenswert macht

Inhalt

Es war einmal ein kleines Mädchen, das träumte davon, eine Mama zu werden. Es wünschte sich mehr als alles andere, ein Kind zu bekommen, und es war sich ganz sicher, daß dieser Traum eines Tages wahr werden würde. Stundenlang saß das Mädchen da und überlegte sich, welchen Namen es seinem Kind geben würde.

Schließlich wurde das kleine Mädchen erwachsen. Obwohl die junge Frau ihren Märchenprinzen kennengelernt und geheiratet hatte, wurde sie nicht schwanger. Allmählich erkannte sie, daß ihr Wunsch ohne medizinische Hilfe nicht in Erfüllung gehen würde.

Also machte sie sich auf die lange Reise durch die Welt der reproduktionsmedizinischen Behandlungen. Als keine davon funktionieren wollte, war sie frustriert und deprimiert. Sie hatte das Gefühl, eine Versagerin zu sein.

Und dann, eines Tages, wurde sie endlich schwanger. Sie war unvorstellbar glücklich. Sie erlebte eine wunderschöne Schwangerschaft und brachte ein zauberhaftes kleines Mädchen zur Welt. Endlich war ihr Traum, Mama zu werden, wahr geworden. Aber statt glücklich und erleichtert zu sein, konnte sie nur noch weinen.

Kapitel 1

Die tapfere kleine Lokomotive

Dezember 2001. Ich stehe in den Kulissen des Palace Theatre in Hollywood, Kalifornien. Aufgeführt wird das MuppetFest, ein Tribut an Jim Henson und zugleich eine Benefizveranstaltung für Save the Children. Ich trage ein ärmelloses schwarzes Paillettenkleid und bin bereits fertig frisiert und geschminkt. Aufregung und Nervosität liegen in der Luft, und das Publikum im ausverkauften Haus wartet gespannt. Ich kann viele Erwachsene und Kinder sehen, die zwischen den Sitzen herumlaufen, Popcorn essen und sich unterhalten.

Damit das Publikum mich nicht schon vor meinem Stichwort entdeckt, muß ich mich noch weiter hinter die Bühne zurückziehen. Doch dort wartet schon Mr. Snuffleupagus, das Mammut, auf seinen Auftritt. Er ist riesig groß und kann mir deshalb nur wenig Platz machen. Es ist sogar so eng dort, daß ich mich schließlich unter seinen Rüssel und zwischen seine Vorderbeine quetschen muß. Braune Fellflusen fliegen überall herum. Ich muß mich sehr beherrschen, um nicht zu niesen.

Nicht mehr lange, dann werden die Lichter angehen, und die Bühne wird sich mit Farben, Musik und vielen pelzigen Wesen füllen. Da stehe ich nun, mit einer pinkfarbenen Federboa, langen violetten Handschuhen und einem riesigen falschen Diamantring, der sich ständig in der Federboa verfängt. Und obwohl man es mir noch nicht ansieht, bin ich schwanger. Doch gestern hat man bei einer ersten Blutuntersuchung schlechte Werte ermittelt, so daß weitere Untersuchungen erforderlich sind. Mir wurde versichert, daß es sich dabei um reine Routine handle, man wolle nur sichergehen. Daher habe ich mir heute morgen, noch bevor ich ins Theater mußte, in der Klinik erneut Blut abnehmen lassen. Und während ich probte und versuchte, nicht daran zu denken, wurde mein Blut im Labor analysiert.

Jetzt, während ich auf meinen Auftritt warte, klingelt mein Handy. Die Ärztin hat schlechte Nachrichten für mich: »Es tut mir leid, aber der Fötus ist nicht mehr lebensfähig.« Mir wird heiß, und ich kann plötzlich nur noch schwer schlucken. Meine Ärztin erklärt mir so sanft wie möglich, »die Natur« wolle mir damit sagen, daß das Baby nicht stark genug sei, um zu überleben, und je früher das passiere, desto besser sei es. Nach einer kurzen Pause fügt sie vorsichtig hinzu, ich müsse jetzt abwarten, bis mein Körper den Fötus auf natürliche Weise abstoße oder resorbiere.

Ich will nicht glauben, was ich da höre. Mir wird schwarz vor Augen. In diesem Moment erhalte ich einen weiteren Anruf. Chris, mein Mann, möchte wissen, ob ich schon etwas gehört habe. Wie ein Roboter wiederhole ich das eben Gehörte. Ich möchte das Handy quer über die Bühne schleudern und schluchzend hinausrennen, aber ich bin von lauter Plüschgestalten umgeben und kann nicht weg.

Zudem muß ich jetzt auf die Bühne, in einem verrückten Kostüm samt Schweineschnauze à la Miss Piggy. Hatte ich schon erwähnt, daß ich Miss Piggy spiele und ein Duett mit Kermit dem Frosch singen soll? Als ich aus meinem Versteck zwischen Snuffys Mammutbeinen hervorkrieche und zu ihm aufblicke, blinzelt er mir voller Mitgefühl zu. Der Inspizient merkt, daß etwas nicht stimmt, weil ich mir hastig die Tränen vom Gesicht wische, aber ihm bleibt nichts anderes übrig, als der Muppet-Rockband das Signal zu geben und dann auf mich zu deuten – Auftritt. »Die Show muß weitergehen«, wie man so schön sagt.

Schon immer wollte ich Kinder haben, und wie die meisten Leute nahm ich an, daß es zu gegebener Zeit einfach passieren würde. Meine Eltern ließen sich scheiden, als ich noch sehr klein war, und meine Mutter hat nie wieder geheiratet. Ich wuchs als Einzelkind bei ihr auf. Als Kind bat ich sie oft, sie möge doch ein Baby adoptieren. Ich wünschte mir so sehr ein Geschwisterchen, mit dem ich spielen und um das ich mich kümmern könnte. Meine Mutter hat kein Kind adoptiert, aber mein Vater heiratete zum zweiten Mal, und so ging mein Wunsch in gewisser Weise doch in Erfüllung. Meine Stiefmutter brachte zwei Kinder aus einer früheren Ehe mit, und so hatte ich plötzlich Geschwister. Und zu meinem Glück vergrößerten mein Vater und meine Stiefmutter ihre Familie noch um drei wunderbare Töchter. So konnte ich einen privilegierten Einzelkind-Status bei meiner Mutter behalten und bei meinem Vater Teil einer großen Familie sein.

Die Zeit verging schnell, und ehe ich mich's versah, waren meine vier Jahre am College vorüber. Da ich praktisch seit meinem elften Lebensmonat gearbeitet habe, hatte ich mir während des Studiums zugestanden, nur wenige Rollen anzunehmen. Diese Pause war auch dringend nötig gewesen. Ich machte meinen Abschluß in französischer Literatur und begann danach, wieder voll zu arbeiten. Nachdem ich einige Jahre lang solo in Manhattan gelebt hatte, lernte ich André Agassi kennen, meinen ersten Ehemann. Wir waren jedoch beide mit unserer jeweiligen Karriere beschäftigt, und unsere Terminpläne ließen sich schlecht miteinander vereinbaren. Obwohl wir uns Kinder wünschten, wollte sich der richtige Zeitpunkt irgendwie nicht ergeben. Wir liebten uns, doch unser beider Leben konzentrierte sich immer stärker auf verschiedene Pole, und nach zwei Jahren war unsere Ehe am Ende. Die Trennung war traurig, aber sie verlief freundschaftlich, und es war ein Segen, daß keine gemeinsamen Kinder darunter leiden mußten.

Dann lernte ich den Drehbuchautor Chris Henchy kennen und verliebte mich in ihn. Bis heute glaube ich, daß ich mich damals, 1999, auf den ersten Blick in Chris verliebte, aber das würde ich ihm niemals sagen! Ich hatte gerade eine American-Bulldog-Hündin namens Darla angeschafft und wollte sie auf dem Gelände von Warner Bros. ein paar Freunden vorstellen. Darla verschwand und ging allein auf Streifzug. Chris brachte sie zurück. Er war als Autor bei Dreharbeiten auf dem Gelände dabei, und er liebte Hunde. Wir unterhielten uns, und er brachte mich zum Lachen. Als ich ging, kannte ich nicht einmal seinen vollen Namen, aber er hinterließ einen starken Eindruck. Ich rief daraufhin eine Freundin an und sagte ihr, ich hätte einen Mann kennengelernt, mit dem sie unbedingt einmal ausgehen solle. Sie erzählte mir, sie hätte seit kurzem einen neuen Freund. Da ich noch nicht lange geschieden war, hatte ich noch nicht einmal erwogen, selbst wieder mit einem Mann auszugehen. Drei Wochen später moderierte ich eine Show in Washington D. C., bei der Chris als Autor arbeitete. Dort verbrachten wir etwas Zeit zusammen und wurden Freunde. Ich war beeindruckt, wie klug und witzig er war. Weil er meine Situation kannte, bedrängte er mich nicht, und eine Zeitlang waren wir einfach nur gute Freunde. Schließlich mußte ich mir eingestehen, daß es etwas zwischen uns gab, was ich nicht länger ignorieren konnte. Wir wurden ein Paar. Obwohl uns unsere Arbeit sehr beanspruchte – er schrieb, und ich drehte die letzte Staffel von *Susan* –, waren wir beide auch bereit dazu, eine Familie zu gründen.

Chris und ich waren zwei Jahre zusammen, bevor wir uns verlobten. Ich war mir absolut sicher, daß ich mit diesem Mann Kinder haben wollte. Auf jeden Fall hätte ich unsere Pläne umgeworfen, wenn ich noch vor unserer Hochzeit schwanger geworden wäre. Obwohl wir noch nicht sofort ein Baby wollten, setzte ich die Pille ab. Doch die Hochzeit rückte näher, und ich wurde nicht schwanger. Zum ersten Mal kam uns der Gedanke, daß da vielleicht etwas nicht stimmen könnte. Und weil wir noch vor der Hochzeit Gewißheit haben wollten, entschlossen wir uns, in Los Angeles eine Spezialistin für Reproduktionsmedizin aufzusuchen, Dr. Joyce Vargyas. Sie führte einige Tests und Untersuchungen durch und stellte fest, daß die Ursache für unseren unerfüllten Kinderwunsch vermutlich eine Veränderung an meinem Gebärmutterhals war. Vor einigen Jahren hatte ich wegen einer präkanzerösen Wucherung am Gebärmutterhals operiert werden müssen, mit der Folge, daß mein Gebärmutterhals nun vernarbt und dadurch sehr eng und stark verkürzt war.

Meine Gebärmutter war deshalb kaum mehr zugänglich, was eine Empfängnis erheblich erschwerte. Bei der Operation waren außerdem die Drüsen entfernt worden, die den zum Transport des Spermas nötigen Schleim produzierten. Ohne diese Körperflüssigkeit konnten die »kleinen Spermis«, wie eine der Krankenschwestern sie zärtlich nannte, nicht stromaufwärts schwimmen. Ich sagte: »Kein Wunder, daß es nicht funktioniert hat – erst ist die Tür zu, und dann springen die armen Kerle in einen Pool ohne Wasser!« Dr. Vargyas versicherte uns, daß man dieses Problem sehr einfach umgehen könne. Sie wies uns allerdings auch auf die Gefahr einer Zervixinsuffizienz hin, einer zu frühen Öffnung des Gebärmutterhalses, die zu einer Fehlgeburt führen kann. Für mich hörte sich das so an, als sei ich irreparabel beschädigt, ein Mängelexemplar. Mit todernstem Gesicht sagte Chris zu ihr: »Bitte, Frau Doktor, wir benutzen nicht gern so negative Wörter. Könnten Sie nicht statt dessen sagen, sie hätte einen ›ganz eigenen‹ oder ›außergewöhnlichen‹ Zervix?«

Wir wollten endlich ein Kind haben und beschlossen deshalb, es mit künstlicher Befruchtung und zunächst mit einer Insemination zu versuchen. Bei dieser Prozedur, die zum Zeitpunkt des Eisprungs gemacht wird, führt die Ärztin einen Katheter in die Vagina ein, schiebt ihn an dem vernarbten, verengten Gewebe vorbei und bringt das Sperma direkt in die Gebärmutter ein. Technisch betrachtet, passiert dabei nichts anderes als beim Sex – zumindest vom Standpunkt von Ei und Spermium aus betrachtet (Chris sah das anders). Nach einigen Versuchen war ich allerdings noch immer nicht »geschwängert«. Die Ärztin erklärte mir, mein vernarbter Gebärmutterhals mache die Sache derart schwierig, daß selbst die künstliche Besamung immer wieder fehlschlüge. Laut wiederholter Ultraschalluntersuchungen sahen meine Eier an sich jung und gesund aus. Ich war eine fruchtbare Frau. Aber anscheinend konnte selbst der dünnste Katheter das »Zeug« nicht dahin bringen, wo es nun mal hinmußte. Ich versuchte mich damit zu trösten, daß zumindest meine Eierstöcke gesunde Eier produzierten.

Doch dieser Trost war nur von kurzer Dauer, denn meine Ärztin wies uns darauf hin, daß ich mir in meinem Alter den Luxus langen Abwartens nicht mehr leisten könne. Taktvoll erklärte sie mir, daß meine biologische Uhr ticke und es einige Zeit dauern würde, bis ich schwanger wäre – wenn wir mehr als ein Kind wollten, würden wir energischer vorgehen müssen. Der nächste Schritt sollte eine andere Methode der künstlichen Befruchtung, eine In-vitro-Fertilisation sein.

»In-vitro-Fertilisation?« antwortete ich erschrocken. »Macht man das nicht nur bei älteren Frauen? Ich bin erst sechsunddreißig. Sie haben doch gesagt, ich sei fruchtbar und gesund!«

Ich war schockiert, daß ich beinahe schon zu alt für ein Kind sein sollte, obwohl ich mich jung und fit fühlte. Außerdem würde ich bei dieser Art der künstlichen Befruchtung eine ganze Reihe schwieriger und unangenehmer Prozeduren über mich ergehen lassen müssen. Dazu gehörten Medikamente, Spritzen, eine Operation. Das alles brachte uns ziemlich aus der Fassung, aber es blieb uns offenbar nichts anderes übrig. Wenn dieser Weg tatsächlich der einzig mögliche war, dann würden wir uns geistig und körperlich darauf einstellen müssen. Wir wendeten viel Zeit auf, um uns so ausführlich wie möglich über den gesamten Prozeß zu informieren.

Zuerst erzählte ich von unseren neuen Plänen nur einer Freundin, die selbst eine solche künstliche Befruchtung durchgemacht hatte und damals gerade schwanger geworden war. Sie äußerte sich sehr positiv über die Behandlung, was uns Mut machte. Bald sprachen wir auch mit unseren Eltern darüber, daß wir uns die Methoden der modernen Medizin zunutze machen wollten, damit sie bald ein Enkelkind bekämen. Damals war Dr. Vargyas überzeugt davon, daß wir schon bald unser Baby in den Armen halten würden.

Ungefähr zur gleichen Zeit bekam ich das großartige Angebot, die Sally Bowles in *Cabaret* am Broadway zu spielen. Sally und ich hätten gegensätzlicher nicht sein können. In dem Stück wird sie ungewollt schwanger und entscheidet sich gegen das Kind. Ich dagegen versuchte ja verzweifelt, schwanger zu werden, so daß bei mir eine Schwangerschaft alles andere als ungewollt gewesen wäre. Es kam mir fast wie eine Ironie des Schicksals vor, daß es auch in *Cabaret* um Babys und Geburt ging. Doch ich würde unmöglich sechs Monate lang acht Vorführungen pro Woche spielen können, wenn ich tatsächlich schwanger wäre (so weit wollte ich es mit dem Method Acting dann doch nicht treiben), also hatte auch ich, wie Sally, eine Entscheidung zu treffen.

Chris und ich sprachen darüber, wie großartig es wäre, bei einem so schwierigen Stück mitzuwirken, und wir entschieden, daß ich die Rolle annehmen solle. Wir hatten noch nicht mit der künstlichen Befruchtung begonnen, und auch die Hochzeit rückte näher. Sobald das große Fest und die Rolle am Broadway hinter uns lagen, könnte ich dann mit den Behandlungen beginnen. Mit diesem neuen Zeitplan würde alles wunderbar funktionieren.

Ich nahm die Rolle an, voller Aufregung und mit einer gesunden Portion Nervosität. Dies war die größte Herausforderung, die sich mir als Schauspielerin je geboten hatte, und ich lebte auf bei der Aussicht, diese Rolle zu spielen. Ich beschloß, meine Zeit sinnvoll zu nutzen. Für diese Rolle würde ich topfit sein, und ich würde die Erfahrungen bei *Cabaret* voll ausschöpfen. Das harte körperliche Training und die Ausdauer, die man für eine Broadway-Show braucht, verunsicherten mich ein wenig. Doch ich tröstete mich damit, daß ich den anstrengenden Prozeß der künstlichen Befruchtung mit einer solchen Vorbereitung sicher gut überstehen würde.

Am 26. Mai 2001 heirateten Chris und ich in Palm Beach, Florida, wo mein Vater lebte. Er litt damals an Prostatakrebs im fortgeschrittenen Stadium und mußte eine Chemotherapie machen. Weil er deshalb nicht reisen konnte, beschlossen wir, die Hochzeit nicht wie geplant in New York stattfinden zu lassen. Stattdessen luden wir nur wenige Freunde und Verwandte nach Florida ein, wo wir im Haus eines guten Freundes meines Vaters direkt am Meer heirateten.

Es wurde eine Traumhochzeit: Wir hatten schönes Wetter, obwohl Regen vorausgesagt war, und dank einer leichten Brise wurde es nicht zu warm. Genau bei Sonnenuntergang fand die Zeremonie statt, und zum Auftakt spielten Tuck & Patti – ein phantastisches Musikerpaar, deren Musik mein Leben begleitet, seit ich sie zum ersten Mal hörte – »Heaven Down Here«. Wir hatten unsere Gelöbnistexte selbst verfaßt, und die Zeremonie war intim und spirituell, aber nicht kitschig. Dann gab es einen Empfang, auf dem befreundete Comedians einander an Witz zu übertreffen suchten, und alle amüsierten sich. Nach dem Hochzeitsmahl war dann unser erster Walzer als Ehepaar an der Reihe, und danach tanzte ich mit meinem Vater. Es sollte unser letzter gemeinsamer Tanz sein. Das Foto, das dabei von uns beiden aufgenommen wurde, hüte ich wie einen Schatz. Am nächsten Tag fand die Party mit einem Barbecue im Garten ihren gelungenen Abschluß. Chris und ich reisten tags darauf ab, um zwei Wochen auf den Fidschis und Bali zu verbringen. Eine Woche nach unserer Hochzeitsreise begannen bereits meine zweiwöchigen Proben für *Cabaret*.

Zwei Wochen sind eigentlich viel zu kurz, um ein ganzes Musical einzustudieren, und ich war starr vor Angst bei der Vorstellung, nach nur vierzehn Tagen Probe am Broadway zu eröffnen. Ich war schon einmal am Broadway aufgetreten, beim Revival von *Grease*, doch damals hatte ich nur zwei Soli, und das Ensemble war viel größer. In *Cabaret* sang ich fünf Solonummern, und als Sally Bowles mußte ich zudem eine Rolle bewältigen, die bereits viele andere herausragende Schauspielerinnen geprägt hatten.

In dieser Zeit wohnte ich in meinem Apartment in New York, und Chris mußte an den Wochenenden von Los Angeles herüberfliegen, um mich zu besuchen. Dieses auf Ost- und Westküste verteilte Leben war für mich nichts Neues, für meinen Mann allerdings schon. Chris würde die ganze Fliegerei auf sich nehmen müssen, aber ich tröstete ihn mit den Worten: »Denk nur an die vielen Prämienmeilen, die du damit sammeln wirst.« Wir wußten, daß es für uns als frischverheiratetes Paar nicht leicht werden würde, aber eine Hauptrolle am Broadway war eine unglaublich tolle Chance, und Chris sah es genauso. Wundersamerweise haben wir diese Zeit überstanden. Sie erwies sich sogar als sehr lohnende Erfahrung für spätere Zeiten.

So kam es dazu, daß ich auch im September 2001 in New York *Cabaret* spielte. Am elften September war ich allein zu Hause, denn Chris wollte erst am Wochenende kommen. Ein Anruf meiner Freundin Sherie weckte mich. Sie erzählte mir, ein Flugzeug habe gerade das World Trade Center getroffen. Ich bekam einen Schock und schaltete sofort den Fernseher ein. Zu diesem Zeitpunkt behaupteten die Reporter noch, es habe sich um ein kleines Privatflugzeug gehandelt. Ich schaltete den Fernseher aus und ging nach draußen. Als ich vor die Tür trat, sah ich viele Menschen, die hastig die Straße entlangliefen: Meine damalige Wohnung lag neben dem

UN-Gebäude, das gerade evakuiert worden war. Es herrschte das reine Chaos. Ich rief Chris vom Handy aus an, und er sagte, ich solle sofort wieder nach Hause gehen, der zweite Turm sei ebenfalls getroffen worden. Doch in unserer Wohnung fand ich einfach keine Ruhe, also machte ich mich wieder auf und ging zu Fuß zu einer Freundin, die einige Kilometer weiter weg wohnte. Aber auch dort hielt es mich nicht, und ich kehrte wieder nach Hause zurück. Nach einigem Hin und Her landete ich schließlich bei meiner Schwester Marina. Ich hatte noch mit meinen Eltern telefoniert, aber bald waren alle Leitungen belegt, und mein Handy funktionierte nicht mehr. Ich versuchte immer wieder, Chris zu erreichen, und sehr spät am Abend kam ich endlich durch. Ich konnte nur weinen. Er versprach mir, so schnell wie möglich zu mir zu kommen.

Bürgermeister Rudolph Giuliani wollte, daß die Shows am Broadway schon am Donnerstag, den 13. September, wieder öffneten. *Cabaret* war dabei eine der ersten, und es wurde eine schrecklich traurige Vorstellung. Wir traten vor ganzen achtundsechzig Zuschauern auf, während sonst über tausend Leute im Publikum saßen. Als das Musical zu Ende war, blieb es still. Es gab nicht einmal Applaus. Die Leute standen auf und flüsterten »Danke«. In der Woche darauf gingen einige Darsteller nach der Show gemeinsam zum Ground Zero und bereiteten bis fünf Uhr morgens Frühstück für die Helfer zu. Wir wußten nicht, was wir sonst hätten tun können. Nachdem wir zusammen über das verwüstete Gelände gegangen waren, sprachen wir über die Bedeutung von Familie und darüber, wie wichtig es ist, die Menschen um sich zu haben, die man liebt. Mein Mann fehlte mir schrecklich, und ich hatte große Angst. Ich wollte nur noch mit ihm zusammensein und wünschte mir, daß wir endlich eine richtige Familie wurden. Doch ich mußte noch eine weitere Woche durchhalten, bis wir uns endlich wiederhatten.

Als meine Zeit bei *Cabaret* dem Ende zuging, schlug meine Ärztin vor, daß ich schon mit den Spritzen zur Vorbereitung auf die künstliche Befruchtung beginnen könne. Sie würden meine Leistung nicht maßgeblich beeinflussen, und wir könnten so die ganze Sache ein wenig beschleunigen. Ich beschloß, es zu versuchen. Ab sofort sollte ich ein Medikament namens »Lupron« bekommen, das die natürliche Hormonproduktion des Körpers ausschaltet. Ich mußte, hormonell betrachtet, zu einem unbeschriebenen Blatt werden, damit mein Körper im Lauf der Behandlung hormonell manipuliert werden konnte. Dazu würde ich nichts weiter tun müssen, als ein paar Wochen lang jeden Abend eine winzige Nadel unter die Haut meines Oberschenkels zu stechen; bald würden die Ärzte meinem gesamten Fortpflanzungssystem sagen können, was es zu tun und zu lassen habe. Übrigens handelte es sich dabei um dasselbe Medikament, das mein Vater nahm, um Wachstum und Verbreitung seines Prostatakrebses zu hemmen. So konnte ich mit ihm über diese Behandlung sprechen, und als er nach New York kam, um meine letzte *Cabaret*-Vorstellung zu sehen, machte ich sogar Witze darüber, wir könnten uns ja auf der Toilette treffen, um uns unseren »Schuß« zu setzen.

Mein Vater und ich hatten sogar ganz ähnliche Erfahrungen mit den Nebenwirkungen des Medikaments. Täglich rief er mich vor meinem Auftritt in der Garderobe an: »Diese Spritzen ... Ich habe solche Kopfschmerzen, und dann diese Depressionen ... Junge, Junge ... aber du weißt ja, wie das ist, nicht?« Er rief nie an, um mir etwas vorzujammern, aber ich merkte trotzdem, daß er Angst hatte und jemanden brauchte, mit dem er sprechen konnte. Ich fand es tröstlich, ihm antworten zu können: »Oh Gott, Dad, du hast ja so recht, und die Hitzewallungen und diese Müdigkeit erst!« Ich glaube, es war eine echte Erleichterung für meinen Vater, mit dieser Behandlung nicht allein dazustehen. Mein Zustand war nicht so ernst wie seiner, bei mir ging es nicht um Leben und Tod. Und obwohl es so traurig war, half es uns, einander näher zu sein. Ich muß zugeben, daß ich mich an diesen Gedanken klammerte, als ich in seinen letzten Augenblicken nicht bei ihm sein konnte. Es lag eine seltsame Ironie darin, daß ich dieses Medikament nahm, um neues Leben erschaffen zu können, während seines damit zu Ende ging.

Ich sollte das Lupron einige Wochen lang nehmen, und die nächste Reihe von Injektionen sollte beginnen, sobald die Show zu Ende war und ich nach Los Angeles zurückkehren konnte. Wie versprochen, beeinträchtigte das Medikament meine Leistungsfähigkeit überhaupt nicht, und zum Glück konnte ich mir die Spritzen leicht selbst verabreichen. Doch Ort und Zeit dafür konnte ich mir leider nicht aussuchen. Jeden Abend, nachdem der Vorhang gefallen war, stellte meine Garderobiere (die Person, die die gesamte Garderobe vorbereitet und beim schnellen Umziehen hilft) eine Spritze und ein Bier auf meinem Schminktisch bereit und sagte: »Na los, kleine Fixerin.« Dann saß ich da, oben ohne, in Strümpfen und silbernen Schuhen, das Haar unter einer Perückenhaube, mit verschmiertem schwarzen Eyeliner im Gesicht, weiß geschminktem Körper mit aufgemalten blauen Quetschungen und roten Adern am ganzen Leib, den Sender des Mikrofons mit Klettband um die Brust geschnürt, und stach mir eine Nadel in den Oberschenkel. Es paßte schon ein wenig zu diesem Musical, war aber dennoch ein sehr merkwürdiger, scheußlicher Anblick. Ich sah aus wie eine Figur aus *Trainspotting* oder *Clockwork Orange*.

Die letzten Wochen vergingen wie im Flug, und meine letzte Vorstellung und der Abschied von den anderen Schauspielern verliefen sehr emotional. Wir hatten gemeinsam viel erlebt, und es waren gute Freundschaften dabei entstanden. Es würde seltsam sein, nicht mehr jeden Tag ins Theater zu kommen. Nach diesen sechs intensiven Monaten brach es mir fast das Herz, die Show zu verlassen, aber der Gedanke daran, daß nun eine Reise ins absolut Ungewisse vor mir lag, gab mir meine Kraft wieder.

Als ich nach Los Angeles zurückkehrte, fühlte ich mich sehr stark. Ich war auch körperlich absolut bereit und wollte nun alles Nötige tun, um schwanger zu werden. Daß ich nach einem halben Jahr anstrengender Vorstellungen körperlich in Topform sein würde, damit hatte ich gerechnet, doch nicht damit, auch emotional wie verwandelt zu sein. Ich war so zuversichtlich und gelassen wie seit langem nicht mehr. Das konnte nur gut sein, wenn man versuchte, ein Kind zu bekommen.

Chris und ich waren nun jeden Tag zusammen, und so konnte er mir bei der nächsten Serie vorbereitender Injektionen helfen. Diese würden meine Eierstöcke anregen, eine Vielzahl von Eiern zu produzieren, und zugleich dafür sorgen, daß der Eisprung erst dann erfolgte, wenn er gebraucht würde. Diese neuen, größeren Spritzen mußte Chris mir geben, denn ich brachte es einfach nicht über mich, sooft ich es auch versuchte. Dieses Medikament mußte intramuskulär gespritzt werden, deshalb waren die Nadeln viel länger als jene, die ich für das Lupron gebraucht hatte, und außerdem waren die richtigen Stellen dafür schwerer zu erreichen. Chris hatte anfangs Bedenken, ob es ihm gelingen würde, denn normalerweise wird er schon beim bloßen Anblick von Nadeln nervös. Wenn er selbst eine Spritze bekommen soll, steigert sich seine Nervosität noch. Er bekommt dann fast einen hysterischen Lachkrampf, und es dauert jedesmal ewig, ihn wieder zu beruhigen.

Als ich meine erste Spritze in den Po bekommen sollte, wäre er beinahe umgekippt, wie er mir später gestand. Er sah, wie lang die Nadel war und wie weit sie in meinen Körper eindrang, doch statt hysterisch zu lachen, brach ihm der kalte Schweiß aus, und ihm wurde schwindlig. Doch schnell wurde er zum echten Profi. Jeden Morgen und Abend mußte ich mich entweder bücken oder den Bauch nach vorne strecken, um die verschiedenen Spritzen gesetzt zu bekommen. Chris versuchte dabei immer, mich aufzuheitern. Manchmal zwickte er mich an der beabsichtigten Stelle und ließ sich ein bißchen mehr Zeit, bevor er das Medikament spritzte. Er kniff ein paarmal in meine Pobacke und behauptete, er müsse die Stelle erst richtig »weich machen«. (Ich erwiderte, er könne sie ruhig weich klopfen, er solle nur nicht hineinbeißen.) Ich war ihm ausgeliefert, aber wenn wir dabei lachten, tat es tatsächlich weniger weh. Wochenlang mußte ich diese Spritzen bekommen. Dazu kamen ständige Arztbesuche, Blutabnahmen, Ultraschall, ich mußte auf Stäbchen pinkeln und vor allem Östrogenpflaster tragen, und wenn diese wieder abgezogen wurden, sah es aus und fühlte sich an, als hätte ich gerade eine Hauttransplantation hinter mir.

Der ganze Prozeß war eine ziemliche Qual, und wir wurden zu Sklaven der Uhr und kleiner Röhrchen voll Flüssigkeit. Wenn wir zum Beispiel mit Freunden zum Abendessen ausgegangen waren, mußten wir uns in die Garderobe schleichen, wo wir dann über Spritzen und einer kleinen Kühltasche mit Medikamentenfläschchen kauerten. Der Geruch von Desinfektionsmitteln hing in der Luft, und die Leute steckten im Vorbeigehen flüsternd die Köpfe zusammen. Wir sahen die Schlagzeile förmlich vor uns: *Brooke drogensüchtig, in Edelrestaurant beim Fixen ertappt!* Mein Mann und ich standen unter einem gewaltigen Druck, und immer öfter gingen unsere Gefühle mit uns durch. So war es bei diesem hormonellen Bombardement kein Wunder, daß ich mitten im Supermarkt plötzlich in Tränen ausbrach. Ich konnte Chris nicht erklären, warum ich weinte, und sagte nur, wie jämmerlich ich es fände, meinen Heulanfall gerade neben einem Regal mit Konservendosen zu bekommen. Er zuckte nicht mit der Wimper und erwiderte: »Ach, Schätzchen, möchtest du lieber an der Kühltheke weinen? Komm, wir gehen und weinen neben dem Joghurt.« Natürlich ging ich nicht zur

Kühltheke, aber ich wußte nun, daß die Medikamente ihren Tribut von mir forderten.

Doch bald hatte ich die Spritzen hinter mir, und meine Eier waren bereit zur Ernte. Nun kam Phase zwei: die Operation! Im Krankenhaus ließ ich die vorbereitenden Untersuchungen über mich ergehen, wurde auf eine Rolliege verfrachtet und in den OP geschoben. Bei dem folgenden Eingriff entnahmen die Ärzte sämtliche Eier und setzten zwei davon mitsamt Chris' Spermien per Laparoskop in meine Eileiter ein. Wenn alles gutginge, würden Befruchtung und die Entwicklung des Embryos mitten im Eileiter stattfinden, genau wie bei einer natürlichen Befruchtung. Diese Methode wird als »intratubarer Gametentransfer« bezeichnet und ist eine Variante der klassischen In-vitro-Fertilisation. Die übrigen entnommenen Eizellen wurden in einer Petrischale mit Chris' Spermatozoen zusammengebracht. Die dadurch befruchteten Eizellen froren die Ärzte für später ein.

Als ich nach der Operation erwachte, war ich noch zittrig von der Narkose, erholte mich aber rasch. An mein Bett war ein Blatt Papier geklemmt, auf dem stand, daß der Transfer erfolgreich verlaufen sei, meine »Tuben« seien tadellos. Selbst in meinem benebelten Zustand hörte sich das für mich sehr gut an. Ich wurde auf ein Stationszimmer verlegt, wo ich langsam wieder zu mir kommen konnte. Ich fühlte mich gut, und so war ich mir sicher, daß ich es selbstverständlich allein zur Toilette schaffen würde, als ich das Bedürfnis verspürte. Aus Sicherheitsgründen mußte mich jemand begleiten, aber ich bestand darauf, ohne Hilfe aufzustehen. Vor einem Assistenzarzt, einem Krankenpfleger und einigen männlichen Krankenpflegehelfern glitt ich vom Bett und ging mit hocherhobenem Kopf auf die Toilette zu. Allerdings wußte ich dabei eines nicht: Das Krankenhaushemd hatte sich verdreht und stand hinten weit offen. Mein nackter Po bewegte sich fröhlich an der frischen Luft und hatte offenbar noch einige rote Abdrücke vom Laken davongetragen. Ich hatte natürlich keine Ahnung davon! Im nachhinein konnte ich mich auch nicht mehr daran erinnern, daß jemand mit mir bis zur Toilette gegangen war, damit ich nicht in der Schüssel landete. Chris soll in diesem Moment erklärt haben: »Das ist meine Frau.«

Dann durften wir nach Hause gehen und auf das Ergebnis warten. Erst zwei Wochen später würden wir erfahren, ob eines der Eier befruchtet worden war und sich ein Embryo eingenistet hatte. Ich mußte ruhig bleiben. Ich versuchte, es langsam angehen zu lassen und mich nicht anzustrengen. Ich hatte ein sehr gutes Gefühl bei der Sache und wollte alles richtigmachen. Ich mußte zwar immer noch die abscheulichen Östrogenpflaster tragen, und die entsprechenden Stellen juckten und entzündeten sich. Aber das machte mir nichts mehr aus, denn nun bestand ja die Möglichkeit, daß ich schwanger sein könnte.

Schließlich war der Zeitpunkt für die Blutprobe gekommen. Chris und ich fuhren in die Klinik, und wieder einmal reichte ich dem Laborassistenten meine erfolgreichste Vene (welche das ist, lernt man, wenn man praktisch täglich Blutproben abliefern muß). Chris ging danach zur Arbeit, und ich mußte mich irgendwie ablenken, bis das Ergebnis da war. Ich fühlte mich wie ein Kind zu Weihnachten. Wenige Stunden später kam der Anruf. Mit fröhlicher Stimme sagte die Krankenschwester: »Sie werden Mama.« Ich konnte es kaum glauben. Alles hatte wunderbar funktioniert. Ich war ganz ekstatisch vor Freude, endlich schwanger zu sein. Ich begann, ein wenig anders zu gehen, und berührte ständig meinen Bauch. Außerdem war ich mir ab sofort ganz sicher, starke Gelüste auf bestimmte Nahrungsmittel zu verspüren. Ich rief eine Menge Leute an, suchte Namen aus und belegte schon einige Kurse. Als Überraschung für Chris hatte ich auf dem Fußboden unserer Wohnung eine Spur aus winzigen Plastik-Babypuppen gelegt, die zu einem riesigen, aufblasbaren Keith-Haring-Baby führte. Er folgte der Babyspur, und wir weinten, umarmten uns und telefonierten mit unseren Familien. Unsere Mütter erklärten beide einhellig, daß sie keinesfalls »Oma« genannt werden wollten. Meine Schwiegermutter wollte »Cha Cha« heißen, und meine Mutter bestand auf »Tootsie« (fragen Sie lieber nicht!).

In den darauffolgenden Wochen mußte ich täglich die Klinik aufsuchen, um Blutproben nehmen zu lassen. Die vielen Piekser machten mir nichts aus, denn ich freute mich jedesmal auf das Ergebnis und die stetig steigenden Werte – bis zum Tag meines Live-Auftritts mit Kermit dem Frosch, an dem ich diesen schrecklichen Anruf von der Klinik erhielt.

Als ich nach dem Muppet Fest vom Theater nach Hause kam, riß ich mir das Östrogenpflaster so heftig herunter, daß ich blutete. Ich ging ins Bett, ohne mit meinem Mann darüber zu sprechen, nicht, weil er das nicht wollte, sondern weil ich einfach nicht konnte. Am nächsten Tag erklärte mir meine Ärztin, daß in einem solchen Fall eine Ausschabung die übliche Methode sei, für mich käme diese chirurgische Lösung jedoch nicht in Frage. Wieder einmal würde mein verengter Gebärmutterhals es unmöglich machen, bis zur Gebärmutter vorzudringen und den »nicht mehr lebensfähigen« Embryo zu entfernen. Einen Gebärmutterhals wie meinen operativ zu öffnen, könnte zu der erwähnten Zervixinsuffizienz führen, einem wesentlich größeren Problem, das dann nicht mehr zu korrigieren wäre. Damit würde ich niemals ein Kind länger als vier Monate tragen können. Also blieb mir nichts anderes übrig, als darauf zu warten, daß sich die Schwangerschaft von selbst beendete und mein Körper den toten Embryo abstieß oder resorbierte.

Mein Selbstmitleid erreichte nun seinen Höhepunkt. Chris war auch sehr traurig, meinte aber, Fehlgeburten kämen viel häufiger vor, als wir glaubten. Es gäbe sogar Fälle, in denen sie gar nicht als solche bemerkt würden, und er erklärte weiter, daß uns das auch schon passiert sein könnte. Natürlich war es jetzt schwieriger für uns, weil wir schon Ultraschallbilder gesehen und täglich positive Ergebnisse der Blutproben bekommen hatten. Wir hatten uns schon so sehr gefreut. Chris sagte jedoch, das einzig Richtige sei jetzt, nach vorn zu schauen. Ich hätte ihn am liebsten angebrüllt, daß er keine Ahnung hätte, wie ich mich fühlte. Er hatte ja keine Gebärmutter, in der ein Baby herangewachsen war! Doch ich hielt mich zurück und sagte nichts derart Gemeines, weil ich nur zu gut wußte, daß es auch für ihn ein echter Verlust war. Ich weinte und jammerte meiner Mutter am Telefon etwas vor: »Ich bin nicht mehr schwanger. Ich habe das Kind verloren! Am besten, ich vergesse das Ganze.« Meine Mutter bekommt normalerweise meine schlimmsten Launen ab, und ich machte mir eine ganze Weile bei ihr Luft. Ich hätte sogar versucht, ihr irgendwie die Schuld an der Fehlgeburt zu geben, wenn ich eine halbwegs legitime Möglichkeit gesehen hätte. Zum Glück sank ich selbst in meinen schlimmsten Zeiten nicht so tief.

Ich sprach mit vielen guten Freunden über meine Verzweiflung und gestand dann meiner Freundin Stephanie ganz offen, daß ich all das für eine Art grausamen Scherz hielte. Mir war im Leben so viel gegeben worden – hatte ich nun die Grenze erreicht? Vielleicht verdiente ich gar kein Kind. Sie meinte, da spräche nur das katholische Schuldgefühl aus mir. Erstens hätte ich es wirklich nicht immer leicht gehabt, und zweitens verdiente ich es, ein Kind zu bekommen. Das beruhigte mich, und ich versuchte ihr zu glauben.

Chris war traurig, weil ich mich so elend fühlte. Er blieb ruhig und sagte mir immer wieder, daß der Verlust des Babys keine Strafe für irgend etwas sei. Aus Gründen, die wir vermutlich nie erfahren würden, hatte dieses Baby einfach nicht leben sollen; ich solle aufhören, mich selbst zu bemitleiden, und lieber an unseren Kinderwunsch denken. Wir würden es einfach noch einmal probieren.

Nachdem ich ein paar Tage lang getrauert hatte, kam ich schließlich wieder zu Verstand und konzentrierte mich darauf, wann wir den nächsten Versuch starten könnten. In so kurzer Zeit hatte sich alles so radikal verändert. Bis vor wenigen Tagen noch hatte ich darauf gebrannt, das Geschlecht meines ungeborenen Babys zu erfahren; jetzt wartete ich auf die Fehlgeburt. Die Ärztin rief mich an und war sehr mitfühlend. Sie fand es sehr ermutigend, daß ich schon schwanger geworden war. Mein Körper war also zu einer Empfängnis in der Lage, und aus ihrer Sicht war die Schlacht damit schon halb gewonnen. Sie tröstete mich und wollte dann gleich darüber sprechen, was mir in der nächsten Woche bevorstünde.

Sie erklärte mir, daß mein Körper die Schwangerschaft selbst beenden müsse. Wenn dies nach einer Woche nicht auf natürlichem Wege passiert sei, würde sie mir ein Medikament namens »Methotrexat« geben, das schnell wachsende Zellen angreift. Damit könne der grauenhafte Prozeß der Fehlgeburt beschleunigt werden. Wenn nach der ersten Injektion nichts passierte, sollte mit einer zweiten nachgeholfen werden. Wieder einmal dachte ich an meinen Vater. Er hatte ein ganz ähnliches Medikament gegen den Krebs bekommen, der genau wie ein Fötus aus sich schnell vermehrenden Zellen besteht.

Nach einer Woche war nichts passiert, also ging ich in die Klinik, um mir eine solche Spritze geben zu lassen. Es ging schnell und tat nicht weh, und ich bemerkte überhaupt keine Reaktion.

Eine weitere Woche verstrich, Weihnachten kam und ging, wir feierten kaum. Mein Körper glaubte immer noch, daß ich schwanger sei, und hielt eisern an dem Fötus fest. Ich konnte nur noch den müden Scherz machen, daß diese Hartnäckigkeit ja wohl typisch für mich sei. Was früher als positive Eigenschaft gegolten hatte, wurde nun zu einer Belastung. Ich würde wieder in die Klinik gehen müssen, um mir die nächste Dosis spritzen zu lassen. Am Tag davor unternahm ich deshalb eine kleine Shopping-Therapie. In einer Szeneboutique staunte ich gerade über den Preis schicker Tangas, als mir auf einmal kalt und schwindlig wurde. Die Verkäuferin brachte mir ein Glas Wasser und sagte immer wieder: »Du meine Güte! Vielleicht sind Sie schwanger.« Ich nuschelte, das sei vermutlich nur der Schock wegen überteuerter Dessous, eilte aus dem Laden, schleppte mich zu meinem Auto und rief von unterwegs Chris an. Ich sagte ihm, er bräuchte nicht von der Arbeit heimzukommen, aber er bestand darauf.

Ich war kaum durch die Tür, da spürte ich einen stechenden Schmerz, der in Wellen kam – ich nehme an, das waren Wehen. Es folgten die grausamsten sechs Stunden, die ich je erlebt hatte. Zwischen zwei Schmerzattacken rief ich meine Ärztin an, die mir ein Schmerzmittel empfahl. Alle zwei Stunden sollte ich eine Tablette einnehmen, aber nicht mehr als vier insgesamt. Nach einigen Stunden in der Hölle und drei Tabletten wurde es jedoch immer noch nicht besser. Dr. Vargyas sagte, wenn es unerträglich würde, sollte ich ins Krankenhaus gehen. Dort würde man mir dann Morphium verabreichen. Ich wollte aber auf keinen Fall das Haus verlassen. Chris hatte darum gebettelt, mich ins Krankenhaus bringen zu dürfen, seit er nach Hause gekommen war. Aber ich war der Ansicht, daß ich dort auch nichts anderes tun würde als hier zu Hause, und außerdem konnte ich den Gedanken an die neugierigen Linsen der Klatschpresse nicht ertragen. Was hier passierte, war offenbar die Reaktion meines Körpers auf ein Problem, und ich mußte ihn gewähren lassen. Das Narbengewebe an meinem Gebärmutterhals war nicht elastisch, und deshalb war diese Fehlgeburt besonders schmerzhaft. Ich wollte nicht die Heldin spielen, doch irgendwann mußte das Mittel einfach helfen. Die Schmerzen und das ganze Szenario fühlten sich primitiv und grausam an, aber ich wußte auch, daß mir nichts anderes übrigblieb, als es zu ertragen.

Chris blieb in Hörweite, und unsere Hündin lag am Fußende des Bettes, den Kopf auf meinen Füßen. Einmal kroch sie tief geduckt weit genug hoch, um mir über die Wange zu lecken, und kehrte dann an ihren Platz zurück. Sie spürte meine Traurigkeit und begriff instinktiv, daß ich entsetzliche Schmerzen hatte. Selbst Chris hätte mir wohl das Gesicht abgeleckt, wenn er mir damit nur irgendwie hätte helfen können. Ich verlor gerade ein Kind, und ich konnte nichts tun, nur abwarten, bis es vorbei war. Es war furchtbar niederschmetternd, in den Wehen zu liegen, ohne die Hoffnung auf ein gutes Ende zu haben. Die Schmerzen wären sicher leichter zu ertragen gewesen, wenn ich am Ende durch ein Kind belohnt worden wäre. Ich blieb im Bett, allein, und wußte nur, daß mir niemand auf der Welt helfen konnte.

Um halb zwölf an diesem Abend hatte ich die vierte Dosis des Schmerzmittels genommen. Der Schmerz wurde nun unerträglich, deshalb bat ich Chris, mich in die Notaufnahme zu bringen, wenn ich nicht in der nächsten halben Stunde einschliefe. Ich hatte mich unter grausamen Schmerzen gewunden, gestöhnt, das Bett zerwühlt und sehr viel Blut verloren. Chris hatte von nebenan zugehört und war ab und zu hereingekommen, um mir den Kopf zu streicheln. Er fühlte sich hilflos, und ich sah die Erleichterung in seinem Blick bei der Aussicht auf professionelle Hilfe. Die Wehen waren überwältigend stark, und ich hatte bereits sechs Stunden echte Höllenqualen hinter mir. Nachdem ich genug Medikamente genommen hatte, um einen Elefanten außer Gefecht zu setzen, hätte ich eigentlich längst wie ohnmächtig schlafen müssen, aber die Schmerzen wirkten wie Koffeinspritzen.

Schließlich war ich körperlich und emotional so erschöpft, daß ich doch einschlief. Sechs Stunden später erwachte ich wieder. Ich war sehr erschöpft, hatte aber keine Schmerzen mehr. Der Sturm war vorübergegangen, und ich hatte ihn überstanden. Ich empfand kein Selbstmitleid mehr, sondern fühlte mich, als ob ich ein grausames Initiationsritual durchlebt hätte. Noch nie hatte ich etwas derart Einsames, Schmerzhaftes erlebt; diese Erfahrung hatte mich altern und reifen lassen. Ich schloß daraus, daß ich eine gewisse Unschuld verloren hatte, die man nur bei Menschen sieht, die vom Leben noch nie tief enttäuscht worden sind. Während ich um mein Baby trauerte, verabschiedete ich mich still und leise von dem schönen Kinderglauben, daß sich alles immer wieder zum Guten wendet.

Chris brachte mich zu meiner Ärztin, und ich schilderte Dr. Vargyas die Einzelheiten dieses Alptraums. Sie machte eine Ultraschalluntersuchung, und da sah ich, was passiert war: Aus einer kleinen Kammer voll neuen Lebens war nun eine dunkle, leere Höhle geworden. Ich hatte mich so daran gewöhnt, den Fötus, meine »kleine Erdnuß«, dort drin zu entdecken. Nun wirkte meine Gebärmutter wie ein ausgeraubter Safe. Ich weinte sehr, wollte aber dennoch darüber sprechen, wie es so bald wie möglich weitergehen könnte.

Obwohl wir uns schon mit dem nächsten Schritt beschäftigten, mußten wir erst einmal den restlichen Verwandten und engen Freunden von der Fehlgeburt erzählen. Dies fiel uns nicht leicht, obwohl wir wußten, daß wir bald wieder mit den Behandlungen beginnen würden, aber es mußte sein. Das nächste Mal würden wir mit der Verkündung froher Botschaften warten, bis die Schwangerschaft weiter fortgeschritten war, diese wertvolle Lektion hatten wir nun gelernt. Die Presse bekam von der Fehlgeburt Gott sei Dank zunächst nichts mit, ich mußte also nicht auch noch Fragen von Reportern beantworten. Die Reaktionen der Leute, denen wir es erzählten, waren unterschiedlich. Am schlimmsten von allen schien es meinen Vater zu treffen. Vielleicht fühlte er, wie knapp bemessen seine Zeit war, und merkte deshalb am ehesten, wie rasch Monat auf Monat verging. Ich versicherte ihm, daß ich schließlich schon schwanger geworden sei, also würde mir das bald auch ein zweites Mal gelingen. Wir sollten das als positives Zeichen dafür sehen, daß er sein Enkelkind kennenlernen würde.

Das einzig Gute an dieser Fehlgeburt war, daß dadurch mein Gebärmutterhals geweitet worden war. Für die weitere Behandlung standen uns deshalb mehr Möglichkeiten offen. Die darauffolgenden sieben Monate verbrachte ich mit einer endlosen Reihe von Behandlungen: Insemination, zyklische Therapie mit Clomid, künstliche Befruchtung mit frischen, im Reagenzglas befruchteten Eiern. Doch all diese Methoden führten nicht zum erwünschten Erfolg. Bei jedem neuen Fehlschlag erinnerte uns unsere Ärztin daran, daß ich schon einmal schwanger geworden sei und die Hoffnung nicht aufgeben dürfe. Wichtig sei nur, immer weiterzumachen. Sie tröstete mich zwar damit, konnte mir aber auch nicht erklären, warum keines dieser Verfahren funktioniert hatte.

Chris und ich verzweifelten allmählich und hatten das Gefühl, irgend etwas sei ganz und gar nicht in Ordnung. Den Ärzten war ich ein Rätsel, denn sie hatten offenbar noch nie erlebt, daß jemand wie ich nicht schwanger wurde. Während des gesamten Prozesses hörten wir immer wieder dieselben Worte: Sie hätten so einen Fall noch nie gesehen; mein Gebärmutterhals sei einmalig; ihn zu umgehen, hätte zum Erfolg führen müssen, es funktioniere aber doch nicht; meine Fehlgeburt sei unfaßbar und so weiter. Nichts von alledem, was ich erlebte, galt offenbar als normal. Warum konnte ich nicht ganz normal sein? Um mich herum wurden alle schwanger, nur bei mir wollte es nicht klappen. Vielleicht war es mir wirklich nicht bestimmt, Kinder zu bekommen. Die katholischen Schuldgefühle meldeten sich wieder, und ich entwickelte einen regelrechten Groll. Ich wollte nicht mehr hören, wie *einmalig* ich doch sei. Ich wollte mich nicht mehr mit den vielen anderen Leuten freuen, die gerade Kinder bekamen. Sie waren mit Kindern gesegnet worden, und das hatte natürlich nichts mit mir zu tun, das wußte ich wohl, doch es fühlte sich an wie ein Schlag ins Gesicht. Ich war auch noch nicht bereit dazu, über eine Adoption nachzudenken. Ich wollte nur schwanger werden, war das denn zuviel verlangt? Ich wollte auch kein schlechtes Gewissen haben, weil ich unbedingt ein eigenes Kind wollte. Warum wurde ich nur nicht schwanger? Was stimmte nicht mit mir? Chris glaubte noch daran, daß es irgendwann passieren würde, aber mich verließ allmählich die Zuversicht, von Geduld ganz zu schweigen. Ich war in dieser Zeit stets mißgelaunt, auch meinen Humor hatte ich beinahe verloren. Die erste Schwangerschaft war offensichtlich ein glücklicher Zufall gewesen, ein gemeiner Streich, mit dem Mutter Natur mich hatte quälen wollen.

Die Zeit verging, und die Leute erkundigten sich nicht mehr danach, wie es mit den Kinderwunsch-Behandlungen lief. Ich hatte nie gute Nachrichten, deshalb sprach mich niemand mehr darauf an. Manche Leute, die ich nicht so gut kannte oder die ich länger nicht gesehen hatte, fragten sogar, wie es dem Baby ginge, weil sie glaubten, ich hätte das erste Kind schon bekommen. Ich wurde nicht mehr zu Babypartys eingeladen, weil meine Freundinnen fanden, es wäre zu schmerzlich für mich. Die Leute wollten mir nicht einmal mehr ihre eigenen guten Neuigkeiten erzählen. Allmählich kam ich mir vor wie ein Monstrum. Ich fand Trost bei anderen Menschen, die ungewollt kinderlos waren, aber im Grunde fühlte ich mich ziemlich einsam. Das einzige, was unvermindert anhielt, war das Bombardement mit Unmengen von Ratschlägen, um die ich nicht gebeten hatte. Wenn mir auch nur noch ein einziger Mensch raten würde, ich solle die ganze Sache *entspannter* angehen, oder mich darauf hinweisen würde, wie viele arme Kinder auf der Welt nur darauf warteten, adoptiert zu werden, würde ich *schreien*. Ich suchte in meinem Herzen nach einem kleinen bißchen selbstlosen Mitgefühl, fand aber keines. Obendrein hatte ich fast ein Jahr lang nicht mehr gearbeitet, weil ich mich völlig darauf konzentriert hatte, endlich schwanger zu werden. Ich hatte das Gefühl, berufliche Chancen zu verpassen, konnte aber immer noch nichts anderes vorweisen. Ich hatte keine Arbeit und kein Baby!

Im Sommer 2002 war ich fast soweit. Ich wollte aufgeben. Ich hielt die ständige Anspannung und das ewige Warten nicht mehr aus, und auch Chris meinte, er wolle nie wieder mit ansehen, wie ich mir frustriert ein Östrogenpflaster herunterriß. Ich erholte mich gerade von dem letzten fehlgeschlagenen Versuch, ein Kind zu empfangen, und es würde nicht mehr lange dauern, bis meinem Körper die nächste künstliche Befruchtungsprozedur zugemutet werden konnte. Wir hatten alle Möglichkeiten ausgeschöpft und beschlossen nun, es noch ein allerletztes Mal zu versuchen. Falls es wieder nicht funktionierte, wovon ich überzeugt war, würden wir uns eine Auszeit vom Thema Baby nehmen und etwas später noch einmal ganz von vorn anfangen. Vielleicht würde ich zwischendrin sogar wieder eine Rolle annehmen.

Ende August wurden die letzten übriggebliebenen Embryos aufgetaut. Vier von ihnen waren lebensfähig. Dr. Vargyas führte sie in den Transferkatheter ein und stellte sich am gynäkologischen Stuhl auf. Mein launischer Gebärmutterhals machte jedoch wieder mal Scherereien. Während meine Füße in den gepolsterten Fußstützen ruhten, rief die Ärztin entnervt aus: »Ach, hätte ich doch nur eine Hand mehr ...« Worauf Chris augenblicklich entgegnete: »Ach, wenn ich für diesen Satz doch nur jedesmal einen Dollar bekommen hätte, als ich ihr diese Spritzen geben mußte!« Alle lachten. Wir sahen einander an, als wollten wir sagen: »Das wird sowieso wieder nichts.«

Ich verließ die Klinik und nahm mir vor, dieses letzte Mal volle fünf Tage im Bett zu bleiben, beinahe doppelt so lange, wie ich sollte. Was hatte ich schon zu verlieren? Warum sollte ich diese Prozedur nicht wenigstens in der Gewißheit beenden, zu jeder Anstrengung bereit und für jede Möglichkeit empfänglich gewesen zu sein? Heute lache ich über diese Wortwahl, aber damals dachte ich, es sei den Versuch wert. Wenn es diesmal wieder nicht funktionierte, konnte ich zumindest sicher sein, wirklich alles getan zu haben, was in meiner Macht stand. Dann mußte ich mir wenigstens hinterher keine Vorwürfe machen. Fünf volle Tage lang blieb ich im Bett und ordnete Schnappschüsse. Ich sortierte Hunderte von Bildern und klebte sie in Fotoalben. Sie kennen sicher diese Schachteln voller Fotos – man nimmt sich immer vor, sie an einem verregneten Wochenende durchzusehen. Ich hatte jede Menge solcher Schachteln, und obwohl ich im sonnigen Kalifornien im Bett lag, tat ich einfach so, als schütte es draußen wie aus Eimern. Meine Freundinnen fanden das ziemlich übertrieben, aber das Sortieren gab mir etwas zu tun und lenkte mich von der Frage ab, ob ich nun schwanger war oder nicht. Außerdem erschien es mir passend und gelungen, diese Phase in meinem Leben so abzuschließen.

Nach meiner ausgedehnten Bettruhe beschlossen Chris und ich zu verreisen. Ich mußte die Blutprobe für den Schwangerschaftstest nicht unbedingt in L. A. machen lassen, deshalb flogen Chris und ich nach New York, um endlich mal wieder ein bißchen Spaß am Leben zu haben. Wir waren so lange furchtbar ernst gewesen und brauchten unbedingt eine Pause. Ich glaubte nicht daran, schwanger zu sein, was beinahe eine seltsame Erleichterung war, ich wollte reinen Tisch machen und ganz neu anfangen. Uns in unserer geliebten Heimatstadt zu amüsieren, war da genau das Richtige. Wir fühlten uns fast so, als wären wir gerade aus dem Gefängnis befreit worden. Am Abend vor dem Schwangerschaftstest trafen wir uns mit alten Freunden und aßen und tranken, soviel wir wollten. Es war wunderbar, wieder zu Hause in Manhattan zu sein. Obwohl ich mir vorgenommen hatte, bis zu dem Test keinen Alkohol zu trinken, war ich so sicher, nicht schwanger zu sein, daß ich alle Vorsicht in den Wind schrieb. In gewisser Weise wollte ich selbstzerstörerisch handeln. Ich fand, ich hätte nichts zu verlieren, wollte auf nichts und niemanden Rücksicht nehmen und feierte eine wüste Party. Gegen zwei Uhr morgens sagte ich zu Chris, daß ich aufbrechen wolle, ich hätte genug für heute. Wir waren die letzten Gäste in einer Bar namens »Fannelli's«, und obwohl ich mir am nächsten Tag sicher nur schlechte Neuigkeiten abholen würde, mußte ich trotzdem sehr früh aufstehen, zur Praxis meines New Yorker Kinderwunsch-Spezialisten fahren und den gefürchteten Schwangerschaftstest machen lassen. Ich sagte meinem Mann, egal, wie elend uns am Morgen sein mochte, wir müßten um halb acht los, um uns die nächste schlechte Nachricht anzuhören. Ich hätte ihn schlafen lassen und allein hingehen können, aber nach solcher Großzügigkeit war mir nicht zumute. Ich tat zwar so, als mache ich mir nichts daraus, wußte aber, daß ich vermutlich zusammenbrechen würde, wenn ich das Ergebnis erführe. Ich hatte einfach Angst davor, allein hinzugehen. Also kehrten wir in unsere kleine Wohnung zurück und schliefen ein paar Stunden.

Selbst so früh am Morgen war es im Wartezimmer der Praxis unglaublich heiß. Chris sah gar nicht gut aus und fühlte sich elend. Ich würde gleich zum x-ten Mal erfahren, daß ich nicht schwanger war, und hatte deshalb, wie ich zugeben muß, nicht gerade Mitleid mit ihm. Gleich nachdem die Blutprobe entnommen worden war, unterhielten wir uns schon darüber, wie es nach der unvermeidlich schlechten Nachricht weitergehen sollte. Der Arzt stimmte uns zu. Es würde eine gute Idee sein, ein wenig Abstand von der ganzen Babysache zu bekommen. Ich saß in seinem heißen Sprechzimmer, hörte den Ventilator summen und wußte, daß ich nicht schwanger war. Ich wollte nichts mehr davon wissen, wenigstens für eine Weile.

Wir kehrten in unsere Wohnung zurück und warteten auf den Anruf. Chris hatte einen Kater und schlief wieder ein, und ich kämpfte gegen die Nachwirkungen der langen Nacht an, indem ich eine große Flasche Wasser und ein paar Kohlenhydrate zu mir nahm.

Plötzlich klingelte das Telefon. Der Arzt war dran: »Also, der Test war positiv. Sie sind schwanger!«

Ich dachte, ich sei verkatert und im Delirium. Ich glaube, er erklärte mir noch einige Details, aber ich konnte ihm nicht folgen und kam mir vor wie einer von den *Peanuts*, während der Lehrer spricht: »Bla bla bla«, mehr verstand ich nicht. Ich bat den Arzt, alles, was er mir gerade gesagt habe, für meinen Mann zu wiederholen, weil ich ihm gerade nicht recht folgen könne. Ich sprang aufs Bett und knuffte Chris, bis er das Telefon nahm. Mein Mann, der gerade unsanft geweckt worden war, lauschte dem Arzt. Er zog die Brauen hoch, sah mich an, sagte »Danke« und legte auf.

Wir starrten einander ungläubig an und waren sprachlos. Augenblicklich bereute ich die vergangene Nacht und rief verzweifelt den Arzt nochmals an, um mir versichern zu lassen, daß mein Kind nicht an einem fetalen Alkoholsyndrom leiden würde. Der Arzt beruhigte mich sofort. Er sagte, dem Baby würde nichts passieren, und ich könne auch wie geplant nach Los Angeles zurückfliegen. Chris und ich standen unter Schock und hatten zu viel Angst, um richtig zu feiern. Wir wußten nur zu gut, was beim letzten Mal passiert war, als wir uns auf ein Baby gefreut hatten, und nahmen uns zusammen.

Obwohl ich äußerlich ruhig blieb, schrie und jubelte ich innerlich. Wir waren so glücklich darüber, endlich schwanger zu sein, hatten jedoch auch große Angst vor einem neuerlichen Verlust. Chris hielt mich im Arm und sagte, wir sollten einfach versuchen, uns keine Sorgen zu machen. Wir würden uns diese Freude nicht durch Angst verderben lassen und uns erst dann mit dem Schlimmsten beschäftigen, wenn es tatsächlich einträte. Jetzt würden wir uns freuen. Während Chris sein Nickerchen fortsetzte, das er dringend nötig hatte, ging ich in unserer kleinen Wohnung auf und ab und schmiedete aufgeregt Pläne. Ein Mädchen? Ein Junge? Blaues Zimmer, rosa oder ein sicheres Gelb? Babypartys, Umstandskleider! Bücher besorgen! Einen gesunden Ernährungsplan aufstellen!

Ich war schwanger. Ich war endlich SCHWANGER!

Kapitel 11

Anschnallen, es geht los …

Anfangs behielten wir die gute Neuigkeit für uns, doch mit meinem Babybauch wuchs auch meine Vorfreude, und schließlich erzählten wir unseren Familien und Freunden von der Schwangerschaft. Es fühlte sich herrlich an, schwanger zu sein, und ich trug ganz bewußt Kleidung, die in dieser Hinsicht nichts der Phantasie überließ. Sobald man mir die Schwangerschaft ansah, zog ich nur noch Stretchkleider und Tops an, die den sehnsüchtig erwarteten Babybauch betonten. Mein Lieblingsoutfit war ein leichtes schwarzes Kleid, zu dem ich hohe schwarze Stiefel trug. Es wurde zu meiner Uniform, und manchmal zog ich es sogar zusammen mit Umstandsjeans und Flipflops an. Ich hatte sogar mehr Freude daran, meinen schwangeren Körper einzukleiden als früher, bevor man mir einen VW-Käfer auf den Bauch geklebt hatte.

Schwanger zu sein gefiel mir, und ich fand alles toll, was dazu gehörte. Ich genoß es, mehr zu essen, ging regelmäßig zu den Yogastunden, wurde Stammkundin in lauter neuen Lieblingsläden und suchte schon Namen für Jungen und Mädchen aus. Jeder Arztbesuch bestätigte mir, daß sich unsere neue»kleine Erdnuß« prächtig entwickelte. Ich arbeitete mit Ärzten an der West- und Ostküste zusammen, damit ich keinen Termin für die üblichen Vorsorgeuntersuchungen verpaßte. Eine Fruchtwasseruntersuchung hielt unser Arzt in New York nicht für notwendig; es galt als sehr unwahrscheinlich, daß das Baby am Downsyndrom leiden oder andere Probleme haben könnte. Wir überlegten lange und gründlich und entschieden uns dann doch dafür. Wir würden uns viel weniger Sorgen machen, wenn wir sicher wüßten, daß alles in Ordnung sei. Mein Arzt, Dr. Rebarber, schlug eine Klinik außerhalb der Stadt für die Untersuchung vor, wo wir mehr Ruhe und Privatsphäre hätten als in einer Praxis in der Stadt. So fuhren wir etwa eine Dreiviertelstunde mit dem Auto nach New Jersey zu einer wunderhübschen Privatklinik, die mitten in einem weitläufigen Park lag. Das Komische war: Der Arzt hatte vergessen, daß dort am selben Tag eine Weihnachtsfeier stattfand, und so waren wir die einzigen, die einen Termin hatten. Wir betraten das Haus durch die Hintertür (um unsere Privatsphäre zu schützen), und als wir aus dem Aufzug kamen, hörten wir Musik und Gelächter. Chris und ich mußten lachen, sahen den Arzt an und sagten: »Ganz ruhig und privat, ja?« Wir lachten herzlich, und der Arzt führte uns in den Raum, wo die Untersuchung durchgeführt werden sollte. Ich setzte mich auf den Tisch, sah, wie groß die Nadel war, und mir wurde schlecht. Die war ja riesig! Zu spät …

Der Partylärm klang gedämpft im Hintergrund, als der Arzt mich über die Untersuchung informierte: »Sie werden einen kleinen Pieks spüren und dann eine Kontraktion.« Jede Frau, die behauptet, eine Fruchtwasserentnahme täte überhaupt nicht weh, hat dies entweder verdrängt, oder sie lügt. Die Kontraktion war nämlich sehr schmerzhaft und ängstigte mich, aber danach tat es wirklich nicht mehr weh. Es war so merkwürdig, das Baby in meinem Bauch auf dem Monitor zu sehen, während neben ihm eine riesige Nadel hineinragte. Ich fand es gruselig, wie lange die Nadel darin bleiben mußte und wie tief sie in mir steckte. Das Baby ruderte mit den Armen, als sich die Nadel direkt vor ihm befand. Es sah aus, als dirigiere es ein Orchester. Als wir fertig waren, wurde mir geraten, ein Glas Rotwein zu trinken und ein bißchen zu schlafen (kein Widerspruch von meiner Seite!). Als ich die Nachricht erhielt, daß alles in Ordnung sei und das Baby ein Mädchen würde, weinte ich vor Freude und Erleichterung.

Wir hatten viel durchgemacht, um ein Kind zu empfangen, und so war es wirklich unendlich tröstlich zu wissen, daß wir schon so weit gekommen waren und alles bestens aussah. Im Gegensatz zu den aufregenden Monaten zuvor verlief meine Schwangerschaft überraschend ereignislos. Bis auf geschwollene Füße und Knöchel und ein schweres Karpaltunnelsyndrom gegen Ende der Schwangerschaft war ich die ganze Zeit hindurch eine gelassene, glückliche, watschelnde Schwangere. An dem Abend, bevor die Wehen begannen, ging ich hochschwanger auf eine Cocktailparty zur Feier des Erfolgs von Chris' Serie *I'm with HER*. Er hatte diese Sitcom für ABC entwickelt und geschrieben, und gerade waren die neuen Sendetermine und Gaststars für das Herbstprogramm veröffentlicht worden. Die »Announcement Week« ist für Hollywood so etwas wie die erste College-Woche – sämtliche Produzenten, Autoren und Schauspieler machen gemeinsam New York City unsicher. Die ist immer eine wilde Partywoche, aber natürlich ist sie besonders verrückt und lustig, wenn man gerade so gute Neuigkeiten erhalten hat.

Man hatte mir gesagt, daß scharf gewürztes Essen Wehen auslösen kann; doch aus irgendeinem Grund hatte ich seit Tagen Appetit auf scharfe Rapini und aß reichlich von dem Gemüse, bevor wir ausgingen. Auf der Party war ich bester Stimmung, wurde aber bald müde und wollte nicht mehr zur nächsten weiterziehen. Ich war stolz auf Chris und hatte zwar ein schlechtes Gewissen, ihn jetzt im Stich zu lassen, aber ich sagte ihm, er solle ohne mich weiterfeiern und sich so richtig amüsieren. Zum Spaß riet ich ihm noch, das Handy anzulassen, falls ich Wehen bekäme. Er brachte mich nach Hause und zog bald darauf wieder los. Ich lag im Bett und las, während das Baby Purzelbäume schlug, das scharfe Essen war ihm offenbar gut bekommen. Mein Bauch sah aus wie die Bühne einer modernen Tanzperformance, bei der sich die Tänzer unter einem großen Tuch bewegen und man nur manchmal hier und da einen Arm oder ein Bein herausragen sieht. Ich konnte fast zusehen, wie sich meine Kleine von einer Seite meines Bauches zur anderen bewegte. Ich wünschte, Chris wäre dabeigewesen und hätte das auch sehen können. Wir hatten sie schon manchmal beobachtet, wenn sie sich lebhaft bewegte, aber es war noch nie so stark gewesen wie jetzt. Seit der letzten Untersuchung wußte ich, daß sie sich in Steißlage befand, und vielleicht bedeuteten diese Purzelbäume nun, daß sie sich für die Geburt in die richtige Lage drehte. Nachdem ich laut über ihre Mätzchen gelacht hatte, schlief ich ein und wachte nur kurz auf, als Chris irgendwann gegen vier Uhr morgens nach Hause kam.

Etwa um sieben Uhr ging ich zur Toilette. Als ich wieder vom Sitz aufstand, lief es mir plötzlich sehr naß an den Beinen hinunter. Ich wußte gleich, was das sein mußte. Ich rief dem schlafenden Chris zu, daß die Fruchtblase geplatzt sei, und sagte ihm, er solle »das Buch« holen (eines der vielen dicken Schwangerschaftsbücher, die neben dem Bett lagen) und nachschauen, was wir jetzt tun müßten. Schnell schrie er zurück, wir sollten uns wieder schlafen legen und gegen neun Uhr den Arzt anrufen. Ich dachte, na schön, ging wieder ins Bett und legte mir für alle Fälle ein großes Handtuch unter. Der Gedanke, daß das nur Chris' schlaftrunkene Interpretation dessen war, was wir zu tun hätten, kam mir gar nicht.

Nach den wohl schönsten zwei Stunden Schlaf meines Lebens stand ich auf. Der »Wasserhahn« war wieder abgedreht, und ich fühlte mich großartig. Ich schaute aus dem Fenster und erblickte einen dieser besonderen, wunderschönen New Yorker Morgen – wenn ich nicht arbeiten mußte, ging ich an einem solchen Tag meist zum Laden an der Ecke, holte mir eine Tasse Kaffee und einen Bagel und setzte mich mit der Zeitung in den Central Park. Ich dachte daran, jetzt genau das zu tun, doch zuerst rief ich meine Stiefschwester Diana an, um ihr zu erzählen, was vorhin passiert war.

Sie erklärte sehr bestimmt, ich würde »*nirgendwo* hingehen außer auf dem schnellsten Wege ins Krankenhaus«! Schon wegen der Infektionsgefahr hätte ich gar nicht wieder ins Bett gehen dürfen. Ich glaubte zwar, alles über Wehen und die Geburt gelesen zu haben, und erinnerte mich nicht an die Warnung, daß nach dem Platzen der Fruchtblase, dem sogenannten Blasensprung, unmittelbar Infektionsgefahr besteht[1]. Allerdings war da etwas mit einem Zeitfenster von vierundzwanzig Stunden und Wehen gewesen; ich wußte, daß ich den Arzt anrufen mußte, sobald ich eine Wehe spürte. Wir hatten über einen Blasensprung gesprochen, es bei meinem Gebärmutterhals jedoch für unwahrscheinlich gehalten. Ich hatte keinerlei Wehen und war daher überhaupt nicht auf die Idee gekommen, ins Krankenhaus zu fahren. Obwohl ich mir nach dem Gespräch mit Diana ein wenig Sorgen machte, fühlte ich mich gut und hatte keine Schmerzen. Alle meine Freundinnen, die bereits Mütter waren, hatte man erst einmal wieder nach Hause geschickt, als sie mit den ersten Wehen ins Krankenhaus gefahren kamen. Deshalb war ich überzeugt davon, daß es bei mir nicht anders laufen würde. Ich rief den Arzt an, und er sagte, ich solle sofort kommen. Im Taxi fragte ich Chris nervös, ob er meinte, daß es schlimm sei, daß wir nicht sofort losgefahren wären, als die Fruchtblase platzte. Verlegen erklärte er: »Nein, ich hoffe nur, daß du das Baby nicht hier im Taxi bekommst.« Dann beichtete er

---

[1] Anm. der Red.: Gefährlich ist es, wenn die Fruchtblase platzt, bevor sich der Kopf des Kindes ins Becken eingestellt hat. In einem solchen Fall muß man sich sofort in eine liegende Position bringen, weil die Gefahr eines Nabelschnurvorfalls besteht, und sofort mit Arzt oder Hebamme in Verbindung setzen. Wenn der Kopf des Kindes bereits unten liegt, muß lediglich das Zeitfenster von 24 Stunden beachtet werden, in dem die Wehen einsetzen sollten.

mir, daß er überhaupt nicht in dem Buch nachgesehen hatte! Zu diesem Zeitpunkt hatte ich immer noch keine Schmerzen und verdrehte nur die Augen gen Himmel. Ich brauche wohl nicht zu betonen, daß ich nicht wieder nach Hause geschickt wurde.

Nachdem ich endlose vierundzwanzig Stunden Wehen, unzählige Spritzen mit Antibiotika und Pitocin sowie die Epiduralanästhesie ertragen hatte, war mein Muttermund erst drei Zentimeter weit geöffnet. Dr. Rebarber erklärte mir sanft, er müsse das Baby jetzt holen. Zu diesem Zeitpunkt war ich bereits sehr erschöpft und einfach nur erleichtert, daß jetzt endlich etwas geschehen würde. Ich dachte: Ich muß ja nicht unbedingt die Heldin spielen, und ich fühlte mich wirklich nicht stark genug, um noch irgend etwas irgendwo hindurchzupressen.

Chris' Eltern hatten per Telefon von den einsetzenden Wehen erfahren, waren daraufhin den ganzen weiten Weg von Georgia nach New York gefahren und warteten nun aufgeregt im Flur des Krankenhauses. Das Baby würde ihr erstes Enkelkind sein, genau wie für meine Mutter. Dieser Tag war der Höhepunkt einer Entwicklung, die von harter Arbeit und Mühe, vielen Gebeten und gemeinsamer Hoffnung begleitet war. Meine Mutter war ebenfalls noch vor uns im Krankenhaus angekommen und wirkte bereits wie unter Schock. Ich hatte sie noch nie so bleich gesehen, und sie schlug sich immer wieder die Hand vor den Mund. Es sah aus, als würde sie sich jeden Moment in Tränen auflösen oder gleich übergeben müssen. Sie sagte so gut wie gar nichts, und wenn sie die rechte Hand gerade nicht vor den Mund hielt, rang sie beide Hände im Schoß. Es war, als durchleide sie die Wehen mit mir gemeinsam, wisse nicht, was nun kommen würde, und wolle nur, daß mir auch wirklich nichts Schlimmes passierte.

Chris' Eltern waren ebenfalls sehr besorgt. Beide sind ausgebildete Krankenpfleger und wußten, welche körperliche

Belastung diese Geburt für mich und das Baby darstellte. Sie gingen im Flur auf und ab und unterhielten sich über die Situation. Nur mein Vater fehlte. Tragischerweise war er vor nur drei Wochen gestorben. Ich lag in meinem Krankenhausbett und wünschte mir, er würde zur Tür hereingestapft kommen und mich zum Lachen bringen. Seine Gegenwart hätte die Stimmung sehr gehoben. Er war ein großer Mann (über einen Meter neunzig) mit einer imposanten Ausstrahlung, und er war immer zu Scherzen aufgelegt. Er verabscheute Krankenhäuser und meisterte unangenehme Situationen gern, indem er den Clown spielte. Er hätte jetzt so etwas gesagt wie: »Na los, macht sie auf und holt das kleine Äffchen raus, aber näht Brookie schön einen Reißverschluß ein, vielleicht will sie ja noch eins bekommen!«

Der ganzen Familie bedeutete dieses Baby sehr viel, und alle hatten auf eine unkomplizierte Geburt auf natürlichem Weg gehofft. Dr. Rebarber hatte mit uns über einen Kaiserschnitt gesprochen, doch nach diesen relativ unproblematischen neun Monaten glaubte ich, doch keinen zu brauchen. Bei der Fehlgeburt hatte sich mein Muttermund ja geöffnet, daher erschien es mir nur wahrscheinlich, daß mein »ganz besonderer« Gebärmutterhals sich ordentlich benehmen würde, wenn es darauf ankam. Ich war gar nicht auf den Gedanken gekommen, daß es weitere Schwierigkeiten geben könnte. Weil meine Fruchtblase so ganz von selbst geplatzt war, hatte ich geglaubt, nun würde alles normal weitergehen. Den Großeltern tat es leid, daß ich das Baby nicht aus eigener Kraft auf die Welt bringen konnte – sie bedauerten, daß mir jetzt etwas bevorstand, was sie als ernsthafte, größere Operation ansahen. Auch die anderen warteten schon seit Stunden, und wir waren alle erschöpft. Doch auf einmal wurde ich aus dem Zimmer geschoben, und dadurch bekam das Ganze plötzlich den Charakter eines echten Notfalls. Als ich auf der Rolliegeweggefahren wurde, sah ich noch die Angst in ihren Augen. Ich erkannte Enttäuschung und Sorge in ihren Gesichtern und wollte sie beruhigen. Daran gewöhnt, auch vor großem Publikum die Nerven zu behalten, fühlte ich mich genötigt, den wartenden Gratulanten gegenüber ruhig und höflich aufzutreten.

Um mich selbst zu beruhigen, sagte ich mir immer wieder: »Merke dir diesen Augenblick.« Ich bin es gewohnt, ein Dutzend Dinge gleichzeitig zu tun, und weiß, daß meine Aufmerksamkeit sehr schnell von einer Sache zur nächsten wandern kann; dabei entgeht mir manchmal die Erfahrung, den Augenblick wirklich zu erleben. Meine Gedanken überschlugen sich. Zusätzlich versuchte ich noch, alle anderen zu beruhigen, doch eigentlich wollte ich nur dieses angsteinflößende, wichtige Ereignis möglichst bewußt miterleben.

Jemand filmte mit einer Videokamera, und ich hörte eine Stimme sagen: »Da kommt sie ja«, als sei ich die neue Miss Amerika. Ich lächelte über diesen absurden Vergleich. Es war sehr unbequem, ganz flach auf dem Rücken zu liegen. Ich hätte mich gern ein wenig aufgerichtet und wunderte mich, warum die Ärzte mir dies nicht erlaubten, zumindest, bis wir den Operationssaal erreichten. Das war ein so seltsames Gefühl – als einzige in der Horizontalen zu liegen und die Welt verkehrt herum und von der Seite zu sehen. In dieser Lage fühlte ich mich körperlich und emotional ein wenig distanziert. Ich schwebte geradezu über der Szene und sah nur zu, wie all das jemand anderem geschah. (Soviel zu meinem Vorhaben, im Augenblick präsent zu bleiben.) Dieses Gefühl muß ein Selbstschutzmechanismus sein, der die Angst vor einer Operation dämpfen sollte. Ich bemerkte, daß ich meine Beine wegen der PDA nicht mehr spürte, und versuchte, mir deshalb keine Sorgen zu machen. Ich fühlte mich von allen anderen abgesondert und fragte mich, ob sie dies auch merkten oder ob allein ich dies erkennen würde, wenn ich später mein Gesicht auf dem Video sah.

Meine Schwiegermutter trat ans Kopfende des Bettes, um mich mit einem Kuß zu ermutigen. Als sie sich zu mir herunterbeugte, fiel es mir eigenartig schwer, ihren Kuß zu erwidern. Sie war meine »Mami«, und wenn ich ihre Zärtlichkeit und ihren Trost annahm, würde ich vollends die Fassung verlieren. Ich mußte stark bleiben. Vielleicht lag es daran, daß ich gleich mein eigenes Baby bekommen sollte – es war seltsam, bei ihr nun plötzlich Kind zu sein. Aus welchem Grund auch immer, ich fühlte mich nicht wohl mit dieser liebevollen Geste. Das wiederum machte mich traurig, und ich versuchte sofort, die Situation im Geist zu lösen. Aus reiner Gewohnheit tat ich so, als spielte ich in einem Film mit, in dem diese Szene einen symbolischen Übergangsritus vom Kind zur Erwachsenen und Mutter darstellen sollte. Als Kind habe ich Szenen oft so visualisiert, vor allem beängstigende Situationen. Normalerweise beruhigte mich das auch, und es ließ die Dinge weniger bedrohlich erscheinen. Ob meine augenblickliche Situation nun ein Übergangsritus war oder nicht: Unsere Mütter waren offensichtlich aufgewühlt und verängstigt, und ich hatte das Gefühl, daß es meine Aufgabe sei, sie zu trösten. Ich versicherte allen, ich würde mir keine Sorgen machen und hätte keine Angst, und mit der Möglichkeit eines Kaiserschnitts hätten wir ja gerechnet (obwohl ich das keineswegs erwartet hatte). Alle hätten doch schon von meinem »ganz besonderen« Gebärmutterhals gehört, nicht wahr? Ich fügte hinzu, ich könne schon von Glück reden, diese Öffnung von drei Zentimetern geschafft zu haben, und alles würde gut gehen. Innerlich war ich jedoch völlig am Ende.

»Betrachtet es doch mal so«, sagte ich. »Möchtet ihr die kleine Erdnuß nicht lieber früher als später kennenlernen?«

Ich nahm ihre Küsse und Segenswünsche entgegen und lächelte. Immer besorgter suchte ich in der Menge von Menschen um mein Bett nach dem Gesicht meines Mannes. Ich wollte ihm sagen, daß es mir nicht gutging, und er mußte wissen, daß ich das alles keinesfalls noch einmal aushalten konnte!

Ich konnte ihn aber nicht entdecken, weil alles verkehrtherum an mir vorbeiflog und das Bett immer schneller vorangeschoben wurde. Bald kam ich durch eine große Metalltür, wurde einen langen Flur entlanggefahren, und nun sah ich im Vorbeifahren nichts mehr außer grellen Leuchtstoffröhren, verschwommenen Wänden und meinem riesigen Bauch, der meine gewaltig angeschwollenen Familie-Feuerstein-Füße verbarg. Noch vor einer Woche hatte eine Freundin meine Füße in Flipflops fotografiert – monatelang waren das die einzigen Schuhe gewesen, die ich anziehen konnte. Sie zeigte mir dieses Foto erst ein knappes Jahr später, weil sie mich nicht im nachhinein mit dem Anblick meiner Miss-Piggy-Füße erschrecken wollte. Jetzt kann ich darüber lachen, aber sie hatte recht damit, daß ich das damals überhaupt nicht komisch gefunden hätte.

Chris' Gesicht erschien über mir. Er versuchte, mit dem Bett Schritt zu halten, und versprach mir, ich würde nichts von alldem je wieder durchmachen müssen, wenn ich nicht wollte – vor allem sollte ich nie wieder diese unglaublich schmeichelhafte, hellblaue Papier-Duschhaube tragen müssen, die man mir aufgesetzt hatte! Ich lächelte. Allein der Anblick seines Gesichts, das unter einer ebensolchen Papierhaube hervorlugte, beruhigte mich so sehr, daß ich mich allem, was nun kommen mochte, gewachsen fühlte.

Ich habe mir immer einen Ehemann gewünscht, auf den ich mich verlassen und bei dem ich zu jeder Zeit ich selbst sein konnte. (Ich bin sicher, er wünscht sich manchmal eine zensierte Version, aber bisher habe ich ihn noch nicht vergrault.) Chris ist genau dieser Mann, und es ist jeden Tag ein Segen für mich, ihn in meinem Leben zu haben. Ohne ihn hätte ich das alles niemals überstanden.

Er wurde auf den Kreißsaal vorbereitet, während sich sämtliche Großeltern zurückgezogen hatten. Die einzigen Menschen, die mich in den Kreißsaal begleiteten, waren Chris und meine langjährige Freundin Lyda, die gerade erst im Krankenhaus eingetroffen war. Alles wurde sehr ernst, und ich blieb ganz still, als wir in den kalten, sterilen Raum voller maskierter Krankenschwestern kamen. Mein Arzt erinnerte sich offenbar an unsere zahllosen Gespräche darüber, wie gern ich vaginal gebären wollte. In den vergangenen Monaten hatte auch er eine natürliche Geburt für möglich gehalten. Ich sah es ihm an, daß er mich nicht gern aufschneiden wollte. Er hatte mir während der Wehen ständig Mut gemacht, und da sich der Muttermund schon drei Zentimeter geöffnet hatte, hatte er ebenfalls daran geglaubt, daß dies zu einer normalen Geburt führen könnte. Jetzt würde eine so lange Wehentätigkeit doch mit einem Kaiserschnitt enden. Da er sich meiner Enttäuschung bewußt war, beugte er sich über mich und wiederholte zum x-ten Mal: »Ein Kaiserschnitt ist nicht weniger verdienstvoll als eine vaginale Geburt.« Aus irgendeinem Grund mußte ich jedesmal kichern, wenn ich aus dem Mund dieses hervorragenden, sehr erfahrenen Arztes das Wort »vaginal« hörte. Ich mußte dann immer an Beavis und Butt-Head denken: »Vaginal, hä, hä.«

Da ich ja höflich sein wollte, dankte ich ihm für die Ermunterung. Ich wollte mich nicht von dem Gedanken überwältigen lassen, daß nun eine große Operation folgen würde, das genaue Gegenteil meiner Vorstellung von einer Geburt, die mir im Lauf der Jahre so lieb geworden war. Allerdings paßte dieser Abschluß zu meiner ungewöhnlichen und ausgesprochen schwierigen Reise. Ich hatte mir ausgemalt, wie ich preßte und schwitzte und dadurch belohnt wurde, daß ich die Geburt meines Kindes erlebte; wie es mir auf die Brust gelegt wurde, noch bevor die Nabelschnur durchtrennt war – doch nichts davon würde wahr werden. Die Alternative, nämlich weit aufgeschnitten zu werden, war wenig verlockend, aber ich wollte doch, daß meine Tochter lebendig und gesund meinen Bauch verlassen konnte. Ich versuchte mir einzureden, ein Kaiserschnitt sei viel leichter, als weitere Stunden schmerzhafte Wehen zu erleben. Ich hatte praktisch keine

Kraft mehr und wollte jetzt endlich mein Kind bekommen. In den vorangegangenen, sehr anstrengenden vierundzwanzig Stunden hatte ich mich ganz auf die aufregende Tatsache konzentriert, daß ich tatsächlich endlich ein Kind gebären würde. Dieser Gedanke hatte mir geholfen, das alles durchzustehen.

Als wir alle in dem eiskalten Kreißsaal versammelt waren, wurde ich auf den Operationstisch gelegt. Ich kratzte mein letztes Quentchen Humor zusammen und bat die männlichen Krankenpfleger darum, doch bitte nicht gar so laut zu stöhnen, als sie meinen angeschwollenen Leib hochhievten. Sobald ich auf dem Tisch lag, wurde ein großes blaues Laken vor mir aufgespannt; es diente als Vorhang. Er verbarg die untere Hälfte meines Körpers vor der oberen, damit ich von der Operation nichts sehen konnte. Meine Arme wurden zur Seite gezogen, bis mein Oberkörper ein großes T darstellte. Rasch machte ich deutlich, daß ich nicht festgeschnallt werden wollte. Ich versprach, die Arme nicht zu bewegen oder über den Vorhang zu greifen und auch, den Mann im weißen Kittel nicht zu attackieren, der gerade die Kreissäge anwarf.

Ich nahm Brandgeruch wahr, fürchtete einen Kurzschluß oder einen Stromausfall und fragte besorgt nach, was das gewesen sei. Bevor noch jemand antworten konnte, rief mir Chris zu, die Krankenschwester mache sich einen Toast. Da ich kurzfristig abgeschaltet hatte und sehr verletzlich war, glaubte ich das sogar, denn immerhin war die Cafeteria ganz in der Nähe. Offenbar war der Bauchschnitt schon vorgenommen worden und wurde nun kauterisiert. Sobald ich zwei und zwei zusammengezählt hatte, war mir völlig elend zumute. Ich dachte an die Szene in *Alien*, in der sich die Brust dieses Mannes auftut und das Wesen herauskommt. Erst hört man Haut und Fleisch des Mannes reißen, und dann steckt diese schleimige Kreatur quiekend den Kopf heraus. Igitt! Der Arzt schaute über den Vorhang zu mir herüber und sagte, ich bräuchte mir keine Sorgen zu machen. Er hätte den

Schnitt unterhalb des niedlichen kleinen Tattoos gesetzt, das ich mir irgendwann spontan hatte machen lassen. Ich dankte ihm und versuchte, die Bilder von versengtem Fleisch und Aliens abzuschütteln, die ich einfach nicht mehr loswurde.

Derselbe Mann, von dem ich bisher nur Wärme und Unterstützung erfahren hatte, drückte nun mit seinem gesamten Gewicht auf meinen Bauch. Ich sah seinen Kopf und die Schultern über dem blauen Vorhang auftauchen und wieder verschwinden und spürte einen gewaltigen Druck. Er sah aus wie ein Ringkämpfer, der mich, den liegenden Gegner, mit voller Wucht rammte. Ich spürte, wie er heftig zerrte, zog, sich auf mich stürzte, und konnte es gar nicht fassen, mit welcher Gewalt hier vorgegangen wurde. (Was war nur aus der wunderschönen Erfahrung, dem Wunder der Geburt geworden?)

Der Kreißsaal hatte ein Fenster, das auf den East River hinausging. An diesem Fluß war ich als kleines Mädchen auf dem Schulweg entlanggefahren, auf diesem Fluß hatte die Seebestattung meiner ersten und einzigen Schildkröte stattgefunden, und an diesem Fluß hatten mein Mann und ich wie verrückt den vorbeifahrenden Booten zugewunken, in der Hoffnung, die Leute an Bord würden zurückwinken. Jedesmal sah ich das Wasser im Sonnenlicht glitzern und hätte nie daran gedacht, daß ich den Fluß eines Tages aus dieser Perspektive sehen würde. Kindheitserinnerungen strömten auf mich ein. Meine Gedanken schweiften ab, und für kurze Zeit vergaß ich alles um mich herum. Es war seltsam, daß meine Gedanken so zu wandern begannen, während jemand meinen Unterleib zerquetschte. Dies geschah wohl zum Schutz, damit ich nur nicht darüber nachdachte, was gerade mit mir passierte.

Ich wurde aus meinen Träumen gerissen, als ich ein hektisches: »Nabelschnur verwickelt, Nabelschnur verwickelt!« wahrnahm. Ein weiterer Arzt war herbeigerufen worden. Ich hörte alles nur noch gedämpft. Die James-Taylor-CD, die ich mir zum Anhören während der Geburt ausgesucht hatte, spielte irgendwo ganz weit weg, und mir wurde schwindlig.

Ich atmete tief, wie ich es beim Yoga gelernt hatte, um nicht in Panik zu geraten. Dann dachte ich mir, im spirituellen Sinn sei das vielleicht der wahre Grund für den Kaiserschnitt. Hätte ich gepreßt, hätte sich das Baby vielleicht selbst mit seiner Nabelschnur erwürgt. Später stellte sich heraus, daß sie dreimal um Hals und Körper gewickelt war. Wieder einmal wandte ich den Kopf ab, konzentrierte mich auf das friedliche Wasser des Flusses und begann zu beten. Ich betete darum, daß meinem kleinen Mädchen nichts geschehen möge. Ich betete darum, daß es durch die verwickelte Nabelschnur nicht verletzt oder sonst irgendwie beeinträchtigt worden sei. Selbst die Luft im Zimmer hatte sich verändert. Vorher war es dort so kalt gewesen, doch jetzt war es heiß und stickig. Die Konzentration der Ärzte war beinahe greifbar. Ich wandte den Kopf hin und her, sah mich um und versuchte, meine Lage einzuschätzen. Ich erkannte nur gerunzelte Stirnen und starr konzentrierte Blicke über den Masken. Und mir war klar, daß sie unter diesen Masken schwitzten.

Die beiden Spezialisten arbeiteten schweigend. Ich wollte schreien: »Was ist los, sagt es mir, sagt es mir schon!«, doch ich blieb ruhig. Ich wünschte mir so sehr, ihre Gedanken lesen zu können. Als meine eigenen Gedanken immer düsterer wurden, kam mir plötzlich James Taylor zu Hilfe. Leise war seine Stimme wieder zu hören, und um meine Angst im Zaum zu halten, konzentrierte ich mich ganz darauf und auf die warme, feste Hand meines Mannes, die meine hielt. Nach einer Ewigkeit – in Wirklichkeit waren es wohl nur einige Minuten – hörte ich das Geräusch, für das ich gebetet hatte. In dem Moment, als »How sweet it is to be loved by you« durch den Raum schwebte, hörte ich meine Tochter. Diese kräftige Stimme – irgendwo zwischen Krähen und Bellen – gehörte dem kleinen Wesen, das in den vergangenen neun Monaten in meinem Körper herangewachsen war. Es schien mir sagen zu wollen, daß es nun angekommen und alles in Ordnung sei.

Rowan war zur Welt gekommen, und eine Krankenschwester nannte laut ihre Daten. Sie wog sieben Pfund und hundertvierzig Gramm und war 53 Zentimeter lang. Der Arzt hob sie hoch, damit ich sie sehen konnte, und ich begann zu weinen. Es waren Tränen der Erleichterung. Ich konnte nicht fassen, daß sie wirklich mein Baby war. Sie sah mir überhaupt nicht ähnlich. Dennoch verschlug mir ihr bloßer Anblick den Atem. Noch vor wenigen Augenblicken war sie in meinem Körper verborgen gewesen, und nun lebte sie auf dieser Welt. Das war zu unglaublich, um es begreifen zu können. Sie war mein kleines Mädchen! Sie sah kräftig und perfekt aus, und ihr rundes, gerötetes Gesicht hatte einen äußerst kritischen Ausdruck. Lyda sagte: »Seht euch diese Miene an! Sie wirkt völlig unbeeindruckt!« Das Baby runzelte tatsächlich die Stirn, als es zum ersten Mal die Augen aufschlug, und schien mit einem mißbilligenden Gesichtsausdruck sagen zu wollen: »Nur deswegen habe ich all das durchgemacht? Das ist doch wohl nicht euer Ernst.« Sie wurde eingewickelt und sofort ihrem Vater gereicht. Da man mich ausgenommen hatte wie einen Fisch und ich immer noch dalag wie gekreuzigt, konnte ich mein eigenes Baby nicht einmal in den Arm nehmen und mußte mich damit zufriedengeben, an seiner warmen Wange zu riechen.

Doch damit war die Operation noch nicht beendet, denn obendrein hatten die Ärzte eine Uterusruptur (Gebärmutterriß) festgestellt. Nun lag meine Gebärmutter oberhalb des Schnitts auf meinem Bauch und wurde von meinem Arzt untersucht. (Es ist schockierend, aber tatsächlich kann die Gebärmutter herausgenommen, untersucht und behandelt und dann wieder in den Körper eingesetzt werden.) Er schaute über die Wand aus blauem Stoff, die den Kriegsschauplatz vor mir verbarg, den mein Unterleib gerade darstellte, und fragte mich, ob einer der anderen Ärzte jemals eine Gebärmutterschwäche erwähnt hätte. Zu diesem Zeitpunkt konnte ich mich zwar glücklich schätzen, daß ich überhaupt noch wußte, was eine Gebärmutter war, doch da ich es ja immer allen recht machen will, suchte ich nach einer hilfreichen Antwort. Ich versuchte mir alle Einzelheiten meiner Anatomie in Erinnerung zu rufen, die irgendwie wichtig sein könnten. Jetzt war mir erst richtig übel. Schließlich fiel mir ein, daß man mir bei der künstlichen Befruchtung gesagt hatte, meine Gebärmutterschleimhaut sei dick genug für eine Implantation. Doch während ich noch Kraft sammelte, um ihm das zu erklären, hatte sich der Arzt schon abgewandt und widmete sich wieder dem Ort des Geschehens. Jetzt würde ich mich entweder übergeben müssen oder in Ohnmacht fallen, und ich fragte eine der Schwestern, welche Methode in meinem Fall die günstigere sei. Als Antwort hielt sie mir einen mit Alkohol getränkten Wattebausch unter die Nase. Der Geruch war überraschend angenehm. Ich mußte mich nicht übergeben und fiel auch nicht in Ohnmacht, doch vielleicht hätte ich genau das tun sollen, denn sehr bald wurde es noch viel schlimmer.

Im Kreißsaal war es nun sehr still, etwas hatte sich verändert. Das Baby wurde in einem anderen Raum untersucht, und Chris war mitgegangen. Obwohl ich allein Angst hatte, wollte ich trotzdem, daß mein Baby seinen Vater bei sich hatte. Da nun alles fort war, was der Situation noch Fröhlichkeit und Zuversicht gegeben hatte, erklärte mir der Arzt, was gerade passierte. Er kam um den Vorhang herum und zog einen Schemel an mein Bett. Er rückte näher heran, bis wir uns in die Augen sehen konnten, und erklärte, die Uterusruptur hindere den Muskel daran, sich wieder zusammenzuziehen, weshalb ich weiterhin viel Blut verlöre. Er hielt eine Bluttransfusion zwar noch nicht für nötig, doch wenn ich weiterhin so stark blutete, würde er eventuell sogar eine Hysterektomie (operative Entfernung der Gebärmutter) vornehmen müssen. Moment mal: Hysterektomie, Bluttransfusion? Was würde wohl als nächstes kommen? Mir drehte es im Kopf, aber ich konnte nicht anders, als ihm weiter zuzuhören. Ich geriet in Panik und betete darum, der Arzt möge weiterhin konservativ vorgehen und keine übereilten Entscheidungen treffen. Ich mußte ihm vertrauen. Schließlich war ich diejenige, die aussah wie ein überfahrenes Tier am Straßenrand. Mir leuchtete unmittelbar ein, weshalb die Worte »Hysterektomie« und »Hysterie« dieselbe Sprachwurzel haben. Ich kämpfte darum, ruhig zu bleiben, aber es gelang mir nicht.

Ich fragte ihn: »Werde ich sterben?«

»Wenn wir uns zwischen Ihrer Gebärmutter und Ihrem Leben entscheiden müssen, wissen wir, was wir zu tun haben. Aber ich denke, wir können es riskieren, Ihre Gebärmutter zunächst einmal wieder einzusetzen. Wir müssen Sie dann achtundvierzig Stunden lang genau im Auge behalten.«

Was für eine Entscheidung! Ich wollte beides behalten!

Doch ich stand unter Schock und sagte immer wieder leise »okay«, aber nun bekam ich es wirklich mit der Angst zu tun. War das das Ende? Hatte ich meinen Zweck auf diesem Planeten erfüllt? War ich nichts weiter als ein Gefäß, eine Hülle, die jetzt nicht mehr gebraucht wurde? War mein Vergleich mit *Alien* gar nicht so weit hergeholt gewesen? Ich versuchte, meine Situation irgendwie zu begreifen, indem ich die Fakten zusammenfaßte, soweit ich sie kannte. Mein Baby war gesund, und darum hatte ich gebetet. Vielleicht hätte ich noch deutlicher sagen sollen, was ich mir wünschte – zum Beispiel, na ja, daß ich am Leben bleiben und alle meine Organe behalten wollte!

Statt ein neues Leben zu feiern, kämpfte ich nun um mein eigenes. Ich verlor weiterhin viel Blut, und obwohl sich die Stimme des Arztes nicht besonders angespannt anhörte, fürchtete ich mich davor zu sterben. Der Arzt hatte alles getan, um die Blutung zu stoppen. Wir müßten abwarten, ob es ihm gelungen war – ansonsten würde er mich wieder in den OP bringen und in einer Notoperation meine Gebärmutter entfernen. Ich war auf nichts von alldem vorbereitet gewesen. Ich hatte geglaubt, ich würde mein Baby bekommen, wieder zugenäht werden, und dann wäre alles in Ordnung. Wie war es dazu gekommen? Und warum? Hatte ich es denn nicht schon schwer genug gehabt? Im Augenblick erschien es mir nicht gerade verlockend, ein weiteres Kind zu bekommen, aber es wäre mir trotzdem lieber gewesen, am Leben zu bleiben und, auch wenn das vielleicht maßlos wirkte, alles zu behalten, womit ich auf die Welt gekommen war. Später sagte mein Mann, er habe sich zwar Sorgen um meine Gesundheit gemacht, sei aber sicher gewesen, daß ich nicht in Lebensgefahr schwebte. Er sei sich sicher gewesen, daß die Ärzte alles im Griff hatten. Das stimmt vermutlich, aber mir war das in diesem Moment gar nicht so klar, und Chris war schließlich auch nicht derjenige, dessen Eingeweide auf seinem Bauch ausgebreitet lagen.

Wie flüchtig doch meine Freude über die Stimme meiner Tochter gewesen war. Zu allem Überfluß war in diesem Moment auch die CD zu Ende. Ich hatte Todesangst, war wütend und konnte nicht begreifen, wie diese Seligkeit so schnell verfliegen konnte. Ich war so überglücklich gewesen, sie schreien zu hören, und beim Anblick ihres kleinen Körpers hatte mein Herz vor Freude gejubelt. Das Wunder war geschehen, aber so rasch, wie das Glück gekommen war, hatte man es mir auch wieder genommen. Ich malte mir aus, wie himmlisch es wäre, wieder mit meiner neugeborenen Tochter vereint zu sein. Sie war in mir herangewachsen, und wir hatten so lange Zeit als Einheit gelebt, ohne einander zu sehen. Wie wunderschön würde es sein, wenn wir uns begegneten! Ich hatte mir immer vorgestellt, eine Geburt würde dem Erleben göttlicher Gnade auf dieser Welt am nächsten kommen, aber in Wirklichkeit war sie weder besonders gnädig noch sonderlich spirituell gewesen.

Verwirrt blickte ich auf und sah meinen Mann, der inzwischen zurückgekommen war. Ich nahm an, man hätte ihm meine schlimme Lage erklärt. Er hielt unser kleines Mädchen im Arm, sie war eingewickelt wie ein Burrito, blickte mit großen Augen ernst um sich und schien alles zu begreifen, was um sie herum passierte.

Obwohl Chris auch mitgenommen und sehr erschöpft war, sah er optimistisch und gelassen aus. Na, der hatte es gut! Ich blutete eimerweise, während er unser perfektes, stirnrunzelndes, engelsgleiches Baby im Arm hielt. Ich starrte auf dieses strahlende Bild des Vaters mit seinem Kind und kam fast um vor Eifersucht, Angst und Wut. Ich wollte sofort an seiner Stelle sein. Nach allem, was ich durchgemacht hatte, sollte das hier meine Belohnung sein? Ich hatte die ganze Arbeit geleistet und durfte nun die Früchte nicht genießen. Ich glaube, ich habe noch nie solche Angst ausgestanden. Doch als ich sah, wie das Leben um mich her weiterging, erwachte der Überlebensinstinkt in mir, und ich dachte: Oh Gott, ich will nicht sterben. Ich bin noch nicht bereit zu sterben. Ich will leben! Ich war wütend auf die Leute um mich herum, die alle putzmunter und auf den Beinen waren. Ich hörte eine Stimme in meinem Kopf sagen: »Sie können dir nicht helfen. *Du* mußt am Leben bleiben.« Das war eine seltsame Reaktion, aber mir war es nur noch wichtig, wieder gesund zu werden und keine weiteren Traumata zu erleben. Meine Mission war nun, meinen Körper intakt zu halten. Dem Baby ging es bestens, also konnte ich mich auf mich selbst konzentrieren.

Der Arzt setzte alles wieder da ein, wo es hingehörte. Während er die verschiedenen Schichten vernähte, erklärte er mir, daß die Narbe zwar aus meinem Blickwinkel wie ein grimmiger Mund wirkte, aus seiner Perspektive aber aussah wie ein Lächeln. Mir war gar nicht nach Scherzen zumute, denn bald sollte mein »grimmiger Mund« noch zu einem zähnefletschenden, knurrenden Maul werden. Ich verhielt mich ganz still. Später wurde mir sogar erzählt, daß ich bemerkenswert ruhig gewirkt hätte. Immerhin bin ich Schauspielerin. Und mir blieb gar nichts anderes übrig, als ruhig liegenzubleiben. Vom Tisch zu springen und mich meiner Schildkröte im East River anzuschließen kam nicht wirklich in Frage, aber ich muß sagen, die Vorstellung hatte ihren Reiz. Also beschloß ich, einfach abzuwarten. Die Ärzte nähten mich wieder ordentlich zusammen, und dann war die Zeit gekommen, mich zu den wartenden Lieben hinüberzuschieben.

Rowan war ihnen schon vorgestellt worden und der absolute Hit. Die Familie nannte sie bereits beim vollen Namen. Wir hatten ihn vor Monaten ausgesucht, und obwohl er uns sehr gefiel, war es seltsam, ihn laut ausgesprochen zu hören. Ich fragte mich allmählich, ob der Name wirklich so gut war. »Rowan« ist Gälisch und bedeutet »kleiner Rotschopf«. Ihre wenigen Härchen hatten einen rötlichen Schimmer, doch das war purer Zufall. Wir hatten uns dafür entschieden, weil wir den Klang irischer Namen mögen und der Name Rowan in der Folklore eine Rolle spielt. So hieß zum Beispiel eine riesige Eiche mit besonders tiefen Wurzeln. Angeblich hieß auch Robin Hoods Schwester Rowan, und sie war ähnlich menschenfreundlich eingestellt wie ihr Bruder. Außerdem ist Rowan Mayfair, die Heldin aus *Hexenstunde* von Anne Rice, eine meiner literarischen Lieblingsfiguren. Ich habe von vielen Leuten gehört, die mehrere Namen für ihr Baby ausgesucht hatten, und sobald das Kind geboren war, sah es dann irgendwie nach einem dieser Namen aus, er paßte einfach besser als alle anderen. Rowan sah nicht so aus, als ob sie unbedingt einen bestimmten Namen tragen müßte, und ich hörte auf, mir Gedanken darum zu machen. Sie hieß nun Rowan, und eines Tages würde ich den Sinn darin erkennen.

Das Drama des Operationssaals lag zwar hinter mir, aber in meinem Zimmer fand ich eine andere Art Chaos vor. Nun begann der Zirkus erst richtig. Einige nahe Verwandte waren inzwischen angekommen und wollten den jüngsten Familienzuwachs sehen. Man hatte ihnen von meinem Zustand berichtet, und nun waren sie hin- und hergerissen zwischen der Angst um mich und der hellen Freude über das Baby. Da es mir offenbar gut ging, wandte sich alle Aufmerksamkeit Rowan zu. Meine Patentante war direkt vom Flughafen ins

Krankenhaus gekommen und schloß sich dem Spektakel an. Immer mehr Leute drängten sich in das Zimmer, Familienmitglieder und Freunde gaben sich die Klinke in die Hand, und es war schon beinahe unwirklich. Ich konnte wegen des ständigen Stroms von Besuchern nicht schlafen, vom neugierigen Krankenhauspersonal ganz zu schweigen. Ich hatte nicht die Kraft, die Leute zum Gehen aufzufordern, und glaubte, ich würde später noch genug Zeit haben, das alles zu verarbeiten und mich zu entspannen. (Entspannen? Ha! Das stellte ich mir so einfach vor.) Außerdem war Chris sehr stolz und zeigte allen begeistert seine Tochter. Ich wollte ihm den Spaß nicht verderben. Anscheinend gab es eine Unmenge an Dingen, die man über ein Neugeborenes wissen und lernen mußte, und mir war unbegreiflich, warum man uns das nicht schon vorher erklärt hatte, während ich anderthalb Tage nutzlos herumlag. Die Schwestern, die anscheinend alle dasselbe zu tun hatten, erteilten völlig verschiedene Ratschläge. Ich wußte nicht, ob sie einfach nur ihre Arbeit taten, aufrichtig hilfsbereit oder neugierig waren. Doch ich dachte mir, je mehr Ohren diese neuen Anweisungen hörten, um so besser, und wies die versammelte Familie an, alle sollten gut zuhören.

Ich hatte unglaubliche Schmerzen, und der Anästhesist verzweifelte allmählich, weil ich ständig klagte. Er war ein großer Mann, und sein Akzent klang, als käme er aus Transsilvanien. Er fragte mich immer wieder: »Auf Skala von eins bis zän, wie schlimm sind die Schmärzen?« Ich sagte, daß sie bei neun lägen.

»Das kann nicht sein. Ich habe voll aufgedrät!«

Er wirkte so frustriert, daß ich anfing zu lügen und ihm immer niedrigere Skalenwerte nannte, wenn er nach mir sah. Nach vier Stunden in der Hölle kam Dr. Rebarber und stellte besorgt fest, daß ich nicht besonders gut aussähe. Ich bat darum, ihn allein sprechen zu können, und erklärte ihm, daß die Schmerzen nun die elf überschritten hätten. Er ließ »Graf

Dracula« den Tropf überprüfen, und wir stellten fest, daß sich die Kanüle offenbar schon vor einiger Zeit gelöst hatte. Der Tropf wurde wieder richtig angebracht, und bald ließen die Schmerzen nach.

Später kam die Still- und Laktationsberaterin und wollte mir zeigen, wie Rowan zum Stillen angelegt werden sollte. In Los Angeles hatte ich bereits einen Stillkurs besucht, doch offenbar gibt es beim Stillen wie in der Rap-Musik eine Ost- und eine Westküstenversion, die sich ständig bekriegen. Diese Beraterin nun sagte mir, ich solle einfach vergessen, was man mir an der Westküste beigebracht habe, und statt dessen ihre Anweisungen befolgen. Sie hielt mir den üblichen kleinen Vortrag darüber, wie wichtig es sei, Rowan jetzt zu stillen, damit sie Kolostrum bekäme. Diese Körperflüssigkeit produziert die frischgebackene Mutter unmittelbar nach der Geburt, bevor die Muttermilch einschießt. Sie enthält Antikörper, die das Baby braucht, um gesund zu bleiben. Ich stand also unter Druck, dieses Zeug so schnell wie möglich in Rowan hineinzubekommen, denn andernfalls, so wurde mir gesagt, würde es versiegen. Die Stillberaterin bezeichnete den entsprechenden Prozeß als Milchflußreflex. Das mit dem »Reflex« hörte sich so einfach an, aber es war frustrierend. Ganz gleich, wie ich mein Baby anlegte, ich schaffte es nicht, ihren Mund in die richtige Position zu bringen. Ich schien sogar bei einem ganz natürlichen, selbstverständlichen Reflex zu versagen. Wenn ich nicht endlich dahinterkam, wie dieser angeblich so natürliche Vorgang funktionierte, würde ich meinem Baby etwas sehr Wichtiges vorenthalten.

Chris versuchte mir zu helfen. Doch das war keine gute Idee. Er hat die Gabe, fast jede Situation besser erscheinen zu lassen, ganz gleich, wie ernst sie ist (zu meinem großen Verdruß hat er meist recht damit). Ich beuge mich so gut wie immer seinem Urteil, aber in Bezug auf meine Brüste ging mir das zu weit! Die Stillberaterin, die Krankenschwester, mein Mann – niemand schaffte es, und ich auch nicht. Ich hatte nichts gegen die Stillberaterin und die Krankenschwestern persönlich, aber ihre Ausführungen klangen für meinen Geschmack allzusehr nach einem Blumenkinder-Happening. Sie stellten das Stillen so einfach, natürlich und wunderschön dar, daß nicht viel fehlte und ich hätte kleine Vögel um ihre Köpfe flattern sehen.

Vor Erschöpfung konnte ich keinen klaren Gedanken mehr fassen. Nichts war glatt gegangen, und es sah auch nicht so aus, als ob sich das bald ändern würde. Ich hatte zunehmend das Gefühl zu versagen, als Frau nicht die erwartete Leistung zu bringen. Mein Körper tat einfach nicht das, was ich von ihm wollte. Ich hatte das Gefühl, daß ich die Sache mit der Mutterschaft niemals hinbekommen würde. Ich bin eine Perfektionistin, ich habe mich schon immer unter großen Leistungsdruck gesetzt und mir nur selten Fehler oder Schwächen verziehen. Zugegeben, das hat in meinem Leben viel Streß verursacht und dafür gesorgt, daß es mir manchmal schwerfällt, die Dinge einfach so hinzunehmen, wie sie sind. Ich bin sehr ungeduldig mit mir selbst und erwarte stets viel von mir. Ich wollte sofort ganz locker mein Baby stillen, so wie ich es mir immer vorgestellt hatte: Das Baby liegt an der Mutterbrust, das Haar der Mutter fällt ihm seidig über die Schultern, und das Kind blickt zufrieden und freudig zu ihr auf. Ich sehe die Mutter vor mir, die mit zur Seite geneigtem Kopf und einem absolut friedvollen und entspannten Gesichtsausdruck ihrem Baby in die Augen schaut. Die Bindung entsteht augenblicklich und ist vollkommen.

Ich versuchte es immer wieder, denn ich konnte einfach nicht lockerlassen, und nach einigen weiteren Versuchen hatte Rowan schließlich den Bogen raus; sie würde also doch nicht verhungern. Das Stillen blieb allerdings weiterhin schwierig, weil sie wegen einer Neugeborenengelbsucht eine Fototherapielampe am Körper trug. In einen etwas steifen Anzug aus Filz und Kunststoff war eine UV-Lampe eingebaut, die ihren Körper bestrahlte, damit er selbst mit der Gelbsucht fertig werden konnte. Zu diesem Spezialanzug gehörte ein langes Kabel, das im Rücken unter ihre Kleidung geschoben und an eine Steckdose angeschlossen wurde. Der ganze Apparat war unhandlich, und sie sah aus wie ein Indianerbaby in einem beleuchteten Gestell. Die Schwestern sagten ständig: »Ihr Bilirubin muß runter.« (Und ich dachte die ganze Zeit: Wer ist Billy Rubin?)

Obendrein trug Rowan eine Orthese am Unterleib, mit Schienen an den Beinen, weil ihre Oberschenkelköpfe nicht richtig in den Gelenkpfannen saßen. Offenbar produzieren Schwangere ein Hormon, welches das Becken für die Geburt weitet und lockert. Manchmal kommt es vor, daß Babys, vor allem Mädchen, im Mutterleib auf dieses Hormon reagieren und deshalb die Hüftgelenke bei der Geburt noch nicht voll ausgebildet sind. Dann muß das Baby eine Schienenkonstruktion tragen, die die Gelenkköpfe der Oberschenkel an der richtigen Stelle hält, bis sich die Hüftgelenkpfannen voll entwickelt haben. Als der Spezialist der Klinik mir die Fehlbildung erklärte, versuchte ich diese zusätzliche schlechte Nachricht mit Humor zu nehmen. Alles erschien mir so schrecklich, daß ich in meiner Nervosität nicht anders konnte, als einen Scherz zu machen. Ich habe schon immer kräftige Hüften und einen üppigen Po gehabt, deshalb erwiderte ich ihm: »Dieses Hormon muß ich schon mein Leben lang produziert haben.« Das konnte dem wenig humorvollen Hüftspezialisten jedoch lediglich ein höfliches Lächeln entlocken, also sagte ich weiter nichts dazu.

Der Anblick des winzigen Babys in diesen Schienen, dazu erleuchtet wie ein Weihnachtsbaum, konnte einem das Herz brechen. Die weißen Klettbänder der Orthese ließen sie aussehen wie eine dieser Hampelmänner mit einem Faden an den Knien, und wenn man daran zieht, schnellen die Knie bis hoch zu den Ohren. Rowan war so darin eingebunden, als ziehe jemand ständig an diesem Faden. Sie brüllte jedesmal wie am Spieß, wenn die Klettbänder neu eingestellt wurden.

Der Arzt versicherte mir jedoch, daß sie keine Schmerzen hätte. Für die Eltern sei es meist wesentlich unangenehmer, ihr Baby in diesem Ding zu sehen, als für das Kind selbst. Ich konnte nicht glauben, daß es sie nicht störte, aber was wußte ich denn schon? Er warnte uns auch davor, daß die Orthese das Wickeln ein bißchen knifflig mache. Aber dies war wirklich eine unserer geringsten Sorgen.

Dr. Rebarber schaute herein und erklärte, daß die ernste Blutung nun zum Stillstand gekommen sei, von der er während der Operation gesprochen habe. Er hatte mich genau überwacht, und offenbar bildete sich meine Gebärmutter nun ganz normal wieder zurück. Er wollte mich noch weiter beobachten, war aber zuversichtlich, daß meine sämtlichen Körperteile an ihrem angestammten Platz bleiben konnten. Ich würde vermutlich sogar ein weiteres Kind austragen können, wenn ich das wollte. Immer hübsch langsam, dachte ich. Das stand damals nicht gerade weit oben auf der Liste meiner Prioritäten. Ich war erleichtert, weil ich meine Gebärmutter behalten konnte und keine weitere große Operation über mich ergehen lassen mußte. Aber, um ganz ehrlich zu sein, die Vorstellung, all das ein zweites Mal durchmachen zu müssen, ließ mich erschauern.

Chris hatte den Versuch aufgegeben, sich als Stillberater zu betätigen, und sich augenblicklich in einen Bilderbuchvater verwandelt. Ich beobachtete, wie er sich durch die versammelte Familie schlängelte und mit Rowan auf dem Arm, die er selbst gewickelt hatte, mit Freunden telefonierte. Er hantierte mit der Orthese und den Windeln, als hätte er sein Leben lang nichts anderes getan. Dies war derselbe Mann, der so gut mit älteren Kindern umgehen konnte, aber bei Babys so steif und unsicher wurde, daß diese es ihm meist anmerkten und zu weinen begannen. Doch nun hatte er eine Hundertachtzig-Grad-Wendung vollzogen und wurde in meinen Augen noch großartiger. Rowan blieb ganz gelassen, während ein solcher Wirbel um sie herrschte, und weinte nur, wenn sie Hunger hatte oder eine frische Windel brauchte. Die UV-Lampe zeigte rasch Wirkung, und ich konnte zusehen, wie sie immer weniger gelblich wurde, je länger sie das Ding trug. Ich war erleichtert – zumindest eine Sache lief gut.

Nicht einmal zwei volle Tage nach der Operation kam eine der zahllosen Schwestern, die mir ständig sagten, was ich tun sollte, und wollte mich waschen. Ich versuchte, Haltung zu bewahren, als diese stämmige Frau einen Arm unter meine aufgeblähten Knie schob, meine Beine anhob und mich mit einer Art Riesenpipette wusch wie ein Baby. Es war erniedrigend, beinahe unerträglich. Es fiel mir schwer, meinen Stolz wiederzufinden, und auch nervöse Scherze über das Wachsen der Bikinizone halfen nicht. Als nächstes mußte ich in das schaurig geflieste Bad gehen und versuchen, »Stuhlgang zu haben«. Das konnte doch nicht ihr Ernst sein! Dieses Bad sah aus wie eine Kulisse aus dem Film *Einer flog über das Kuckucksnest*. Eine Metallstange lief an den Wänden rundherum, damit man sich abstützen oder festhalten konnte, falls einem schwindlig wurde. In eine Dusche ohne Rand, aus der das Wasser zu einem Abfluß mitten im Raum lief, war ein seltsamer Klappsitz eingebaut. Ich konnte nur vornübergebeugt gehen, und mein gesamter Unterleib, in dem sich schließlich etwas tun sollte, war vernäht. Ich hatte seit Tagen nichts gegessen, meine Bauchmuskeln waren buchstäblich auseinandergerissen worden, und jetzt sollte ich mich hinhocken und Ergebnisse bringen? Allein das Aufstehen tat so weh, daß ich es kaum ertragen konnte. Die Narben spannten fürchterlich, und meine Gebärmutter schmerzte. Ich bekam nur noch ein leichtes Schmerzmittel, und die starken Medikamente wirkten längst nicht mehr. Ich glaubte, die Schmerzen würden mich nachts wachhalten, doch ich kam nicht dazu, das festzustellen, weil ich alle anderthalb Stunden die kleine Freßmaschine füttern mußte, die ich Tochter nannte.

Schließlich (ich will ja nicht überdeutlich werden) bekam ich eine kleine rote Pille, die endlich zum gewünschten Erfolg auf der Toilette führte. Die stämmige Krankenschwester, die aussah wie Mrs. Doubtfire – das stachelige Kindermädchen –, gratulierte mir und versprach, bald würde alles viel leichter gehen. Ich wußte nicht, ob das ein Kloscherz oder eine philosophische Bemerkung sein sollte, rang mir aber trotzdem ein schmerzhaftes, höfliches Lachen ab. Die ganze Prozedur war entsetzlich peinlich und erniedrigend für mich.

Chris spielte weiterhin den Fröhlichen und nahm jede Situation von der scherzhaften Seite. Er sagte mir immer wieder, wie wunderschön Rowan sei und wie gut ich das alles mache. Ich konnte mich seiner Meinung gar nicht anschließen und reagierte kaum auf seine Bemühungen, mich aufzuheitern. Ich fühlte mich verbraucht und ausgelaugt und hatte nicht mehr die Kraft, es zu überspielen. Für gewöhnlich bin ich ein positiv denkender Mensch, aber im Moment fühlte und verhielt ich mich überhaupt nicht so. Chris hielt das Baby oft im Arm und sprach mit ihr, und es war schön zu sehen, wie entspannt er mit diesem winzigen Wesen umging. Ich war alles andere als entspannt im Umgang mit ihr, aber ich nahm an, das würde sich mit der Zeit von allein geben.

Die fünf Tage mit Rowan im Krankenhaus verbrachte ich in einem bizarren Geisteszustand; meine Gefühle schwankten von Verlegenheit über Ergebenheit und Melancholie bis hin zu Fassungslosigkeit, von einem Augenblick zum nächsten. Ich freute mich kein bißchen, schob das aber auf die Tatsache, daß ich müde war und mich körperlich erst erholen mußte. Die Schmerzen wurden allmählich erträglich, und ich ging nicht mehr so gebeugt. Der Arzt meinte, ich könne bald nach Hause gehen. Chris fuhr ständig zwischen dem Krankenhaus und unserer Wohnung hin und her, kümmerte sich um den Hund, duschte rasch und brachte mir frische Kleidung oder was ich sonst von zu Hause brauchte. Wenn er weg war, blieb ich mit meinem winzigen Neugeborenen allein. Sie lag in der medizinischen Version eines Kinderwagens, eben nicht in Korbgeflecht und Spitze, sondern in Plexiglas und

Metall, und wurde darin direkt neben mein Bett gerollt. Sie hatte ein wenig abgenommen, doch man versicherte mir, das sei normal – sie wog jetzt sieben Pfund. Sie war sehr aufgeweckt, mir aber immer noch vollkommen fremd. Da lag sie, auf dem Rücken, umgeben von medizinischen Apparaten, und ich erkannte sie irgendwie nicht als mein Kind. Ich hatte erwartet, mein Baby auf den ersten Blick zu kennen, wie bei einem *Déjà-vu*. Aber ich erkannte sie überhaupt nicht. Ich hatte immer geglaubt, es würde augenblicklich ein Band zwischen uns entstehen, doch ganz gleich, wie lange ich sie anstarrte, ich fühlte nichts. Nachdem ich sie so lange in mir herumgetragen hatte, hatte ich erwartet, ihr sofort bis in die Seele blicken zu können. Nun kam ich nicht einmal nahe genug heran, um mit den Händen ihre Haut zu berühren – ich konnte nur einen Finger unter diese Orthese schieben. Immer wieder beugte ich mich zu ihr hinüber, um an ihr zu schnuppern, weil ich dachte, ich würde vielleicht ihren Duft erkennen oder sonst etwas Vertrautes an ihr entdecken. Es war seltsam, aber sie schien mich viel besser zu kennen als ich sie. Sie konnte mich sehr offen und direkt ansehen, als hätte sie mich vollkommen durchschaut. Ich fühlte mich sehr unsicher, wenn ich mit ihr allein war. Sie wirkte so rein, aufrichtig und vorbehaltlos, und das machte mich nervös. Ich versuchte auch, mit ihr zu sprechen, wenn wir allein waren.

»Kleines Mädchen, bitte hab Geduld mit mir. Mir geht es gerade nicht so gut, aber du sollst deswegen nicht traurig sein. Bitte hab mich lieb. Ich verspreche dir, daß es mir bald besser geht.«

Das flüsterte ich ihr zu, in der Hoffnung, sie könne es irgendwie begreifen. Jedesmal, wenn Chris weg war, rief ich ihn auf dem Handy an, um zu fragen, ob er auch wieder zurückkommen würde. Ich fürchtete, das Trauma, das wir durchlebt hatten, und meine wenig gesellige Persönlichkeit könnten ihn vergrault haben. Er versicherte mir jedesmal, er sei praktisch schon auf dem Rückweg und liebe seine Frau und seine kleine Tochter sehr. Ich konnte es nicht erwarten, endlich mit Chris und dem Baby zu Hause zu sein, wo nicht alle zehn Minuten eine fremde Person das Zimmer betrat. Zu Hause, das bedeutete für mich immer mehr die Sehnsucht nach einer friedlichen Zuflucht.

Die nächste Herausforderung stand uns bevor, als wir das Krankenhaus verlassen sollten. Im Gegensatz zu den meisten anderen Leuten konnte ich nicht einfach hinausspazieren, ohne dabei gesehen zu werden. Ich wußte, daß unsere Abreise gut geplant und vorbereitet werden mußte, da uns sonst die Presse den ganzen Weg bis nach Hause auf den Fersen sein würde. Dies ist eine der unangenehmsten Begleiterscheinungen, wenn man eine öffentliche Person ist. Ich verabscheue es, ständig so bedrängt zu werden, doch ich muß immer ruhig und selbstsicher bleiben. Die Leute fragen mich oft, ob ich mich nicht schon längst an den Verlust meiner Privatsphäre gewöhnt hätte. Obwohl ich damit zurechtkommen muß, seit ich selbst noch ein kleines Kind war, lautet die Antwort *Nein*. Deshalb habe ich eine Strategie entwickelt, die es mir erlaubt, entgegenkommend zu sein, ohne dabei allzu verletzlich oder angreifbar zu werden.

Bei der Entlassung aus dem Krankenhaus würde ich mich deshalb wenigstens äußerlich darauf vorbereiten. Ich wollte auf dem Foto, das unvermeidlich durch die Presse gehen würde, möglichst gut aussehen (natürlich den Umständen entsprechend). Ich erinnere mich an ein Foto von Sarah Jessica Parker beim Verlassen des Krankenhauses und wie schick sie gewirkt hatte. Bevor ich ins Krankenhaus aufgebrochen war, hatte ich mir zu diesem Zweck ein schwarzes Kleid herausgelegt, von dem ich wußte, daß es mir passen würde, weil ich es noch mit dickem Babybauch anprobiert hatte. Dazu wählte ich eine kurze Perlenkette aus, die meiner Großmutter mütterlicherseits gehört hatte. Die Schuhe waren ein ganz anderes Problem, aber obwohl ich immer noch Miss-Piggy-

Knöchel hatte, schaffte ich es, das Outfit mit hochhackigen Pumps abzurunden. Chris brachte mir die Sachen ins Krankenhaus mit; ich wußte, daß ich diese Mühe nicht bereuen würde, wenn ich das Foto in der Klatschpresse sah, mit Überschriften in sämtlichen Sprachen der Welt. Zumindest würde ich so von Spekulationen verschont bleiben, meine Geburt könne alles andere als leicht gewesen sein.

Wenn ich mich nicht gleich der Presse stellte, würden sie mir zweifellos bis nach Hause folgen und vor meiner Tür kampieren, bis ich herauskam. Es war deshalb einfacher, Rowan zum Haupteingang hinauszutragen, damit die Leute dort das erste Babyfoto schießen konnten. Meine winzige Tochter den Paparazzi vorführen zu müssen, machte mich zwar nervös, aber ich würde die Sache schnell und zu meinen Bedingungen über die Bühne bringen. Hoffentlich würde der Lärm Rowan nicht ängstigen. Es war hellichter Tag, ein Blitzlichtgewitter war nicht zu befürchten. Obwohl ich mir viel Mühe gebe, immer möglichst gut vorbereitet zu sein, will ich auch immer das tun können, was ich möchte. Auch wenn es nicht leicht ist, versuche ich, mir dabei nicht allzuviel Gedanken darüber zu machen, was andere Leute denken. In diesem Fall mußte ich aber auch meinen Mann und mein Baby vor neugierigen Blicken beschützen. Ich war verantwortlich dafür, daß sie ins Rampenlicht gerieten, deshalb mußte ich mit meiner Berühmtheit so umgehen, daß sie nicht darunter zu leiden hatten. Das bedeutete auch, ihnen die ständige Verfolgung durch Fotografen zu ersparen. Ein öffentlich dokumentiertes Leben ist eine der seltsamsten Konsequenzen des Berühmtseins, aber wenn man bedenkt, welche Einzelheiten über meine Termine beim Kieferorthopäden, meine erste Periode und meine Jungfräulichkeit veröffentlicht wurden, kann man wohl verstehen, warum ich immer und überall vorbereitet sein mußte.

Chris hatte mir bei Starbucks einen koffeinfreien Kaffee geholt und kam gerade zurück, als ich mich umziehen wollte.

Ich bat ein paar Freundinnen, mir bei der Verschönerungsaktion zu helfen. Sie wollten gerade anfangen, und ich stand in einem Morgenmantel am Fenster. In diesem Moment drehte ich mich zu Chris um und brach zum ersten Mal zusammen.

»Es tut mir so leid!« weinte ich.

»Was ist denn los, was ist passiert?« fragte Chris.

»Schau dir nur an, womit die Armen arbeiten müssen! Schau dir an, wie dick ich bin!«

Ich war nicht so aufgedunsen gewesen, als ich ins Krankenhaus gekommen war, und für eine Frischentbundene war ich gar nicht einmal so dick. Aber die vielen Medikamente, die intravenös in mich hineingepumpt worden waren, hatten mich sehr aufgeschwemmt. Meine Finger erinnerten an Würstchen. Wenn ich mit dem Daumen auf meinen Unterschenkel drückte, blieb eine deutliche Mulde zurück. Ich konnte noch nicht einmal ein Bein überschlagen oder die Beine zusammenstellen, weil meine Knie so riesig waren. Ich sah aus wie eine Comicfigur und lief wie das Michelin-Männchen. Chris versuchte mich zu trösten. »Schatz, du siehst wunderschön aus. Na komm, du hast gerade ein Baby bekommen. Ich verspreche dir, du wirst dich bald besser fühlen.«

Entweder wollte er mich unbedingt aufmuntern, oder er war nun völlig blind vor Liebe. Er redete mir ein, ich sei nicht das Monster, das ich im Spiegel sähe, und überzeugte mich davon, daß alles gleich ganz anders aussehen würde, wenn ich erst einmal angekleidet und auf dem Heimweg sei. Meine Freundinnen erzählten mir fröhlich, wie häßlich sie sich nach der Geburt ihrer Kinder gefühlt hätten, und fingen an, mich aufzustylen. Beim Geräusch des Föns schlief Rowan auf meinem Arm ein, und ich fügte mich still in die Schönheitsbehandlung. Nach etwa einer Stunde kosmetischer Zauberei konnte ich in mein Kleid schlüpfen und hinausgehen. Wir zogen Rowan ein süßes antikes Babykleidchen an, wickelten sie in eine Decke und waren bereit zum Aufbruch.

Am Ausgang des Krankenhauses trafen wir, wie erwartet, auf Kameras und Reporter. Die Fotografen fragten nach dem Namen des Kindes und versuchten, Nahaufnahmen von unserer fünf Tage alten Tochter zu machen. Ich erschrak sehr, wie aufdringlich sie waren. Ich war daran gewöhnt, aber es fühlte sich anders an, wenn Rowan davon betroffen war. Ihr penetrantes Verhalten ging mir persönlich viel näher als sonst. Auf einmal wollte ich ihren Namen nicht mehr verraten und schon gar keine Kameras direkt vor ihrem Gesichtchen sehen. Ich bereute es, sie alldem ausgeliefert zu haben, obwohl mir ohnehin nichts anderes übriggeblieben wäre. Eine Woge der Angst erfaßte mich, und auf einmal war ich überzeugt davon, daß ihr hier draußen etwas Schreckliches passieren würde. Ich wollte nur noch schnell ins Auto. Rowan gab keinen Ton von sich. Als ich mich mit starrem Lächeln in den wartenden Wagen setzte, sah sie mir genau in die Augen, als wolle sie sagen: »Mami, diese Leute kommen mir zu nahe.« Ich schaute auf sie hinab und staunte über diesen direkten Blick. Wieder einmal sah sie weiser aus, als ich mich fühlte. Stumm versprach ich ihr, sie zu beschützen. Als ich endlich sicher im Auto saß und unser Baby im Kindersitz angeschnallt war, schälte ich die Schuhe von meinen barocken Füßen und seufzte vor Erleichterung. Wir hatten es geschafft, niemand folgte uns. Endlich waren wir auf dem Weg nach Hause, und ich konnte es kaum erwarten, mich endlich richtig zu entspannen. Zu diesem Zeitpunkt hatte ich noch nicht die geringste Ahnung davon, was mich hinter den geschlossenen Türen unserer Wohnung erwartete.

Kapitel III

Warum weine ich mehr als mein Baby?

Als ich barfuß unsere Wohnung betrat, mein neugeborenes Baby im Arm, war ich verwirrt. Ich hatte diese Räume vor fünf Tagen als völlig anderer Mensch verlassen. Nun trat ich als Mutter durch dieselben Türen. Meine Welt hatte sich vollkommen verändert. Ich hielt meine fünf Tage alte Tochter, schaute mich in der Wohnung um und dachte: Wo bin ich? Ich kam mir vor wie in der *Twilight Zone*, doch niemand schaltete für mich den Fernseher aus.

Chris und ich waren auf einmal allein mit einem brandneuen Baby, und wir waren wie alle frischgebackenen Eltern sehr unsicher. Wir starrten einander eine Weile an und versuchten dann, es uns gemütlich zu machen. Ich schlüpfte in Shorts von Chris, weil sonst nichts über die Bauchbinde paßte, die ich wegen des Kaiserschnitts noch tragen mußte. Meine Beine waren zwar alles andere als shortstauglich, aber daran versuchte ich nicht zu denken. Ich war einfach nur froh, endlich aus dem Kleid herauszusein. Wir legten die Kleine in ihr Körbchen, und ich beschloß, sofort auszupacken und aufzuräumen, damit ich mich wieder mehr als Herrin der Lage fühlte. Chris erinnerte mich jedoch freundlich, aber bestimmt daran, daß ich gerade ein Baby bekommen hatte und das Aufräumen warten konnte. Er steckte mich ins Bett und erklärte, sobald wir alle ein bißchen geschlafen hätten, könnte ich aufräumen, soviel ich wollte. Das Baby würde friedlich einschlafen, und auch wir könnten dann etwas Schlaf nachholen. Ich muß zugeben, ich war so naiv, das zu glauben. Wir waren ja nun zu Hause und die ständigen Störungen fielen weg. Ich wünschte mir so sehr, endlich auszuruhen. So gut wie jede Mutter, die ich kannte, hatte ihr Baby mindestens eine Nacht allein auf der Neugeborenenstation im Krankenhaus schlafen lassen, bevor sie es nach Hause holte, damit die frischgebackene Mama ihren Weg ins Baby-Neuland zumindest halbwegs ausgeruht antreten konnte. Da wir große Angst davor gehabt hatten, die Presse oder vielleicht sogar das Krankenhauspersonal könnten heimlich Fotos von Rowan machen, hatten wir sie nicht aus den Augen gelassen. Deshalb hatten Chris und ich fünf Tage lang so gut wie gar nicht geschlafen und waren ziemlich fertig. Leider stellten wir bald fest, daß wir auch zu Hause nicht die Erholung fanden, die wir so dringend brauchten.

Chris und ich wollten eine Woche lang allein mit dem Baby zu Hause sein, nur wir drei, bevor unsere Familien zu Besuch kamen. Wir hatten uns diese Zeit ganz für uns gewünscht, um zu einer richtigen Familie zusammenzuwachsen. Wir wollten auch keine Kinderschwester einstellen, weil wir erstens keine Fremde im Haus haben wollten und zweitens glaubten, wir würden schon allein zurechtkommen, bis die Familien anrückten. Da hatten wir uns allerdings schwer getäuscht. Es war alles andere als ruhig und friedlich zu Hause, und wir beide waren damit ziemlich überfordert.

Zudem hatten wir nur drei Wochen vor Rowans Geburt eine neue Wohnung bezogen, die am anderen Ende von Manhattan lag. Der Umzug hatte am Tag nach dem Tod meines Vaters stattgefunden. Während mein Vater in Palm Beach eine Chemotherapie machte, waren Chris und ich noch in Los Angeles und bereiteten alles für die Entbindung in New York vor. Rowan sollte unbedingt dort zur Welt kommen, damit sie eine New Yorker Geburtsurkunde bekam. Gegen Ende der Schwangerschaft hatte mir meine Ärztin nicht mehr erlaubt, nach Florida zu fliegen und meinen Vater zu besuchen, weil sie fürchtete, ich könne ausgerechnet dann, fern von allen Spezialisten, Wehen bekommen. Schweren Herzens blieb ich bis zum geplanten Flug nach Big Apple in Los Angeles und hoffte, mein Vater würde bis nach der Geburt meiner Tochter durchhalten. Ich hatte ihm bei unserem letzten Aufenthalt versprochen, ihn mit dem Baby besuchen zu kommen, sobald wir das Krankenhaus verlassen durften. Als Überraschung hatte ich ihm erzählt, daß unsere Tochter mit zweitem Vornamen Francis heißen sollte, denn das war sein Name. Ich sagte zu ihm, sie könne es bestimmt kaum erwarten, ihren »Pop-pop« kennenzulernen. Genauso hatte ich meinen Großvater mütterlicherseits genannt, und ich freute mich darauf, diese Tradition fortzuführen. Wir lagen auf seinem Bett, und ich erinnere mich an den wehmütigen Blick meines Vaters, während wir uns unterhielten. Er atmete mühsam und konnte kaum mehr sprechen, aber ich sah ihm an, daß er verstand, was ich ihm erzählte. Ich hoffte sehr, daß ihm die Aussicht auf eine Begegnung mit seiner Enkelin die Kraft und den Willen zum Durchhalten geben würde, aber es sollte nicht sein.

Am Tag unserer Abreise aus Los Angeles gab mein Vater den Kampf gegen den Prostatakrebs endgültig auf. Ich war auf der Hundewiese, um Darla vor dem langen Flug so müde wie möglich zu spielen, als mein Handy klingelte. Es war Diana, meine Stiefschwester. Sie forderte mich auf, meinem Vater jetzt sofort zu sagen, was ich ihm noch sagen wollte oder mußte, denn es gehe mit ihm zu Ende. Ich versuchte möglichst ruhig zu klingen, während ich ihm am Telefon erklärte, daß ich mich immer glücklich geschätzt hatte, ihn zum Vater zu haben, und daß er keine Angst haben solle. Er konnte nicht antworten, aber meine jüngere Stiefschwester Christina sagte mir später, er habe mit den Zehen gewackelt. Drei Stunden später war die ganze Familie (außer mir) um ihn versammelt, als mein Vater aus dem Leben schied. Ich hatte kaum Zeit, die Nachricht zu verdauen, da saß ich schon mitsamt Ehemann, Hund und Babybauch im Spätflieger und weinte während des gesamten Fluges nach New York.

Früh am nächsten Morgen kamen wir in Manhattan an und konnten nur noch ein paar Stunden schlafen, bevor in der neuen Wohnung eine Babyparty stattfand. Diese Wohnung war perfekt dafür, denn bis auf ein Bett, einen Sessel, einen Tisch und Chris' alte Kinderkommode war sie vollkommen leer. Die Party wurde von einigen Freundinnen sehr liebevoll ausgerichtet. Als sie mich fragten, ob ich wegen des Todesfalls lieber absagen wollte, erklärte ich ihnen, daß mein Vater sicher auch eine solche Party gewünscht hätte, und sie solle stattfinden. Wir feierten das Leben, und ich gaukelte mir vor, mein Vater lebe noch und sei in Palm Beach. Die Stimmung war bittersüß, aber es war eine schöne Party, und ich bin sicher, daß mein Dad einen tollen Toast ausgebracht hätte. Rowan kam einen Tag vor dem Geburtstag meines Vaters zur Welt, und er hätte sie bestimmt als wunderbares Geschenk betrachtet.

Ich hatte es zwar kaum erwarten können, aus dem Krankenhaus fortzukommen, aber für uns als junge Eltern und ihr Baby war es keine fröhliche Heimkehr, denn mit unserem neuen Zuhause war nun eine traurige Geschichte verbunden. Die recht sterile Umgebung mit den hohen Decken erinnerte mich in allem an den Schicksalsschlag drei Wochen zuvor.

Als ich zum Bett humpelte, begann Rowan zu weinen. Sie mußte gewickelt werden, und da sie immer noch Kindspech ausschied, sah es aus, als sei die Windel voller Lakritze. Ich litt nach wie vor unter dem Karpaltunnelsyndrom, und meine Hände waren schrecklich taub. Sie sahen aus, als ob sie zu einem alten Preisboxer gehörten und nicht zu mir. Infolgedessen hatte ich kaum Gefühl in den Händen, und so kam ich weder mit Rowans Spreizorthese noch mit der Windel zurecht. Chris mußte das Wickeln wieder übernehmen, und ich quälte mich zurück ins Bett, frustriert und unter Schmerzen.

Während Chris geschickt mit den ultrastarken Klettverschlüssen hantierte und mit Rowans Schienen kämpfte, brüllte sie. Ihr Geschrei hallte durch die ganze Wohnung. Die war zwar großzügig, kam mir aber auf einmal sehr klein vor. Ich blieb auf dem Bett sitzen und starrte die kahle Wand vor mir an.

Zunächst dachte ich, ich sei nur erschöpft, aber hinzu kam eine unterschwellige Panik, die ich so noch nie erlebt hatte. Rowan weinte immerzu, und mir graute allmählich vor dem Moment, wenn Chris sie zu mir brachte. Ich spürte etwas wie Übelkeit im Magen, und es fühlte sich an, als wäre mein Brustkorb in einen Schraubstock gezwängt. Statt einer nervösen Erregung, die oft mit Panik einhergeht, überkam mich tiefe Verzweiflung. Ich bewegte mich kaum noch, hockte auf dem Bett und stieß ein tiefes, kehliges Heulen aus. Ich war nicht übersensibel oder weinerlich. Darauf hatten die Ärzte mich vorbereitet. Das hier war etwas ganz anderes. Wenn ich früher deprimiert oder traurig gewesen war, hatte ich gewußt, was ich dagegen tun konnte: Sport treiben, richtig ausschlafen oder mit einer Freundin schön essen gehen. Wenn ich vor meiner Periode grüblerisch oder melancholisch war oder allgemein gestreßt, wußte ich, daß diese Gefühle nicht ewig andauern würden. Aber diese Traurigkeit hatte ganz andere Ausmaße. Sie fühlte sich an, als wäre sie für immer ein Teil von mir.

Babys als solche habe ich schon immer geliebt, und Rowan war nicht nur erstaunlich aufgeweckt, sondern auch sehr hübsch. Ihre Züge waren vollkommen, und sie sah aus wie ein Engel. Aber ich konnte das kleine Wunder gar nicht wirklich wertschätzen. Ich haßte sie nicht, ich war nur nicht sicher, ob ich sie in unserem Leben haben wollte. Zudem war mein Körper so massig und schwer geworden, daß ich mich kaum auf den Beinen halten konnte. Wenn ich zum Scherzen aufgelegt gewesen wäre, hätte ich mich vermutlich mit einem Sumoringer verglichen, aber ich hatte meinen Sinn für

Humor verloren. Mein Körper war übersät mit blauen Flecken und mein Bauch schmerzte überall, weil meine Haut so gedehnt und gespannt worden war. Meine Knöchel und Handgelenke sahen aus wie mit Gummibändern umwickelt. Die Haut war trocken und rissig. Abgesehen davon, daß ich körperlich einfach nicht dazu in der Lage war, die einfachsten mütterlichen Pflichten zu erfüllen, wollte ich Rowan auch gar nicht nahe sein. Ich fürchtete nicht, sie könnte zerbrechlich sein, ich hatte nur überhaupt keine Lust, sie hochzunehmen. Jedesmal, wenn ich früher in der Nähe eines Babys gewesen war, hatte ich es auf den Arm nehmen wollen. Es schockierte mich sehr, daß ich diesen Wunsch nicht auch bei meiner eigenen Tochter verspürte. Ich wünschte mir magische Kräfte wie die *Bezaubernde Jeannie*, damit ich mich durch ein Blinzeln in liebevolles, zärtliches Kuscheln mit Rowan versetzen könnte. Statt dessen fühlte ich eher wie die distanzierte, gefühllose Endora aus *Verliebt in eine Hexe*.

Außerdem quälten mich Schuldgefühle, weil ich mich nicht um meine Tochter kümmerte, deshalb zwang ich mich, aufzustehen und zu der alten Kommode hinüberzugehen, die als Wickeltisch diente. Wir hatten das Kinderzimmer noch nicht fertig eingerichtet. Ich starrte auf den winzigen Säugling, dessen Wangen dunkelrot und dessen Augen so tief wie der Grand Canyon waren, und mir wurde schwindlig. Das Plastik der Krankenhauswindeln roch puderig, und sobald mir der Geruch in die Nase stieg, wankten meine Knie, und ich mußte mich beinahe übergeben. Ich brauchte lediglich an den Windeln vorbeizugehen, schon fühlte ich mich wieder auf den OP-Tisch versetzt. Ich schob dies auf meinen Schlafmangel; jedenfalls konnte ich diesen Geruch nicht eine Minute länger ertragen. Ich trat einen Schritt zurück und blieb still stehen.

Danach sah ich untätig zu, wie Chris die Windel wechselte, und fühlte mich wie ein gestrandeter Wal. Ich versagte in Dingen, die allgemein als die natürlichste Sache im Leben einer Frau gelten. Noch nie hatte ich Berührungsängste bei Babys gehabt, und diese hatten immer positiv auf mich reagiert. Oft waren die Leute überrascht, wie schnell ihre Babys mir die Arme entgegenstreckten. Alle hatten immer gesagt, ich würde eines Tages eine großartige Mutter sein.

Ich suchte verzweifelt nach einer Erklärung für das Ganze. Ja, ich war krank und erschöpft und sollte mir eine Pause gönnen, doch außerdem spürte ich gar keinen Drang, das durchzustehen und mich um dieses Baby zu kümmern, was mich weiter beunruhigte. Eine Welle von Sinnlosigkeit und Selbsthaß überrollte mich, und ich wollte mit dem Kopf gegen die Wand schlagen. Chris befahl mir, mich sofort wieder hinzulegen. Doch sobald ich im Bett lag, begann ich wieder zu weinen, und allmählich gelangte ich zu der Überzeugung, daß ich gar keine Mutter sein konnte. Ich versagte ja jetzt schon, und wir waren noch keinen ganzen Tag zu Hause! Was hatte ich getan? Warum wollte ich nicht bei meinem Baby sein?

Ich hatte jedoch keinen Augenblick, um über solche Dinge nachzudenken, denn schon wieder war es Zeit für Rowans Mahlzeit (Imbiß, sollte ich wohl lieber sagen). Ohne die Hilfe einer Kinderschwester oder Stillberaterin sollte ich auch hier schon wieder scheitern. Chris assistierte mir, indem er den Mund des Babys zu meiner Brustwarze führte; diesmal wurde ich nicht gereizt oder ungeduldig, weder ihm noch mir gegenüber. Ich saß ganz still da, beinahe erstarrt, und sah ins Leere. Rowan zu stillen gab mir das Gefühl, als stehe ich unter Drogen, und es tröstete mich vorübergehend. Aber sobald sie satt war und wieder von meiner Brust genommen wurde, begann ich jedesmal zu schluchzen. Ich setzte mich auf, streckte meine Elefantenbeine aus, wiegte mich langsam vor und zurück, das Gesicht zur Decke erhoben, mit schlaff herabhängenden Armen, und schluchzte. Ich konnte nicht mehr aufhören. Was sollte ich nur tun? Würde das denn nie vorbeigehen? Das Elend überwältigte mich.

Ich brauchte dringend Ruhe, aber wir waren in einem erbarmungslosen Kreislauf aus kurzen Nickerchen, der Versorgung des Babys und vielen, vielen Tränen gefangen. Das Baby wachte alle anderthalb Stunden auf, und dann mühte ich mich damit ab, sie an die Brust zu legen. Wenn sie saugte und ihre Mahlzeit beendet hatte – sofern sie lange genug wach blieb, um sich sattzutrinken –, begann alles wieder von vorn. Kaum war ich endlich erschöpft eingeschlafen, wurde ich von Rowans Jammern aufs neue geweckt – es war wie die chinesische Wasserfolter. Es ging immer so weiter, und bei der Vorstellung, es könnte auf ewig so bleiben, bekam ich Zustände. Ich fand keinen Trost, und ich konnte das alles nicht mehr ertragen.

Chris und ich waren allein, und zwischen meinen Heulanfällen herrschten lange Phasen des Schweigens. Oft bat er mich darum, ihm endlich zu sagen, was mich quälte. Meine Antwort lautete immer gleich, ich schüttelte den Kopf und sagte, ich wüßte es nicht. Chris und ich verbringen viel Zeit miteinander, ohne zu sprechen. Ich finde das schön, und unser Schweigen ist bisher nie verlegen oder unangenehm gewesen. Aber dieses Schweigen war ganz anders. Es wog schwer und war weder entspannt noch angenehm.

So hatte ich noch nie empfunden. Doch selbst wenn ich meine Gefühle mitteilen könnte, würde es niemand verstehen, nicht einmal mein Mann. Und falls er es doch verstand, würde er mir nicht helfen können. Chris tat für das Baby, was er nur konnte, und redete weiter auf mich ein. Auch er mußte sehr müde sein, aber anscheinend fanden wir einfach keinen Rhythmus, der es dem einen zu schlafen erlaubte, während der andere sich um das Kind kümmerte. Außerdem hatte ich Angst davor, Chris schlafen zu lassen, weil ich mich vor dem Alleinsein fürchtete. Obwohl wir uns in derselben Wohnung befanden – wenn er schliefe und ich wach wäre, könnte ich zur Tür hinauslaufen oder eine ganze Packung Tabletten schlucken. Ich dachte sogar daran, wie schön es wäre, gerade jetzt entführt zu werden. Das waren seltsame, irrationale Ängste, doch für mich fühlte sich alles sehr real an. Ich konnte Chris das Baby auch nicht allein überlassen, denn ich hätte noch nicht genug Milch für Rowan abpumpen können. Eigentlich wollte ich das auch gar nicht, denn im Stillkurs hatte man uns eindringlich vor dem Schreckgespenst der »Saugverwirrung« gewarnt: hätten sie einmal an einem Gummisauger genuckelt, könnten wir unsere Babys für immer an das Fläschchen verlieren. Deshalb legte ich zu jeder Stillzeit ihren winzigen Körper im richtigen Winkel an die Brust und starrte wie ein Zombie aus dem Fenster.

Aus dieser Zeit habe ich ein Foto von mir, das Chris aufgenommen hat. Ich halte das Baby im Arm und starre direkt in die Kamera. Mein Haar sieht ungewaschen aus, und ich sitze zusammengesunken im Sessel, das Baby in die linke Armbeuge geklemmt. Sie sieht schläfrig aus, und mein Lächeln wirkt gezwungen. Mein Blick ist abwesend, obwohl ich direkt in die Linse schaue. Bis heute bringt dieses Foto meine Schwiegermutter zum Weinen. Kürzlich hat sie mir gesagt, sie nenne das Bild »Leere Augen«, und es bräche ihr das Herz, wie verloren ich darauf wirke.

Nach einigen Tagen zu Hause war es mit dem Weinen nur noch schlimmer geworden, und ich heulte jetzt nicht nur zwischen Rowans Mahlzeiten, sondern auch währenddessen. Manchmal konnte ich Rowan kaum halten, weil ich vor Schluchzen beinahe erstickte. Warum weinte ich mehr als mein Baby? Da war ich, endlich Mutter eines wunderschönen kleinen Mädchens, für das ich soviel Mühe auf mich genommen hatte, und ich hatte das Gefühl, mein Leben sei zu Ende. Wo blieb die Seligkeit? Wo war das Glück, das ich mir davon erträumt hatte, Mutter zu werden? Sie war mein Baby, das Baby, das ich mir so lange gewünscht hatte. Warum tröstete es mich nicht ein bißchen, sie um mich zu haben und im Arm zu halten? Ein Baby war doch das Wichtigste, was meinem Leben fehlte, und ich hatte fest daran geglaubt, daß ein Kind alles vollkommen machen und in ein ganz neues Licht rücken würde. Wenn ich erst einmal Mutter war, würden all die verschiedenen Aspekte meiner Welt zusammenfließen, und das Leben würde so sein, wie ich es mir erträumt hatte; ich würde endlich wissen, wer ich wirklich war. Aber dieses echte Baby verschleierte meine Vision und bedrohte den Frieden, den ich schon erreicht hatte. Statt mich auf die Zukunft zu freuen, wünschte ich mir nur noch, das Leben möge wieder so sein wie vor Rowans Geburt.

Ich sehnte mich nach der Freiheit, einfach so ins Kino zu gehen, einen Ausflug zu machen oder ins Ausland zu reisen. Chris und ich hatten oft spontan Ausflüge oder Wochenendtrips gemacht. Manchmal nahm ich Arbeit in einer Stadt an, in der wir noch nicht gewesen waren. Oft dehnten wir unseren Aufenthalt ein wenig aus und erkundeten die Stadt. Wir konnten schlafen, wann wir wollten, und uns unsere Zeit so einteilen, wie es uns gerade paßte. Unsere Berufe brachten es mit sich, daß wir an einem Tag in Amerika arbeiteten und am nächsten einen Reisepaß brauchten. Selbst wenn wir zu Hause waren, waren wir kreativ und konnten uns beschäftigen.

Ich liebe Zeitpläne, aber es ist mir lieber, sie selbst aufzustellen. Ab sofort gehörte mein Leben aber nicht mehr mir, das merkte ich immer deutlicher. Ich war zur Gefangenen eines kleinen, wimmernden Wesens geworden, was mir überhaupt nicht gefiel. Ich fühlte mich eingesperrt und wollte die Verantwortung nicht, die das Kind mit sich brachte. Vielleicht war es ein schrecklicher Fehler gewesen, das Kind zu bekommen. Ich betrachtete sie, die so winzig und verletzlich war, und fühlte mich nicht in der Lage, ihre Bedürfnisse zu erfüllen. Ihre Hilflosigkeit erschreckte mich. Ich wollte mich nicht um sie kümmern, sondern sie statt dessen lieber vergessen und weglaufen.

Manchmal, wenn ich ins Bad ging und mich wieder zusammenreißen mußte, um wegen all dem Blut und anderem

Zeug, das aus meinem Körper floß, nicht zu würgen, wunderte ich mich, wie die Menschheit eigentlich überleben konnte. Warum sollte jemand das mehr als einmal mitmachen? Ich hatte geglaubt, alles würde besser werden, wenn wir erst zu Hause waren, aber es war um vieles schlimmer. Ich spürte keine Bindung zu meiner Tochter und wäre deswegen am liebsten gestorben. Sie war in meinem Körper herangewachsen, Herrgott noch mal, und ich hatte keinerlei Beziehung zu ihr. Ich war immer davon ausgegangen, daß ich mich meinem Kind augenblicklich näher fühlen würde als sonst irgend jemandem in meinem Leben, und das vom ersten Augenblick an. Was stimmte nicht mit mir? Was für eine grauenhafte Mutter war ich denn! Ihr Weinen ließ mich kalt, es nervte mich nicht, aber es berührte mich auch sonst nicht. Ich war immun dagegen. Ich mußte mir richtig Mühe geben, ihre Stimme zu hören, die von weit weg zu kommen schien, obwohl Rowan im Zimmer nebenan lag und die Tür offen stand. Ich konnte beinahe behaupten, sie gar nicht zu hören.

Diese fehlende Bindung und Liebe verursachten mir unendliches Leid, und ich glaubte, ich könne nirgends Hilfe finden. Ich weiß noch, daß ich aus dem Schlafzimmerfenster schaute und mir vorstellte, wie ich hinuntersprang, aber ich kam zu dem Schluß, daß dies nicht sehr effektiv sei, weil wir nicht hoch genug wohnten. Das brachte mich noch mehr aus der Fassung. Am meisten Angst machte mir die Tatsache, daß mein Denken ausgesprochen rational war. Für mich waren diese Gedanken logisch und sinnvoll. Es erschien mir verlockend, mein Leben einfach auslöschen zu können. Was sollte mich davon abhalten, diesen Gedanken in die Tat umzusetzen? Ich wollte und brauchte einen Ausweg. Fluchtvisionen kreisten in meinem Kopf und überschatteten jeden Gedanken an mein wunderbares kleines Mädchen.

In dieser finstersten Zeit meines Lebens hielt ich mein Neugeborenes im Arm und konnte das Bild nicht verdrängen, wie sie durch die Luft flog und vor mir gegen die Wand prallte. Ich verspürte nicht den Drang, meinem Baby etwas anzutun, und sah mich auch nicht als diejenige, die sie gegen die Wand schleuderte, Gott sei Dank, aber es war wie in einem Videospiel, wenn ihr kleiner Körper gegen die Wand klatschte und zu Boden glitt. Ich war entsetzt, und obwohl ich tief in mir wußte, daß ich ihr nichts antun würde, brachte mich dieses innere Bild fast um den Verstand.

Ich sehnte mich verzweifelt nach einer natürlichen, gesunden Bindung zu meiner Tochter, aber alles fühlte sich so erzwungen an. Es war, als sei ich hinter einer dicken Glaswand gefangen. Ich hatte noch nie in meinem Leben unter Apathie gelitten, doch als ich am wenigsten damit rechnete, schlich sie sich ein und übernahm die Kontrolle über mich. Ich konnte das Gefühl von Düsternis und nahendem Untergang nicht abschütteln, das mich in jedem Augenblick verfolgte. Ich fürchtete mich vor mir selbst und fühlte mich von den gefährlichen Gedanken bedroht, die mir so seelenruhig durch den Kopf gingen. Sie fühlten sich allzu real an. Wann würde ich aus diesem Alptraum erwachen?

Ich rief Freundinnen und Verwandte an und weinte am Telefon. Ich erzählte meiner Freundin Linda in Kalifornien, daß ich kein Baby mehr wolle. Sie scherzte, wenn es hart auf hart käme, könne sie ja zusammen mit Chris das Baby großziehen. Sie sei sich sicher, daß ich darüber hinwegkommen würde, doch ich sollte auch einmal mit einer Freundin von ihr sprechen, die nach der Geburt ihres Kindes ähnlich gedacht habe. Ich hatte diese Freundin schon einmal getroffen, aber ich kannte sie nicht gut. Es kam mir erbärmlich vor, eine praktisch fremde Person anzurufen und mit ihr über meine Gefühle dem Neugeborenen gegenüber zu sprechen, deshalb tat ich es nicht. Statt dessen rief ich meine Stiefschwester Diana an und bat sie, mir zu versprechen, daß alles besser werden würde. Sie versicherte es mir, drängte mich aber sehr, mir für ein paar Tage eine Kinderschwester zu besorgen, damit ich wenigstens einmal schlafen könne. Alle versuchten mir zu helfen, aber mir war die Sache völlig über den Kopf gewachsen. Ich hatte entsetzliche Angst davor, mit meinem Kind allein zu sein. Ich hätte ihr nie etwas angetan, das war es nicht, mich erschreckte einfach die Vorstellung so sehr, ganz allein für sie verantwortlich zu sein. Ebensosehr fürchtete ich mich davor, mit meinen Gefühlen allein gelassen zu werden. Ich dachte, wenn ich mich ins Rampenlicht stellte, würde ich zumindest keine Dummheit machen oder noch tiefer in dem dunklen Loch versinken. Alle meinten, es würde vorübergehen, bald sei alles wieder gut. Ich hörte ständig, diese Gefühle seien völlig normal und ich würde bald darüber hinwegkommen. Ich war jedoch fest davon überzeugt, daß ich die einzige Frau auf der Welt war, die dies nicht schaffen würde. Diese dunkle Wolke würde nur noch größer werden. Ich rief meine Freundin Sherie an und weinte. Sie ist Schauspielerin wie ich, und wir haben oft zusammengearbeitet. Ich wußte, daß sie mich verstehen würde. Als ich ihr erzählte, wie sehr ich mir mein altes Leben zurückwünschte, entgegnete sie: »Dieses Baby war dazu bestimmt, in dein Leben zu treten. Sieh dir nur an, was ihr durchgemacht habt, um sie zu bekommen! Sie gehört zu euch.« Einen Moment lang brachten solche Gedanken Trost, aber das hielt nicht lange an. Klar, ich weiß, was wir durchgemacht haben! Doch warum bin ich dann nicht glücklich?

Der Reigen des Fütterns und Heulens ging endlos weiter, ohne daß eine Erleichterung in Sicht kam. Nachdem wir etwa fünf Tage lang in dieser Tretmühle gesteckt hatten, ging Chris los, um einen Wickeltisch zu kaufen. Wir dachten, wenn das Kinderzimmer ein bißchen besser eingerichtet wäre, würde das meine Stimmung heben und mir helfen, mich auf diese Erfahrung einzulassen. Er kam schneller zurück als erwartet und ohne den Wickeltisch. Er betrat das Schlafzimmer und setzte sich schweigend auf die Bettkante. Er blickte zu mir auf, die Augen voller Tränen, und brach zusammen. Ich war sprachlos, flehte ihn aber mit Blicken an, mir zu sagen, was ihn quälte. Ich hatte ihn bisher nur in glücklichen Augenblicken weinen sehen. Nun sagte er unter Tränen: »In diesem Geschäft waren Frauen, die glücklich waren, Brooke! Sie haben gelächelt und sich über ihre Babys gefreut! Was stimmt nicht mit dir? Warum bist du nicht glücklich? Du schaust Rowan nicht einmal an, du singst ihr nichts vor, sprichst nicht mit ihr. Warum? Was ist denn los?«

Ich bekam kaum noch Luft; es fühlte sich an, als hätte ich einen Schlag in die Magengrube bekommen. Hier saß der sensibelste, beständigste, stärkste Mann, den ich je gekannt hatte, und er wurde beinahe vernichtet von der Frau, die er liebte. Ich hatte diese Situation geschaffen, konnte ihm aber keine Erklärung für all das geben. Ich hatte ihn noch nie so hilflos erlebt. Das machte mir noch mehr Angst, denn er war mein Rettungsanker. Nun ging er an der Situation kaputt, und alles war meine Schuld. Ich konnte nur sagen: »Ich weiß es nicht. Es tut mir leid. Es tut mir so unendlich leid.« Ich hatte mich in meinem ganzen Leben noch nie so hilflos und ohnmächtig gefühlt: Ich war wie gelähmt und spürte ein großes Gewicht auf mir lasten. Was stimmte nicht mit mir? Wann würde das endlich aufhören? Diese Traurigkeit erstickte mich.

Der Gedanke, unser kleines Mädchen könnte meine mangelnde Zuneigung spüren, stürzte mich in noch tiefere Verzweiflung. Vom ersten Moment an war sie mir als weise kleine Seele erschienen. Ihr Blick war der eines viel älteren Menschen, nicht der eines Babys, das gerade erst auf die Welt gekommen ist. Er wirkte wissend, fast abschätzend. Ich weiß es noch genau: Wenn sie mich ansah, hatte ich immer das Gefühl, sie wisse alles über mich. Zu diesem Zeitpunkt machte sie nicht den Eindruck, als spüre sie meine Verzweiflung. Aber ich hatte schon immer an die Intelligenz und Sensibilität von Kleinkindern geglaubt, und diese Überzeugung war eine zusätzliche Strafe für mich. Das war meine ganz persönliche Hölle, und ich war eifersüchtig auf all die Frauen in dem Geschäft und sonstwo, die Freude an ihren Kindern haben konnten. Ich hingegen war unfähig, Chris oder Rowan mit Wärme und Freude zu begegnen. Ich saß nur da und schluchzte. Chris verließ das Zimmer und versuchte, sich wieder zu fangen. Als ich ihn gehen sah, ließ ich den Kopf hängen, und heiße, dicke Tränen tropften auf mein Bettlaken.

Jedes meiner PMS-Tiefs war ein Nichts gegen diese Gefühle, und es gab kein Anzeichen einer Besserung. Meine Launenhaftigkeit vor der Periode drückte sich meist so aus, daß ich stiller war als sonst, ein wenig nervös, und daß ich ein, zwei Tage lang in Ruhe gelassen werden wollte. Dies hingegen fühlte sich an, als sei mein Leben gelaufen, als würde ich nie wieder glücklich sein. Ich sah mich als Versagerin und hatte entsetzliche Schuldgefühle, aber ich konnte diese Situation niemandem erklären.

Ich hörte zu, wenn Chris angeregt telefonierte. Ich belauschte Gespräche, in denen er erzählte, wie wunderbar das Baby sei. Danach gab es häufig eine Pause, und dann sagte er: »Brooke geht es ganz gut. Nur der Kaiserschnitt und ihre geschwollenen Hände machen ihr ein bißchen zu schaffen.« Wenn er abschließend erklärte, mir würde es bald besser gehen, hörte ich ihm an, daß er das aufrichtig hoffte.

Er sprach mit meiner Mutter und seinen Eltern und stimmte schließlich zu, daß sie uns halfen. Unsere Mütter taten sich zusammen, kümmerten sich abwechselnd um das Baby und behielten mich im Auge. Anscheinend glaubten alle, daß ich nur ein bißchen Ruhe brauchte, um mich zu erholen. Mal die eine, mal die andere übernachtete im Nebenzimmer auf der Luftmatratze. Dieses Wohn-, Fernseh- und Spielzimmer grenzt direkt an das Wohn- und Eßzimmer. Es war recht beengt und alles andere als bequem. Die umständliche, ungemütliche Situation war mir peinlich, aber ich brachte einfach nicht die Kraft auf, sie zu verbessern. So ging das etwa zehn Tage lang, und ich muß sagen: Selbst unter günstigsten Umständen ist das Zusammenleben mit Eltern oder Schwiegereltern nicht gerade entspannend. Allerdings war ich geistig und körperlich so eingeschränkt, daß ich kaum mehr auf meine Umgebung achtete. Die Eltern kamen und gingen, und ich zog mich in mein Bett zurück. Ich blieb stoisch und distanziert, erholte mich aber kaum. Rowan wurde fast nur zum Stillen zu mir gebracht. Manchmal mußte ich mir einen kleinen Vortrag von meiner Mutter anhören, welches Glück ich doch hätte, mit diesem unglaublichen Kind gesegnet zu sein. Ich erinnere mich besonders an einen Tag, an dem meine Mutter gerade »Dienst« hatte. Als ich mich aus dem Bett schleppte, um ihr am Eßtisch Gesellschaft zu leisten, sah sie mich mit einer Mischung aus Sorge und Frustration an.

»Du hast dir dieses Baby so sehr gewünscht, und du bekommst immer alles, was du dir wünschst, also versuch doch wenigstens, dich zu freuen. Du hast so viel Glück, mein Liebes, es wird dir bald bessergehen. Die Geburt ist ja noch nicht lange her. Sei nicht so streng mit dir. Du bist immer so ungeduldig. Sie ist wunderschön, man muß sie einfach lieben.«

Ich antwortete mit monotoner Stimme. »Sie liebt mich nicht. Ich weiß es genau.«

»Aber natürlich liebt sie dich! Du bist ihre Mutter.«

»Das ist egal. Ich spüre überhaupt keine Bindung zu ihr.« Ich fühlte mich innerlich so leer.

»Also, Brooke, so etwas darfst du nicht sagen. Bitte!«

»Ich kann nicht anders. Ich will nicht hier sein. Ich bin so unglücklich, und es wird nie wieder gut. Ich hasse mich selbst. Ich bin so traurig, so furchtbar traurig. Es ist schrecklich. Ich will sterben.«

Meine Mutter sah nun wirklich verängstigt aus. Sie wurde blaß, ihre Lippen waren trocken, und die Ringe unter ihren Augen wirkten plötzlich noch dunkler. Ich habe sie nicht oft so gesehen, und der Ausdruck in ihrem Gesicht erschreckte mich. Aus schierer Verzweiflung sagte sie leise: »Weißt du noch, wie du am Boden zerstört warst, als David sich umgebracht hat? Bitte, tu den Menschen, die dich lieben, das nicht an.«

Ich konnte sie nur stumm anstarren.

David Strickland war für mich wie ein Bruder gewesen. Über drei Staffeln, beinahe vier Jahre lang, hatten wir bei *Susan* zusammengearbeitet. Wir lernten uns schon vor den Dreharbeiten kennen und waren augenblicklich gute Freunde. Ich hatte mich noch nie so rasch jemandem so nahe gefühlt, und ich empfand es als große Erleichterung, zu wissen, daß wir für immer Freunde bleiben würden. Wir waren nur selten voneinander getrennt und mochten uns sehr. Seit seinem Selbstmord 1999 vergeht kein Tag, an dem ich nicht an ihn denke. Sein Tod hat mein Leben für immer verändert, und ich vermisse ihn schrecklich. Natürlich hob diese Bitte meiner Mutter nicht gerade meine Stimmung, sie ließ mich höchstens begreifen, wie verzweifelt mein armer Freund zum Schluß gewesen sein mußte. Ich dachte sogar, ob ich nicht vielleicht einfach zu David und meinem Vater gehen und die anderen hier auf der Erde zurücklassen sollte.

»Aber Mama, heute morgen war es so schlimm, daß ich Chris zum Weinen gebracht habe.«

Meine Mutter verstand mich falsch. »Ich habe ihn zum Weinen gebracht?«

»Nein, Mama! *Ich* habe ihn zum Weinen gebracht, das hat gar nichts mit dir zu tun! *Ich* habe ihn zum Weinen gebracht.« Ich kreischte sie an. »Verschwinde! RAUS, SOFORT, ODER ICH SPRINGE AUS DEM VERDAMMTEN FENSTER!«

Nun war es an meiner Mutter, mich stumm anzustarren. Meine Leidensfähigkeit war ausgereizt, und eine Mutter gibt ein leichtes Ziel ab. Sie saß in entsetztem Schweigen da. Vielleicht glaubte sie, wenn sie sich nur ganz still verhielte, würde dieser Alptraum bald vorüber sein. Sie ging nicht, und ich war erleichtert, daß sie blieb. Sie tat mir leid, aber ich fühlte mich wie ein in die Enge getriebenes Tier, bereit zum Angriff, während ich mich in die Ecke drückte. Ich wußte nicht mehr, wohin ich fliehen sollte.

In dem Glauben, etwas Beschäftigung könnte mich zumindest ablenken, begann ein steter Strom von Freunden uns schichtweise zu besuchen. Meine Freundin Brenda flog herüber und blieb über Nacht – schließlich mußte sie mit unserem Hund Darla auf der Couch schlafen. Unter normalen Umständen hätte ich niemals jemanden auf der Couch schlafen lassen, sondern lieber mein eigenes Bett geräumt. Aber mir fiel es gar nicht ein, mir darüber Gedanken zu machen. Wer war ich?

Eine weitere Freundin, Jaymeson, hatte nur drei Wochen vor Rowans Geburt ihr zweites Kind bekommen. Ich war bei der Geburt dabeigewesen. So kurz nach diesem erstaunlich schönen und ermutigenden Erlebnis nahm sie ein Baby vor die Brust, das zweite auf den Rücken, und kam vom anderen Ende der Stadt mit der U-Bahn zu uns. Ich saß traurig im Bett, als sie ankam. Sie weinte ein bißchen, als sie mich sah, und fragte sofort, ob ich überhaupt schon gegessen hätte. Ich wußte es nicht, und sie lief los, um ein Sandwich aus unserem Lieblingsladen zu holen. Als sie wiederkam, versprach sie, mich ab jetzt öfter zu besuchen, und erklärte, ich müsse unbedingt richtig schlafen. Sie fragte, ob die Ärzte mir nicht vielleicht Medikamente empfohlen hätten, und daß ich mich einmal darüber informieren sollte. Ich hatte meinem Arzt nicht einmal gesagt, wie es mir ging, denn ich schämte mich zu sehr. Ich erinnerte Jaymeson daran, daß ich nicht gern Medikamente nahm, und sagte, mit so drastischen Maßnahmen wolle ich lieber noch warten. Sie packte ihre fröhlichen Kinder wieder ein und kehrte wie Superwoman in ihr kinderschwesterfreies Zuhause zurück. Sie ging so locker mit ihren Kindern um und schien ihnen so nah zu sein. Sie sagte zwar selbst, es sei nicht immer einfach, aber insgesamt eine ganz wunderbare Erfahrung. Mein Selbstbild wurde immer häßlicher, und jedesmal, wenn ein Besucher ging, spürte ich, wie mein Blickfeld enger wurde. Kennen Sie das, kurz bevor man in Ohnmacht fällt, wenn das Gesichtsfeld am Rand dunkel wird und Geräusche stark gedämpft klingen? Dieses Gefühl hatte ich stets, wenn ein weiterer Besucher unsere Wohnung verließ. Ich fürchtete mich schon vor diesen Zeiten ohne Ablenkung.

Meine Freundin Lyda, die bei Rowans Geburt im Kreißsaal dabeigewesen war, kam vorbei und brachte einen wunderschönen Brief für sie mit, in dem sie sie auf dieser Welt willkommen hieß. Ich wünschte, ich hätte diesen Brief geschrieben, doch wieder einmal würde ich nur indirekt durch die liebevollen Augen eines anderen schauen können. Lyda machte eine Bemerkung über Rowans manchmal ulkige Gesichtsausdrücke und darüber, wie klug und abgeklärt sie immer noch wirkte. Ich erklärte, sie wisse vermutlich, wie furchtbar ihre Mutter sei, und hasse mich deswegen. Lyda hörte heraus, wie ernst es mir damit war, und riet mir, vorübergehend Hilfe für die Kinderbetreuung zu organisieren, damit ich mehr Zeit für mich hätte. Eine Freundin von ihr hatte es nach der Geburt auch sehr schwer gehabt und sich für kurze Zeit eine Kinderschwester genommen, damit sie sich erholen und dann, frisch gestärkt, alles aus einer neuen Perspektive betrachten konnte. Ein Kindermädchen würde zwar meine fehlenden Muttergefühle nicht ersetzen, aber ich nahm die angebotene Telefonnummer und versprach, dort anzurufen.

Lyda und ich kennen uns schon, seit wir noch im Bauch unserer Mütter heranwuchsen. Da wir so lange Zeit befreundet sind, kennt sie mich gut: Sie merkte sehr wohl, daß ich in außerordentlich schlechter Verfassung war. Erst kürzlich hatte sie ihre Mutter an den Krebs verloren und erinnerte mich sanft daran, daß ich zu allem Überfluß noch keine Gelegenheit gehabt hatte, den Tod meines Vaters zu verarbeiten. Das allein war schon unter normalen Umständen eine schwere Aufgabe. Sie hatte recht damit, konnte mich aber auch nicht aufmuntern.

Viele Freunde riefen an oder kamen vorbei, voll Ermunterungen und Mitgefühl, doch nichts half. Alle bestaunten die schöne, aufgeweckte Rowan. Sie fragten: »Aber sag mal, bist du nicht ganz vernarrt in sie?« Ich wollte zumindest ehrlich sein und antwortete: »Noch nicht«, aber in Wahrheit fühlte ich überhaupt nichts. Hatten denn alle anderen augenblicklich reine Liebe für ihr Baby empfunden? Mein Kind war eine Quelle der Freude für jeden, der ihm begegnete, für mich jedoch nicht. Ich konnte es nicht fassen, daß ich nichts von dem Glück spürte, das sie beschrieben und auf das ich mich so gefreut hatte. Ich hatte die tiefste Liebe erwartet und fühlte nichts als Entfremdung und Grauen. Nichts war so, wie ich es mir vorgestellt hatte.

Meine Schwangerschaft hatte ich genossen und mich noch nie im Leben besser gefühlt. Ich hatte nicht unter morgendlicher Übelkeit gelitten und vor Energie nur so gestrotzt. Bis zum Tag der Geburt hatte ich Yoga praktiziert und nur soviel zugenommen, wie als gesund empfohlen wurde. Ich fühlte mich sexy und war stolz auf mein Aussehen. Ich sonnte mich darin, ein Bild der Weiblichkeit und Mütterlichkeit zu sein, und genoß den Frieden, den diese Gefühle hervorriefen. Dieses Bild von mir verewigte ich, indem ich mich für das Titelbild der *Vogue* fotografieren ließ: Ich war hochschwanger und sah aus, als erfreue ich mich wahrer Harmonie mit dem Leben selbst. Das Beste daran war, daß dieser Eindruck nicht erzwungen war. Ich war wirklich und wahrhaftig gesund und glücklich und freute mich auf die Vereinigung mit meinem Kind und das Glück, das es mir bringen würde. Ich hatte mit meinem Bauch gesprochen und fühlte mich mit dem Fötus verbunden. Aus meiner Schwangerschaft habe ich viele Fotos, die diese Zufriedenheit widerspiegeln. Doch dann, nach neun Monaten Seligkeit, war alles schiefgegangen. Meine jetzige Realität war zum genauen Gegenteil all meiner Erwartungen geworden, und ich sehnte mich immer verzweifelter nach der Bindung und der reinen Freude, die ich mir von der

Mutterschaft erhofft hatte. Inzwischen kreiste meine Mutter-Kind-Beziehung in einer Warteschleife. Ich wurde so von Angst und Seelenqualen verzehrt, daß ich außerhalb meines eigenen Kopfes nichts mehr wahrnahm.

Allein wach zu sein, bedeutete schon seelische Pein für mich. Und jede Frau, die schon einmal ein Baby bekommen hat, weiß selbst, daß man nicht viel Zeit mit Schlafen verbringt. Tage und Nächte verschmolzen miteinander, und ich sah kein Licht am Ende des Tunnels. Mittlerweile wurde auch Chris von diversen Freunden und Verwandten mit guten Ratschlägen überschüttet. Er saß zwischen den Stühlen und mußte selbst entscheiden, wieviel Information er mir zukommen ließ. Vom tatsächlichen Ausmaß meiner Verzweiflung sagte er seinen Eltern nichts; alle glaubten, ich sei nur sehr müde und müsse mich noch von dem Eingriff erholen. Mein emotionaler Zustand machte ihm angst, aber er wollte mich nicht in Verlegenheit bringen und erzählte anderen nichts davon. Außerdem wollte er nicht, daß sie sich Sorgen machten.

Sowohl meine Schwiegermutter als auch meine Mutter schlugen vor, ich solle vorübergehend mit dem Stillen aufhören, damit ich genug Schlaf bekäme. Der Konsens lautete offenbar, ich solle dem Kind nicht mehr die Brust geben, damit ich nicht mehr so unter Druck stehe. Aber sie hatten nicht begriffen, daß das Stillen meine einzige wahre Verbindung zu dem Baby war. Wenn ich damit aufhörte, blieb mir vielleicht gar keine Hoffnung mehr, diesen Alptraum zu überstehen. Ich klammerte mich daran wie an einen Rettungsring. Diesen Teil der Fürsorge konnte niemand außer mir übernehmen, er machte mich einzigartig und schuf unbestreitbar eine Verbindung, und sei es nur eine körperliche. Wenn ich Rowan weiterhin die Brust gab, würde ich mich vielleicht irgendwann nicht mehr wie von meinem eigenen Fleisch und Blut abgeschnitten fühlen. Ich wollte mich zurückziehen, aber ihr Mund an meiner Brust zwang mich dazu, präsent zu bleiben. Das wollte ich auf keinen Fall aufgeben.

Als ich mit dem Baby zur ersten Nachuntersuchung ging, verhielt sich Rowan mustergültig, sie blieb mucksmäuschenstill. Ich dagegen brach zusammen. So drehte sich die Untersuchung schließlich mehr um die Mutter als um das Baby. Während Rowan bei Chris und einer Schwester blieb, führte Dr. Rebarber mich in ein leeres Untersuchungszimmer, damit wir in Ruhe reden konnten. Ich sagte ihm, daß es mir überhaupt nicht gut ginge, und erklärte unter Schluchzen, ich könne nicht für dieses Baby sorgen. Ich wolle es einfach nicht, und ich könne überhaupt keine Beziehung zu ihm aufbauen. Weil ich mich so schämte, klang ich vermutlich trotzdem stärker, als ich tatsächlich war. Er bat mich darum, ihm einfach zu vertrauen, und versicherte mir, daß dieses Gefühl vorbeigehen werde und viele Mütter diese »Heultage« durchmachten. Er erklärte mir den Grund dafür: Mit der Plazenta verlassen viele Hormone den Körper der Mutter, die für die Hochgefühle während der Schwangerschaft gesorgt hatten. Wenn mein Hormonhaushalt wieder ausgeglichen sei, würde es mir besser gehen. Er erzählte mir, daß die hormonellen Veränderungen nach der Geburt für viele Mütter ein Schock seien, selbst seine eigene Frau habe darunter gelitten, das sei völlig normal. Auch er schlug mir vor, nicht mehr zu stillen. Ich konnte ihm nicht einmal im einzelnen erklären, warum mir das so wichtig war. Er war so herzlich und mitfühlend und hatte bisher in allem recht behalten. Ich hörte immerhin lange genug zu weinen auf, um ihm zu gestehen, daß es ein Fehler gewesen sei, dieses Baby zu bekommen. Er sah mich ernst an und sagte: »Wissen Sie was, Brooke? Ich bin nicht der liebe Gott. Ich kann nur mein Bestes tun, aber wenn dieses Baby nicht dasein sollte, dann wäre es auch nicht da.« Mir war er jedenfalls gottgleich erschienen, als er meiner Tochter und mir das Leben gerettet hatte, daher beschloß ich, ihm noch einmal mehr zu vertrauen. Vielleicht lag es tatsächlich an den Hormonen, oder ich war eine von diesen emotionalen Frauen, die aus einer Mücke einen Elefanten machten. Obwohl es sich für mich nach mehr als nur einem hormonellen Ungleichgewicht anfühlte, würde ich ab sofort versuchen, die Sache mit mehr Vernunft anzugehen. Ich schämte mich zu sehr, um ihm wirklich deutlich zu machen, daß es etwas anderes war. Der Arzt sagte, er wolle öfter nach mir sehen, und schlug vor, ich solle mit anderen Müttern sprechen und mir deren Perspektive anhören. Er empfahl uns einen Kinderarzt und forderte uns auf, in einer Woche wiederzukommen. Rowan ging es gut, aber mir kam selbst eine Woche vor wie eine Ewigkeit. Als wir die Praxis verließen, versuchte ich mühsam, mich irgendwie ermutigt zu fühlen.

Doch nachdem ich die Wohnung wieder betreten hatte, überfluteten mich dieselben alten Gefühle, als sei ein Damm gebrochen. Meine Freundin Sherie kam mit einem Stapel Informationen zur Wochenbettdepression vorbei, die sie aus dem Internet ausgedruckt hatte. Sie erklärte, alles, was ich ihr am Telefon gesagt hätte, stünde praktisch wortwörtlich im Material zu diesem Thema. Sie brachte mir auch zwei Bücher mit, die Erlebnisberichte verschiedener Frauen enthielten – eines aus den frühen neunziger Jahren und eines, das aussah wie ein medizinisches Fachbuch –, und bat mich dringend darum, dort mal hineinzuschauen. Ich konnte mir eigentlich nicht vorstellen, daß dieses Infomaterial irgend etwas mit mir zu tun haben sollte. Außerdem wollte ich auf keinen Fall Berichte über das Leben anderer Menschen lesen und darüber, wie »verbreitet« oder »normal« meine Gefühle seien. Ich war überzeugt davon, daß niemand außer mir so empfand. Sie hätte mir ebensogut Informationsmaterial über Penisverlängerungen geben können, so wenig beachtete ich es. An postnataler Depression litten nur verrückte Leute, und ich assoziierte sie ausschließlich mit Menschen, die ihren Kindern schadeten, indem sie etwa mit dem Auto in einen See fuhren. Ich gehörte ganz sicher nicht in diese Kategorie.

Ich hatte keinerlei Absichten, meinem Baby etwas anzutun, obwohl ich offenbar auch nicht die Absicht hatte, eine tiefe Bindung zu ihr aufzubauen. Ich war eine geistig gesunde, fähige Frau, die nur eben kein Kind hätte bekommen dürfen. Postnatale Depression, so etwas konnte jemanden wie mich gar nicht treffen. Die bekamen nur Leute, über die man dann in der Zeitung las.

Ich muß zugeben, daß ich mir zwar immer geduldig die Probleme anderer Menschen anhöre, aber mich nicht so leicht öffne, wenn mich selbst etwas ernsthaft beschäftigt. Ich jammere über alltägliche Ärgernisse, behalte die tieferen Probleme aber für mich. Chris nennt das »die letzten fünf Prozent«. Es dauert sehr lange, wenn es überhaupt je soweit kommt, bis ich mich einem Menschen nahe genug fühle, um das mit ihm zu teilen. Durch dieses Verhalten habe ich schon viele Freundinnen und Freunde ungewollt auf Distanz gehalten. Die Leute versuchen es und geben dann meist einfach auf. Diesen Selbstschutzmechanismus habe ich vermutlich mein ganzes Leben über perfektioniert, und obwohl er mir oft gute Dienste geleistet hatte, wollte ich nicht, daß er sich ausgerechnet jetzt einmischte. Dies schien mir nicht der richtige Zeitpunkt zu sein, andere Menschen auf Distanz zu halten. Es war zu gefährlich, sich in einer solchen Situation abzukapseln. Ich mußte ganz bewußt Hilfe suchen, sonst würde ich mich vielleicht so weit zurückziehen, daß ich praktisch ganz verschwand. Ich telefonierte herum, verzweifelter als je zuvor, und bat meine Patentante Lila, für mich zu beten; dann beschloß ich, einen Freund zu uns einzuladen.

Der Mensch, um dessen Besuch ich bat, war Rowans Pate John. Er war nach Davids Tod für mich dagewesen, und nach meiner Fehlgeburt. Inzwischen arbeitete er nicht mehr als Agent, was er jahrelang gewesen war. Er hatte mich durch viele persönliche und berufliche Tiefs begleitet. Er war nicht nur ein enger Freund, sondern auch jemand, der mich immer schon verstanden und ermutigt hatte, in jedem Bereich meines Lebens. Er kannte mich gut, und ich wollte, daß er mich in meinem momentanen Zustand sah. Vielleicht würde er ein wenig Licht in die Sache bringen können, aber vor allem brauchte ich seine Unterstützung.

Er flog nach New York und kam direkt zu uns. Als er eintrat und ich sein Gesicht sah, kamen mir die Tränen. Ich gestand ihm, daß es für mich keine Hilfe mehr gäbe und daß nicht nur mein Leben zerstört sei, sondern daß ich auch den Menschen um mich herum sehr weh tat. Bemerkenswert rational und ruhig erklärte ich, ich könne keine Mutter sein und wolle nicht mehr leben, wenn mein Leben so weiterginge. Ich fühlte mich wie von einer fremden Macht besessen. Er sagte, seit er mich kenne, habe er noch nie so etwas von mir gehört. Voller Mitgefühl und mit einem Hauch Herablassung schlug er vor, daß ich professionelle Hilfe in Anspruch nehmen solle. Er meinte auch, ich solle mir jemanden suchen, der sich um das Baby kümmern könnte, bis ich wieder ich selbst sei. Von ihm zu hören, daß ich tatsächlich gerade nicht ich selbst war, gab mir einen Funken Hoffnung. Es zeigte mir, daß meine Gefühle nicht meinem wahren Selbst entsprachen. So konnte ich vielleicht doch geheilt werden.

John hielt Rowan im Arm, und diesmal lebte ich indirekt durch seine Reaktion auf das Kind. Er staunte sehr darüber, wie perfekt sie war. Er sprach so zärtlich mit ihr; ich dachte, es würde mir das Herz brechen. Er sagte, er wisse, daß ich sie liebte. Ich entgegnete, ich hoffte es, aber ich würde es nicht wirklich spüren können. Ich wußte, irgendwo im tiefsten Innern mußte ich sie doch lieben. Schließlich war sie meine Tochter, doch das schien keinen Unterschied zu machen. Ich *empfand* einfach nichts für sie. Außerdem war ich so voller Selbsthaß und Traurigkeit. Es war unmöglich zu verstehen oder in Worte zu fassen. Mich tröstete allein diese Gewißheit: Im Grunde wollte ich nicht, daß meiner Tochter etwas Schlimmes passierte. Ich würde sterben, wenn ihr etwas zustieße. Dennoch konnte ich nicht aus eigener Kraft aus diesem

Abgrund herausklettern und ihr als Mensch begegnen. Ich sagte auch zu John, daß ich keine Mutter sein könne. Er wiederholte, er wisse nicht nur, daß ich alles schaffen könne, was ich mir in den Kopf setzte und woran mein Herz hing – ich hätte auch gar keine andere Wahl. Die Worte »keine andere Wahl« ängstigten mich. Ich erklärte ihm das Problem, daß ich weder zu meinem Kopf noch zu meinem Herzen durchdringen könne. Ich konnte sie nicht erreichen, und ich wollte es auch nicht. Er nahm mir das Versprechen ab, noch einmal mit dem Arzt zu sprechen, nahm mich in den Arm und versicherte mir, es würde mir bald besser gehen. Als er wieder aufbrach, wäre ich am liebsten mit ihm zur Tür hinausgerannt.

Wieder rief Diana an, um sich nach mir zu erkundigen. Sie drängte mich, doch endlich eine Kinderschwester zu besorgen. Ihr Mann meine, ich solle mir das als Investition in meine geistige Gesundheit und meine Ehe vorstellen. Er hatte sicherlich recht, denn wir hatten nicht erwartet, daß es so anstrengend sein könnte, sich um ein knapp vier Kilo schweres Baby zu kümmern. Ebensowenig hatten wir damit gerechnet, daß ich ausfallen könnte. Chris meinte auch, es sei vielleicht eine gute Idee, sich helfen zu lassen, vor allem, wenn er nicht da wäre. Er würde bald beruflich nach Los Angeles zurückkehren müssen und hatte große Bedenken, mich allein zu lassen. Er konnte nicht verstehen, warum ich immer noch nicht glücklich war, aber vielleicht würde mir eine Kinderschwester zumindest ein bißchen Erleichterung verschaffen.

Obwohl ich nicht mehr richtig mit ihm kommunizieren konnte, brauchte ich ihn in meiner Nähe. Ich hatte Angst davor, daß er weggehen würde, und wollte nicht ganz allein mit meinem Baby sein. Meine größte Sorge war, dann ihre Bedürfnisse nicht erfüllen zu können. Ich hatte mich mit jedem Tag mehr in mich selbst zurückgezogen, und mein Mann fühlte sich hilflos. Seit über zwei Wochen hatte ich kaum etwas getan, außer in der Wohnung mechanisch umherzugehen, und ich konnte nicht einmal richtig sprechen. Ich glaubte zwar nicht, daß eine Kinderschwester meine Ehe retten würde, aber wenn es so weiterginge, wäre unsere Beziehung ernsthaft in Gefahr. Das Baby schien bisher keinen Schaden genommen zu haben, aber Chris und mir würde ein wenig Unterstützung sicher guttun.

Seit der ersten Nachuntersuchung hatte Dr. Rebarber täglich angerufen und sich nach mir erkundigt. Bei einem dieser Anrufe sagte er mir, daß zwar fast alle Frauen mehr oder weniger intensive Heultage, den »Baby-Blues«, erlebten, manche aber auch unter der wesentlich schwereren postpartalen Depression[2] litten. Er habe an meinen Gesichtsausdruck denken müssen und daran, was ich ihm über meinen seelischen Zustand erzählt hatte. Weil es sich doch ernst und für mich untypisch anhörte, schlug er vor, ich solle einen Therapeuten aufsuchen und es vielleicht sogar mit Medikamenten probieren. Seit Johns Besuch hatte ich selbst an einen Psychotherapeuten gedacht, aber noch nichts unternommen. Medikamente kamen für mich nicht in Frage, weil ich immer noch stillte und nicht die Absicht hatte, damit aufzuhören. Dr. Rebarber erklärte mir, es gebe Medikamente, die nicht in die Muttermilch übergehen würden. Ich sagte, ich würde darüber nachdenken, aber die Vorstellung, Medikamente zu nehmen, gefiel mir gar nicht. Keine Frau, die ich kannte, hatte nach der Geburt Medikamente genommen, und ich wollte das auch nicht tun müssen. In meinem ganzen Leben hatte ich noch nie Pillen geschluckt, um mit meinem seelischen Zustand klarzukommen, und ich wollte auch jetzt nicht damit anfangen. Außerdem wäre dies ein weiteres Anzeichen für Schwäche und mein Versagen als Mutter. Ich

---

[2] Anm. der Übers.: »Postpartale Depression« ist der medizinisch korrekte Fachbegriff, den der Arzt gebrauchen würde. In Deutschland ist für die Wochenbettdepression der Begriff »postnatale Depression« geläufiger.

legte auf und fühlte mich noch hilfloser, fast so, als würde ich gefoltert. Diese Schlacht konnte ich gar nicht gewinnen.

Ich erzählte meinem Mann von Dr. Rebarbers Vorschlag, und er seufzte erleichtert auf. Vielleicht gab es doch Hilfe. Chris wußte, daß ich nicht gern Medikamente nahm, deshalb erklärte er mir sanft, daß viele Leute aus den verschiedensten Gründen Antidepressiva nahmen, und daß das völlig in Ordnung sei. Ich würde sie ja nicht für immer brauchen, und wenn ich mich dadurch besser fühlte, wäre das den Versuch wert. In nicht einmal drei Wochen hatte ich es geschafft, jedem, der mich mochte, eine Heidenangst einzujagen, und nun wollte mein Mann, daß ich Psychopillen schluckte! Wieder einmal mußte ich an *Einer flog über das Kuckucksnest* denken und sah mich schon im Schlafanzug zur Schwester schlurfen und mein Becherchen Pillen abholen. Warum nicht gleich um drei Uhr nachmittags Scotch trinken und mit dem Rauchen anfangen? Ich konnte den Gedanken nicht ertragen, auf Medikamente angewiesen zu sein, um mich gut zu fühlen, schließlich waren doch angeblich gerade alle meine Träume wahr geworden, weil ich ein Kind bekommen hatte.

Kapitel IV
Mami rennt

Die Vorstellung, wegen psychischer Probleme Medikamente zu nehmen, ängstigte mich. Ich hatte meine Probleme bisher immer auf gesunde, natürliche Art und Weise lösen können, und schämte mich bei dem Gedanken, Medikamente schlukken zu müssen. Ich stamme aus einer Familie von Alkoholikern und fürchte mich deshalb vor Abhängigkeit. Doch in Wahrheit ging es allen anderen bei mir zu Hause prächtig, nur mir nicht. Rowan entwickelte sich unglaublich gut. Sie aß wie ein Scheunendrescher und füllte ihre Windeln wie eine Weltmeisterin. Ihre Ausscheidungen hatten für ihr Alter genau die richtige Färbung, und es gab keinerlei Anzeichen von Windelausschlag. Sie lächelte sehr oft, und ich schwöre, das waren nicht nur Blähungen! Chris hatte sich großartig in seine Rolle als Vater eingefunden. Er badete und wickelte das Baby, als hätte er das schon sein Leben lang getan. Er hatte auch schon Spitznamen für sie wie »Bugaboo Jones« und »Muggins McGee«, und ich hörte, wie er ihr Lieder vorsang und diese Namen einbaute. Ich lauschte und sehnte mich danach, ebenso unbefangen mit dem Baby umgehen zu können. Er genoß seine Rolle als fürsorglicher Papa, während mir weiterhin alles entging.

Schließlich rief ich meinen Arzt an. Ich sagte ihm, ich würde es mit den Medikamenten versuchen. Er müsse mir jedoch versprechen, daß ich nicht davon abhängig werden könne und ich sie nicht mein Leben lang nehmen müsse. Er schlug eine niedrige Dosis Seroxat für den Anfang vor, ein Antidepressivum, das nicht abhängig macht und nicht in die Muttermilch übergeht. Ich sollte es nur ein paar Monate lang nehmen. Das hörte sich vernünftig an, aber ich hatte auch Angst, der Rest der Welt könnte erfahren, daß ich Psychopharmaka nahm, und mich für schwach oder verrückt halten. Ich beschloß, daß niemand davon wissen sollte – nur ich, Chris und der Arzt. Ich holte mir das Rezept, glaubte aber nicht wirklich an diese Behandlung. Ich fühlte mich so schlecht. Keine kleine rosa Pille konnte die schwarze Wolke vertreiben, die mir überallhin folgte wie Pig Pen aus *Peanuts*. Ich hielt meinen Zustand zudem nicht für ein medizinisches Problem und vermutete sogar, die Ärzte wollten mir nur ein Placebo verabreichen. Offensichtlich wurde ich langsam paranoid. Widerwillig nahm ich die erste Dosis und wartete darauf, mich augenblicklich und auf wundersame Weise besser zu fühlen. Man hatte mir gesagt, es könne bis zu zwei Wochen dauern, bis das Medikament anschlug, und ich solle Geduld haben. Ich fühlte mich so schlecht wie noch nie in meinem Leben und sollte Geduld haben! Geduld war noch nie eine meiner Stärken gewesen, und ich wurde zusehends frustrierter. Das Baby war schon über zwei Wochen alt, und ich war die einzige, die überhaupt keine Fortschritte zeigte.

Ich dachte ernsthaft daran, zur Tür hinauszugehen und nie wieder zurückzukommen. Ich hätte ganz ruhig gehen und meine Freiheit eine Weile genießen können, bevor man mich verwirrt irgendwo im Hinterland wieder aufgriff. Wahrscheinlich hätte ich es sogar auf drei Tage gebracht, ehe mich jemand erkannte. In Wirklichkeit konnte ich unmöglich gehen, aber ich glaubte ernsthaft, Rowan wäre ohne mich besser dran. Diese Vorstellung war für mich sehr anziehend, und ich malte mir mein Verschwinden in langen Tagträumen aus. Doch nach der Erleichterung eines solchen Traums holte mich unweigerlich die häßliche Realität ein. Dann fand ich heraus, daß ich unter der Dusche für kurze Zeit verschwinden konnte. Ich versteckte mich dort, sobald Rowan ihre Vormittagsmahlzeit bekommen hatte. Ich bekam kaum Schlaf, weil sie alle anderthalb Stunden gestillt werden mußte, deshalb war die Dusche meine einzige Zuflucht. Ich duschte immer länger, und oft saß ich auf dem Boden, ließ mir das heiße Wasser auf den Kopf prasseln und weinte. Manchmal schlich ich mich am Nachmittag erneut unter die Dusche. Niemand sagte etwas dazu, alle dachten vermutlich, es sei als gutes Zeichen zu werten, daß ich auf meine Körperpflege achtete.

Am Tag vor der Abreise meiner Schwiegereltern sahen wir uns das *Musical 9* an. Der Arzt sagte, ich könne ruhig mit dem Baby ausgehen, weil meine Muttermilch ihm die Antikörper und den Schutz bot, die es brauchte. Sich schick zu machen und auszugehen machte mir angst, war aber notwendig. Diesmal halfen mir keine Freundinnen beim Zurechtmachen, und ich brachte auch nicht die Energie auf, mich ausgiebig meinem Äußeren zu widmen. Schließlich fand ich ein schwarzes Outfit, das mir paßte, und band das Haar zu einem Pferdeschwanz zusammen. Weil außer dem Inspizienten niemand wußte, daß wir in dem Theater sein würden, machte ich mir keine Sorgen wegen irgendwelcher Fotografen. Ich fürchtete eher, daß ich im Theater eine Panikattacke bekommen könnte, plötzlich anfinge zu weinen oder einfach hinausliefe. Jedenfalls war dieser Ausflug ins Theater eine wichtige Prüfung für mich, das fühlte ich. Ich war neugierig, wie sich die große weite Welt anfühlen würde, nachdem ich so lange eingeschlossen gewesen war. Chris ermunterte mich zum Ausgehen. Er fand es wichtig, daß ich endlich wieder einmal aus dem Haus kam. Ich würde mir selbst beweisen können, daß ich so etwas schaffte, obwohl ich erst vor kurzem ein Baby bekommen hatte. Allerdings würde ich während der Vorstellung nicht stillen können. Chris schlug vor, es dieses eine Mal mit Abpumpen zu versuchen. Ich war zwar sehr erschöpft, widersprach ihm aber nicht. Ich brauchte dringend das

Gefühl, wieder in einer normalen Welt zu leben. Ich schaffte es, knapp hundertzwanzig Milliliter in eine Flasche zu pumpen; zu diesem Zeitpunkt war eine Saugverwirrung meine geringste Sorge. Dann steckten wir das Baby in einen Tragesack und machten uns auf den Weg zum Theater. Rowan mußte immer noch ihre Orthese tragen, paßte damit aber problemlos in den Tragesack hinein. Einige Leute aus dem Produktionsteam dieses Musicals hatten auch an *Cabaret* mitgearbeitet und waren gute Freunde von mir. Und weil wir die Managerin der Truppe sehr gut kannten, konnten wir Rowan während der Vorstellung bei ihr im Büro lassen. Diese Frau hatte sich während der gesamten Laufzeit von *Cabaret* um mich gekümmert, und wir beide hatten vor und nach dem elften September viel Zeit miteinander verbracht. Sie hatte mir sogar mit den Spritzen zur Vorbereitung der künstlichen Befruchtung geholfen. Ich vertraute ihr und erklärte ihr, wie Rowan gefüttert und gewickelt werden mußte, und sagte, wenn sie Schwierigkeiten mit dem Baby hätte, solle sie mich von einem der Platzanweiser holen lassen. Als ich ohne meine Tochter das kleine Büro verließ, hatte ich das Gefühl, mich aus meiner Verantwortung zu stehlen. Es hätte mich vielleicht nervös machen sollen, ein Neugeborenes bei jemand anderem zurückzulassen, aber ich vertraute diesen Leuten. Sie hatten miterlebt, wie ich darum gekämpft hatte, schwanger zu werden, und sie hatten mit mir gelitten. Meine Erfahrung mit Broadway-Leuten ist, daß sie fest zusammenhalten und im Notfall immer füreinander da sind. Beschämenderweise war ich erleichtert, ihnen das Baby überlassen zu können. Als ich die Treppe hinunterging, spürte ich wieder den Drang, einfach wegzulaufen; statt dessen betrat ich leise den Zuschauerraum. Ich hatte ein schlechtes Gewissen, weil ich mein Baby gerne los war, freute mich aber zugleich darauf, seine Stimme eine Zeitlang nicht hören zu müssen.

Als Chris, seine Eltern und ich zu unseren Plätzen gingen, sah ich den anderen Besuchern forschend ins Gesicht. Ich fragte mich, ob sie mir ansahen, was ich empfand, und ob es anderen Müttern in diesem Theater vielleicht ähnlich erging wie mir. Das Stück begann, und während ich zusah, sehnte ich mich danach, wieder selbst auf der Bühne zu stehen. Ich wollte meine jetzige Welt verlassen und mich wieder in das egoistischere, unbekümmerte Leben am Theater stürzen, in dem es allein um die Arbeit ging. Das Schauspielern gibt einem ein Gefühl von Freiheit, und ich fürchtete, so etwas nie wieder zu erleben. Die Geburt eines Kindes stellt die eigenen Prioritäten komplett auf den Kopf, das war mir nun klar, und ich war überrascht, wie sehr mich das ärgerte. Damals war das Muttersein für mich gleichbedeutend damit, nie mehr auf der Bühne stehen zu können. Dies war sicher ein irrationaler Gedanke, aber damals empfand ich es so, als gebe es durch das Baby nur noch »ganz – oder gar nicht«. Ich glaubte nicht daran, hierbei eine goldene Mitte finden zu können. Und ich war mir außerdem nicht sicher, ob ich mit einem solchen Ultimatum leben könnte. Daß ich mir dieses selbst stellte, wurde mir erst sehr viel später bewußt.

In der Pause gingen wir wieder hinauf ins Büro, wo Rowan tief und fest schlief. Sie hatte ihre Flasche ausgetrunken und war fröhlich von einem Schauspieler zum nächsten herumgereicht worden. Chita Rivera schwärmte pausenlos davon, wie schön sie sei, und Antonio Banderas küßte sie. Ich erklärte zum Scherz, ich hätte die Kleine schließlich geboren und verdiene deshalb selbst diesen Kuß. Aber soviel Glück hatte ich nicht! Endlich einmal aus der Wohnung herauszusein, war eine gewisse Erleichterung, eine Abwechslung jedenfalls, aber das Herz war mir trotzdem schwer, und ich kam mir vor wie eine Betrügerin. Unzählige Leute schauten im Büro vorbei, um kurz hallo zu sagen. Meine Freunde freuten sich riesig, Rowan kennenzulernen.

»Ist es nicht wahnsinnig toll, Mutter zu sein?«

»Du mußt sie doch lieben wie verrückt!«

»Sie ist unglaublich!«

»Welch ein Segen!«
»Gratuliere!«
»Du meine Güte, ist die niedlich!«

Ich konnte nichts anderes tun als lächeln und sagen: »Verrückt, nicht?«

Einige Schauspielerinnen, die keine Kinder hatten, betrachteten meine »perfekte« Familie mit sehnsüchtigen Blicken. Sie wußten jedoch nicht, daß ich jederzeit liebend gern mit ihnen getauscht hätte. Ich sagte wenig und erwähnte nur, daß ich sehr müde sei. Wir sahen uns den zweiten Akt an, und als wir das Theater verließen, war ich sehr bedrückt. Ich wußte nicht mehr, wer ich war. Ich hatte mich an die Vorstellung geklammert, ein Baby würde meinem ganzen Leben einen neuen Sinn und einen festen Rhythmus geben. Zusammen würden mein Kind und ich das Ideal der glücklichen Familien verkörpern, die ich als Kind im Fernsehen erlebt hatte, mit einem Schuß amerikanischer Idylle. Dies war mein perfektes, glückseliges Bild von der Mutterschaft und genau das, was ich erwartet hatte, wenn ich erst ein Kind bekommen würde.

Den restlichen Nachmittag verbrachten wir im Hotelzimmer einiger Freunde, die aus Los Angeles zu Besuch waren – es waren Steven Weber, ein Schauspielkollege, seine Frau Juliette und ihre beiden zauberhaften Kinder. Obwohl Steven und Juliette offensichtlich auch gestreßt waren, liebten sie ihre Kleinen wie verrückt. Freunde der Familie mit drei weiteren Kindern kamen dazu. Wir saßen alle in der Suite mit Blick auf den Central Park. Es wurde jede Menge zu essen gebracht, und nachdem ich mich schweigend auf dem Bett niedergelassen hatte, rührte ich mich stundenlang nicht mehr von der Stelle. Ich stillte Rowan und knabberte Vollkornkekse, während die Kinder in der Suite herumtobten. Die Väter gingen auf einen Drink in die Hotelbar, und die Frauen blieben zurück, um das Kinderchaos zu beaufsichtigen. Die anderen beiden Mütter fühlten sich in ihrer Rolle offenbar wohl und hatten ein sehr gutes Gespür für die Bedürfnisse ihrer Kinder. Eines davon war noch sehr klein, ein Säugling, nicht viel älter als meine Tochter. Ich beobachtete starr, wie das Baby und seine Mutter miteinander kommunizierten, und staunte darüber, wie gelassen und selbstverständlich diese Mütter mit all ihren Kleinen umgingen. Es wurde sehr viel gelacht und gekuschelt. Ich hätte weinen mögen. Diese anderen Mütter machten nicht den Eindruck, als ob sie lieber irgendwo anders sein wollten, sie wirkten ganz mit sich im reinen. Die Mutterschaft bekam ihnen sehr gut. Rowan schlief ein, und ich sah den anderen zu. Die Männer kamen zurück und brachten eine weitere Freundin von mir mit, die sie in der Hotelbar getroffen hatten; zufällig wohnte sie ebenfalls in diesem Hotel. Sie fragte, ob sie Rowan einmal im Arm halten dürfe. Aber sicher! Meine Freundin hat rotes Haar, und als ich Rowan in ihren Armen liegen sah, stellte ich mir vor, sie sei die Mutter und ich nur zu Besuch.

Was, zum Teufel, stimmte nicht mit mir? Warum war ich nicht glücklich? Ich klammerte mich offenbar an irgend etwas, das ich aber weder fassen noch erklären konnte. Warum sehnte ich mich nicht danach, Rowan im Arm zu halten? Ich hatte entsetzliche Schuldgefühle, weil ich mir mein altes Leben zurückwünschte, und verzweifelte an dem Wunsch, außerdem eine glückliche, liebevolle, präsente Mutter zu sein. Alles fühlte sich ganz falsch und hoffnungslos an. Ich dachte daran, wie schwer es für mich gewesen war, schwanger zu werden; hatte die Natur mir damit sagen wollen, daß ich keine Kinder haben sollte? Schuldgefühle überschwemmten mich. Vielleicht war mein gegenwärtiger Zustand nun die Strafe dafür, daß ich versucht hatte, Gott zu spielen, und mit Hilfe der modernen Wissenschaft etwas geschaffen hatte, das es gar nicht hätte geben dürfen.

Chris hatte gehofft, daß mich die Gesellschaft anderer Mütter aufmuntern würde, doch statt dessen fühlte ich mich völlig entfremdet. Juliette sagte, ich mache meine Sache sehr gut. Sie war sehr beeindruckt, wie ich trotz allem am Stillen festhielt, obwohl so viele unserer Freundinnen große Schwierigkeiten damit gehabt hätten. Ich wußte warum, denn ich hatte mein ganzes Leben lang davon geträumt, ein Kind zu stillen. Damals war mir noch nicht bewußt, daß ich mit allen Mitteln meine idealisierte Vorstellung von Mutter und Kind verteidigte. Ich habe in einem Film mit dem Titel *Die blaue Lagune* mitgespielt, in dem meine Filmfigur ein Baby bekommt; der Säugling findet instinktiv den richtigen Weg zu meiner Brust und beginnt zu saugen, während ich lächelnd auf ihn hinabschaue. Damals war ich erst fünfzehn, und dieses Bild hatte sich einfach in mein Gedächtnis eingebrannt. (Bedauerlicherweise erging es vielen vierzehnjährigen Mädchen und schmutzigen alten Männern nicht anders.) Außerdem wußte ich eines ganz sicher: Wenn ich nicht alles versuchte, um erfolgreich zu stillen, würde ich immer glauben, etwas verpaßt zu haben, und es auf ewig bereuen. Ich erklärte Juliette, noch mehr Versagen könne ich nicht aushalten, und weil das Stillen das einzige kleine Erfolgserlebnis sei, das ich aufweisen könnte – »immerhin etwas« –, sei ich entschlossen, damit weiterzumachen. Es war ein Glück, daß Rowan gut trank und ich keinerlei Probleme mit den Brustwarzen hatte. Und ich konnte es kaum fassen, daß ich mich tatsächlich über meine Brustwarzen unterhielt!

Doch warum bestand ich so sehr darauf, Rowan müsse Muttermilch bekommen? Lag es daran, daß ich grundsätzlich dazu neigte, mich unter Druck zu setzen, oder war ich unbewußt doch stärker mit ihr verbunden, als ich dachte? Ich deutete diesen Wunsch als Anzeichen dafür, daß ich sie liebte und sie so gut wie möglich ernähren wollte. Und da das anscheinend mein einziger mütterlicher Instinkt war, wollte ich ihn mir auch erhalten.

Manchmal erledigte ich etwas nebenher oder telefonierte, wenn ich Rowan stillte. Doch immer öfter wurde sie dann wütend und wandte den Kopf ab. Wenn ich beim Stillen in Gedanken ganz woanders war, wurde sie unruhig. Chris und ich wollten deshalb etwas verändern, um das Stillen für Mutter und Kind angenehmer zu machen. Denn es war zwar das einzige, was halbwegs gut lief, aber ich erlaubte mir trotzdem nicht, mich dabei zu entspannen, und konnte so die Glücksgefühle nicht annehmen, die eine solche Nähe hervorrufen kann. Ich traf mit meinem Mann eine Vereinbarung: Wenn ich Rowan anlegte, würde ich mich ausschließlich aufs Stillen konzentrieren. Ich würde mich allein mit ihr hinsetzen und ruhig und gegenwärtig bleiben. Ich würde niemanden anrufen und mich auch sonst nicht ablenken lassen. Schnell machte ich die Erfahrung, daß es leichter ging, wenn ich konzentriert war. Wirklich Freude machte mir das Stillen damals noch nicht, aber Rowan sorgte dafür, daß ich mein Versprechen hielt. Ich fühlte mich bestärkt darin, das Stillen nicht aufzugeben, weil ich bemerkte, wieviel entspannter wir beide waren, während Rowan an meiner Brust lag. Meine Schwiegermutter, meine Mutter, mein Arzt und sogar einige andere Mütter, die sich gegen das Stillen entschieden hatten, rieten mir nun nicht mehr, damit aufzuhören. Wenigstens darum mußte ich jetzt nicht mehr kämpfen. Begann das Medikament zu wirken, oder hatte ich nur dazugelernt?

Unsere Familien hatten New York wieder verlassen, und Chris und ich waren mit dem Baby allein, aber nicht für lange. Es wurde höchste Zeit, daß er nach Los Angeles flog und sich um seine Arbeit kümmerte. Er sollte eine volle Woche wegbleiben, und der Gedanke daran ließ mich immer nervöser werden. Später gestand Chris mir, daß auch er Bedenken gehabt hätte. Doch wenn ich die Zeit ohne ihn gut überstehen würde, könnte mir das mein dringend benötigtes Selbstvertrauen wiedergeben. Natürlich waren Freunde und Familie erreichbar, aber meist würde ich mit dem Baby allein sein. Ich hatte eine Heidenangst. Wie das Leben im Hin und Her zwischen Ost- und Westküste funktioniert, hatten Chris und ich bereits früher herausgefunden. Wir kamen auch gut damit klar, nicht ständig zusammenzusein, und wir waren nie lange getrennt. Chris war zwar daran gewöhnt, zwischen Los Angeles und New York hin- und herzupendeln, aber ein Baby hatte bei unseren Planungen noch nie eine Rolle gespielt. Doch nun machte ich mir Sorgen, nicht weil er gehen würde, sondern weil ich Angst davor hatte, mit meinem Baby so isoliert zu sein. Außerdem war ich neidisch, weil er fortging und ich nicht. Ich wollte auch wieder arbeiten. Die Arbeit symbolisierte für mich den ersehnten Ausweg. Sie war schon immer meine Zuflucht gewesen; während ich mich ganz auf die Arbeit konzentrierte, konnte ich leicht alles ausblenden, was mich in meinem Leben störte. Aber jetzt hatte ich nichts, was mich von meinen Ängsten ablenkte.

Körperlich ging es mir besser, ich sah auch nicht mehr so aufgeschwemmt aus, war aber keinesfalls völlig wiederhergestellt. Mich störte es überraschenderweise sehr, daß Chris wieder zu arbeiten anfing, während ich zu Hause bleiben mußte. Ich verallgemeinerte meine Situation und sagte übertriebene Dinge wie: »Ich werde nie wieder arbeiten können.« Ich glaubte ernsthaft, mein Leben würde für alle Zeit so weitergehen wie jetzt. Chris flog sehr früh am Morgen, und als er in den Aufzug trat, begann ich zu weinen. Ich sah ihm an, wie erschöpft und gestreßt er war. Er sah blaß aus, schien seinen Humor verloren zu haben und war offenbar nicht mehr zu den Scherzen aufgelegt, die mir in vielen stressigen Situationen immer so geholfen hatten. Ich wollte etwas tun oder sagen, damit er sich besser fühlte und ich selbst auch, aber mir fielen nur negative Gedanken ein:

»Mein Leben ist gelaufen.«

»Ich werde niemals eine Bindung zu meiner Tochter aufbauen können.«

»Ich hätte nie ein Kind bekommen dürfen.«

»Ich bin eine schreckliche Mutter.«

»Ich habe einen furchtbaren Fehler gemacht.«

»Ich kann das nicht.«

»Ich bin der einzige Mensch auf der Welt, der niemals glücklich sein und sein Kind liebhaben wird.«

»Ich hasse mich, und ich hasse mein Leben.«

»Meine Tochter wird mich niemals lieben.«

Die Stimmen in meinem Kopf kreischten pausenlos, und ich war unendlich traurig.

Chris war Vater geworden und konnte beinahe sofort weiterarbeiten. Niemand fragte mich, ob ich wieder arbeiten wolle, denn niemand hielt dies überhaupt für möglich. Auch ich hatte es mir so vorgestellt; wenn ich erst ein Kind hätte, würde ich lieber den ganzen Tag lang mein Baby bewundern, ich würde ganz darin aufgehen, Mutter zu sein. Da ich in meinem Beruf großem Druck ausgesetzt bin, hatte ich die Mutterrolle als Erleichterung gesehen. Ich hatte sogar an eine Art Befreiung geglaubt, als wäre allein das Baby ein akzeptabler Grund dafür, nicht mehr so hart arbeiten zu müssen.

Viele befreundete Schauspielerinnen und Geschäftsfrauen hatten mir erzählt, daß sie seit der Geburt ihrer Kinder nicht mehr so vom Ehrgeiz getrieben seien. Sie hatten das als großes Geschenk empfunden. Eine Schauspielkollegin hatte zu mir gesagt: »Glaub mir, wenn du erst dein Baby hast, wird dir unser verrücktes Showbusiness ziemlich egal sein. Du wirst gar nicht mehr arbeiten wollen!« Ich war völlig überrascht, daß es mir jetzt ganz anders ging, und hielt mich deshalb für einen schrecklichen Menschen. Wieder einmal wurden alle meine Erwartungen enttäuscht. Die Leute machten ständig Bemerkungen darüber, wie erleichtert ich doch sein müsse, eine Zeitlang nicht mehr zu arbeiten und nur Mutter zu sein: »Du findest es doch bestimmt herrlich, daß du an nichts anderes zu denken brauchst als an dein Baby!« Weil ich seit meiner Kindheit viel gearbeitet habe, glauben die meisten Leute, die mich kennen (und sogar Leute, die mich nicht kennen), man habe mich dazu gedrängt. Durch dieses Baby könne ich endlich der Tretmühle entkommen und den Druck abstellen, mit dem ich bisher hatte leben müssen. Sie wußten allerdings nicht, daß ich mich in dieser Tretmühle sehr wohl fühlte.

Sollte ich mich denn ausschließlich als Mutter definieren, nur weil ich jetzt ein Baby hatte? Ich wollte mich wirklich als Mutter fühlen und auch als solche gesehen werden, aber ich war doch mehr als das. Die Leute fragten oft: »Ist das nicht die schönste Rolle, die du je hattest?«, und ich dachte dann immer: nein. Zunächst einmal spiele ich hier keine Rolle, das ist die Wirklichkeit, und zweitens habe ich meine schauspielerische Begabung längst noch nicht voll entwickelt und bin daher keineswegs bereit, mich jetzt zur Ruhe zu setzen. Ich kannte viele Mütter, die Beruf und Karriere aufgegeben hatten, um Vollzeitmütter zu sein. Für sie war das eine Erleichterung gewesen. Aber ich kam gar nicht auf die Idee, so leben zu wollen. Ich hatte zwar ein Kind bekommen, wollte mich aber niemals zwischen der Schauspielerei und dem Muttersein entscheiden müssen. Bei dieser Aussicht wurde mir ganz anders. Vielleicht wollten diese Leute damit gar sagen, daß ich meinen Beruf an den Nagel hängen solle, aber offensichtlich trafen sie damit einen wunden Punkt bei mir. So begann ich darüber nachzudenken, wer ich war und wie ich mich selbst sah.

Bisher hatte ich meinen Wert meist an meinen Erfolgen in der Schule und im Beruf gemessen. Mein Selbstbild war unmittelbar daran geknüpft, was ich leisten konnte, und weil ich seit meiner Kindheit nonstop arbeitete, hatte ich wenig Gelegenheit dazu, ein Persönlichkeitsgefühl zu entwickeln, das nichts mit meinem Beruf zu tun hatte. Ich fühlte mich stark, wenn ich arbeitete, und ich mochte mein Arbeitsumfeld. Wenn ich mich nicht auf meine Arbeit stützen konnte, fühlte ich mich verloren.

Obendrein stand gerade mein Geburtstag vor der Tür. Ich hätte mich freuen sollen, denn ich hatte ja das schönste Geschenk der Welt bekommen. Doch das war nicht der Fall. Obwohl ich das Medikament gewissenhaft eingenommen hatte, fühlte ich mich nicht wesentlich anders und wartete immer noch darauf, daß die Wirkung endlich einsetzte. Chris würde an meinem Geburtstag nicht da sein. Ich hatte ihm versprechen müssen, daß ich an diesem Tag ausgehen und mit einigen guten Freunden zu Abend essen würde.

Meine Mutter wollte gern auf das Baby aufpassen, damit ich essen gehen konnte. Für sie war es ein gutes Zeichen, daß ich überhaupt ausgehen wollte, und ich hielt mein Versprechen Chris gegenüber. Am 31. Mai zog ich ein schickes Kleid an und ging mit meinen Freundinnen Clarissa und Lyda in einem Restaurant um die Ecke zum Essen. Ich war noch nicht bereit für einen größeren Kreis und freute mich über dieses intime Treffen. Lyda brachte einen Trinkspruch aus, in dem sie hervorhob, daß wir beide schon unseren jeweils ersten Geburtstag gemeinsam gefeiert hatten. Seitdem war so viel Zeit vergangen, so viel hatte sich verändert. Ich bekam Heimweh, wußte aber nicht recht, wonach ich mich eigentlich zurücksehnte. Normalerweise wäre ich zwar traurig darüber gewesen, daß Chris an meinem Geburtstag in Los Angeles war, aber ich hätte es nicht weiter schlimm gefunden; diesmal war es schwer für mich. Obendrein würde mich mein Vater dieses Jahr nicht anrufen, um mir zu gratulieren, und mein Freund David würde sich nicht mehr über mich lustig machen. Diese beiden Männer hatten mir viel bedeutet, und ohne sie war es einfach nicht dasselbe. Warum konnte ich diese Gefühle nicht abschütteln? Was war mit mir geschehen?

Am nächsten Morgen rief ich Diana an und erzählte ihr, daß ich am liebsten die Uhr zurückdrehen und in der Zeit leben wollte, bevor diese beiden Männer gestorben waren und ich mein ganzes Leben in Frage gestellt hatte, indem ich ein Kind bekam. Ich würde nie eine gute Mutter sein und auch nie wieder glücklich oder frei leben können. Diana erklärte mir, daß sich viele Leute nicht unmittelbar mit ihren Babys verbunden fühlten; sie sagte, ich sei überfordert und erschöpft. Sie ließ nicht locker, bis ich ihr versprochen hatte, ein Kindermädchen einzustellen, und sei es nur für eine Weile. Wenn ich mich erst erholen könne, würde es mir viel bessergehen. Sie sagte, manchmal sei es besser, kein Familienmitglied ins Haus zu holen. Es sei einfacher mit jemandem, den man nicht kennt und mit dem man gar nichts verbindet, weil es dann keine gemeinsame Vergangenheit oder familiäre Altlasten zu bewältigen gebe. Ich glaubte immer noch nicht, daß eine solche Unterstützung etwas an meinen Gefühlen ändern würde, aber sie bestand darauf, daß das, was ich gerade durchmachte, für einen Menschen allein einfach zuviel sei. Ich wußte, daß ich zur Zeit sehr verletzlich war, konnte mich aber trotzdem schwer mit der Vorstellung anfreunden, mir jemanden ins Haus zu holen, der nicht zur Familie gehörte. Diana sagte außerdem, ich müsse auch einmal um Hilfe bitten können, ohne mich deswegen schuldig zu fühlen. Ich hatte immer gedacht, Frauen müßten ihren Kindern auch ohne jede Hilfe gute Mütter sein, aber das war vermutlich nur eine meiner idealisierten Vorstellungen von der Mutterrolle. Die vielen Bekannten, die ohne Kinderschwester zurechtkamen, wurden letztendlich von ihren großen Familien unterstützt. Oder sie gehörten zu Kulturkreisen, in denen es den Müttern gestattet war, sich zu erholen und auszuruhen, bevor sie die volle Verantwortung für ihr Kind übernahmen. Nachdem ich mir so viele Gründe angehört hatte, weshalb ich jemanden einstellen sollte, gab ich schließlich nach und beschloß, die Agentur anzurufen; zufällig hatten Lyda und Diana mir unabhängig voneinander den Namen und die Telefonnummer derselben Agentur genannt.

Als ich meiner Mutter später an diesem Abend von meiner Entscheidung erzählte, hörte ich aus ihren Worten heraus, daß sie nicht begeistert war. Vielleicht wollte sie diese Aufgabe selbst übernehmen, oder sie sorgte sich um meine Privatsphäre. Meine Mutter hatte nach meiner Geburt keine Hilfe gehabt und sich sogar von meinem Vater getrennt, als ich fünf Monate alt gewesen war, deshalb hatte sie völlig andere Vorstellungen von einem Leben als Mutter. Sie hatte sich ganz allein um mich gekümmert und nicht einmal Babysitter für mich haben wollen. Sie war vierundzwanzig Stunden am Tag, sieben Tage in der Woche für mich dagewesen und hätte mich niemals, nicht einmal für kurze Zeit, einer relativ fremden Person anvertraut.

Wie viele Mütter – mich selbst eingeschlossen –, wollte sie gebraucht werden und fand es deshalb unnötig, eine bezahlte Fremde ins Haus zu holen. Vielleicht glaubte sie auch, daß ich ihre Meinung und ihre Hilfe nicht zu schätzen wußte, weil ich lieber eine Kinderschwester einstellte. In Wahrheit war dieser Job schon so mit Emotionen und Problemen beladen, daß er jeden überfordern würde, der kein echter Profi war. Kurzum – ich brauchte Hilfe und würde mich über die Tatsache hinwegsetzen müssen, daß meine eigene Mutter beleidigt war. Am nächsten Morgen rief ich die Agentur an und fragte, ob sie mir jemanden für eine Woche schicken könnten. In einer Woche würde Chris zurückkommen, um uns abzuholen. Wir hatten vor, das Baby nach Los Angeles mitzunehmen und dort zusammenzuleben, weil wir nicht zu lange getrennt sein wollten. Er würde nur für einen Tag nach New York kommen und gemeinsam mit uns fliegen, damit ich in meinem Zustand nicht den ganzen Kontinent allein mit einem Neugeborenen überqueren mußte. Chris war erleichtert, daß ich mir für die Zeit seiner Abwesenheit Hilfe holen wollte, und glaubte, nach einer Woche mit einer Kinderschwester würde ich erholt und glücklicher sein. Dann würden wir in Los Angeles ganz von vorn anfangen.

Bei der Agentur sagte man mir, eine ihrer Schwestern sei zufällig bei mir in der Nähe und könne gleich zu einem Vorstellungsgespräch vorbeikommen. Ich bekam nur beiläufig ihren Vornamen mit und fragte gar nicht nach dem Nachnamen. Schnell stimmte ich zu. Nachdem ich etwa eine halbe

Stunde lang auf die Tür gestarrt hatte wie ein Hund, der sein Herrchen erwartet, lernte ich Gemma kennen.

Sie war eine zierliche Frau, die von den Philippinen stammte, war etwa so alt wie ich und roch sehr sauber, als hätte sie gerade in Babyshampoo und wunderbar altmodischer Seife gebadet. Als ich bemerkte, sie rieche so gut, antwortete sie: »Ach, heute ist mein freier Tag, aber ich lege nie Parfüm auf, wenn ich bei den Babys bin.« Ich hatte meine Bemerkung gar nicht kritisch gemeint und wußte nicht, was ich jetzt sagen sollte. Ich war gar nicht auf die Idee gekommen, daß ein Kindermädchen kein Parfüm tragen durfte. (Ein weiterer Beweis dafür, was für eine unfähige Mutter ich war.) Stumm führte ich sie in die Wohnung.

Meine Mutter war auch da, meinte aber, es sei besser, wenn ich selbst die Fragen stellte. Wir setzten uns alle zusammen ins Wohnzimmer, und zunächst brachte ich kein Wort heraus. Nach einigen Augenblicken verlegenen Schweigens fragte ich Gemma, ob sie »mit Säuglingen arbeite«. Ich sah ihr direkt an, was für eine dumme Frage das war und daß sie mich entweder für betrunken oder für nicht besonders intelligent hielt. Sie versuchte offenbar, mich einzuschätzen, wollte aber das Gespräch dennoch in Gang halten und ging darauf ein.

»Ja, ich arbeite seit sieben Jahren für diese Agentur. Ich habe einen dreizehnjährigen Sohn, wir wohnen in Queens. Ich arbeite vor allem mit Säuglingen und Neugeborenen, eher selten mit Zwillingen oder Kindern über zwei Jahren.«

»Sind Sie Krankenschwester?« Mir ging gerade erst auf, daß die Bezeichnung »Kinderschwester« vermutlich bedeutete, daß diese Frau eine richtige Krankenschwester war, die eben mit Kleinkindern arbeitete!

Gemma nickte lächelnd. »Ja.«

Ich schwieg. Mir fiel absolut keine Frage mehr ein.

Gemma brach das unbehagliche Schweigen. »Möchten Sie sonst noch irgend etwas wissen?«

Ich ließ den Kopf hängen und murmelte: »Nein.«

»Möchten Sie vielleicht meinen Lebenslauf sehen oder meine Referenzen?«

Wieder schüttelte ich den Kopf. Dann sah ich sie an und fragte: »Könnten Sie sofort anfangen?«

»Na ja, nein, aber ich könnte ein paar Sachen von zu Hause holen und morgen früh wiederkommen.«

Mein Gesichtsausdruck spiegelte offenbar blankes Entsetzen, denn Gemma begriff gleich, daß ich in Schwierigkeiten steckte. Sie fügte hinzu: »Kommen Sie denn bis dahin zurecht?«

Morgen, das kam mir vor wie eine Ewigkeit, aber ich schämte mich zu sehr, um ihr zu gestehen, wie sehr ich mich vor den vielen Stunden bis morgen früh fürchtete. Ich wünschte mir so sehr, daß diese Fremde, deren Nachnamen ich nicht einmal kannte, meine Wohnung nie wieder verlassen und sofort alles in Ordnung bringen würde. Zuvor hatte ich keine Fremde im Haus haben wollen, jetzt graute mir davor, daß sie wieder gehen würde. Ich stellte mir stumm dieselbe Frage: Würde ich bis morgen früh allein zurechtkommen? Was sollte ich sagen?

»Natürlich. Wann können Sie denn kommen?«

»Morgen früh um acht Uhr.«

Oh, wie sehr ich mir wünschte, sie käme schon heute abend um acht! Ich sagte, das sei mir recht, und dankte ihr dafür, daß sie gleich vorbeigekommen war. Meine Mutter war ebenso schweigsam gewesen, sie hatte nur kurz von unserem Besuch in Manila in den achtziger Jahren erzählt. Sie meinte, das Kindermädchen sei recht jung, aber anscheinend sehr nett, und wenn ich wirklich glaubte, jemanden dafür bezahlen zu müssen, daß ich Hilfe bekam, dann sei sie mit Gemma einverstanden.

Meine Schwester hatte recht gehabt. Familie zu haben, bedeutet ziemlich viel Druck.

Nach einer langen Nacht wurde es endlich Morgen. Es klingelte an der Tür, und ich war gerettet. Ein Ausbund an

Mitgefühl und Organisationstalent betrat meine Wohnung. Das erste, was sie sagte, war: »Ich nehme das Baby. Duschen Sie erst einmal und gehen Sie wieder ins Bett, ich bringe sie Ihnen, wenn es Zeit zum Stillen ist.« (Juhu! Eine Extra-Dusche, und nicht einmal heimlich.) Diesmal duschte ich rasch und schlief sofort wieder ein. Als sie mir über eine Stunde später das Baby brachte, war Rowan frisch gebadet und umgezogen. Wie sie mit der Orthese zurechtgekommen war, blieb mir ein Rätsel. Sie schlug vor, Rowan nur noch zu festen Zeiten zu füttern, und fragte, ob ich etwas dagegen hätte, Milch abzupumpen, damit sie Rowan spätabends füttern könne, ohne mich zu wecken.

»Wann schlafen Sie denn dann?« fragte ich.

»Ich brauche nicht viel Schlaf«, antwortete sie, und ich widersprach nicht. Tagsüber ermunterte sie mich, viel zu essen, brachte mir große Schüsseln Müsli mit Joghurt und sorgte dafür, daß ich viel warme Flüssigkeit zu mir nahm, weil das die Milchproduktion anregte. Irgendwie hatte ich in den Babybüchern die Stellen verpaßt, wo stand, daß man viel essen und trinken mußte, um genug Milch zu produzieren. Allmählich fragte ich mich, ob ich diese Bücher überhaupt richtig gelesen hatte; anscheinend hatte ich alle wichtigen Informationen einfach übersehen. Ich hatte zwar keinen Hunger, stellte aber fest, daß ich wesentlich mehr Milch hatte, wenn man mich daran erinnerte, regelmäßig zu essen. Ich fand, Gemmas Berufsbezeichnung sollte eigentlich »Mamischwester« lauten. Immer öfter sprach ich mit ihr über meine Gefühle und Ängste, und sie hörte geduldig zu. Ich fühlte mich in ihrer Gegenwart sehr wohl und fand es toll, daß sie ganz natürlich dazu überging, mich mit meinem Spitznamen »Brookie« anzusprechen. Nur meine Familie nannte mich so.

Gemma strahlte etwas Beruhigendes aus, und mir fiel sogar eine Veränderung in Rowans Körpersprache auf, wenn sie in der Nähe war. Gemma versuchte nie, die Mutterrolle einzunehmen, sondern ermunterte mich und das Baby, unsere

Bindung zu festigen. Gemma interpretierte Rowans Verhalten für mich und sagte, bald würde ich selbst am Ton ihres Geschreis erkennen, was mein Baby brauchte. Ich erwiderte, daß ich das nie lernen würde, denn ich sei eine grauenvolle Mutter. Gemma schnaubte nur verächtlich. Sie war ständig in Bewegung und tat irgend etwas für Rowan, doch als ich ihr erzählte, daß ich mich meiner Tochter überhaupt nicht verbunden fühlte, hielt sie sofort inne, neigte den Kopf leicht zur Seite und sah mir genau in die Augen. Zunächst wurde ich bei diesem direkten Blick ein wenig nervös, denn offensichtlich hatte sie mir etwas Wichtiges zu sagen. Sie schwieg kurz, und als sie sicher war, meine volle Aufmerksamkeit zu haben, hielt sie mir einen kleinen Vortrag.

»Ach was, Brookie, du bist eine sehr präsente Mutter, nicht wie viele andere Mütter heute, die nur mal kurz nach ihren Kindern sehen und gleich wieder weg sind. Du bist die ganze Zeit über hier, und du bist die einzige Mutter, die sie hat. Das weiß sie. Sie ist sehr aufgeweckt und stark. Dein Leben hat sich gerade grundlegend verändert, und ein Kaiserschnitt ist eine schwere Operation. Du mußt es langsam angehen. Wir werden die kleine Süße auf einen festen Tagesablauf einstellen und dir helfen, damit du dich stärker fühlst, und dann wird bald alles besser.«

Irgendwie brachte mich die Meinung dieser unvoreingenommenen Person dazu, mich ein wenig zu entspannen. Ich nahm ihr ihre Offenheit nicht übel und hatte auch nicht das Gefühl, daß sie mir Vorschriften machen wollte. Sie hatte eine subtile, freundliche Art, mich anzuleiten und zu ermuntern. Nie war sie herrisch, und sie gab mir stets das Gefühl, ich hätte alles unter Kontrolle und würde meine Sache schon gut machen. Innerhalb weniger Tage hatte sie für Rowan und mich einen festen Rhythmus eingeführt, und sie vermittelte uns das Gefühl eines geordneten Lebens. Sie zeigte mir, wie Rowan gebadet wurde und wie man sie in den Schlaf tätschelte, wenn sie Theater machte. Wenn Rowan an meiner

Brust weinte oder nicht trinken wollte, kniete Gemma sich vor sie hin und sagte: »Pssst, deine Mami ist ja da, und sie hat alles, was du brauchst. Deine Mami wird dich füttern, aber du mußt ihr ein bißchen dabei helfen. Pssst, ganz ruhig.«

Wie durch Zauberei beruhigte sich Rowan dann und begann zu saugen, und sie sah dem kleinen Helden aus dem Disneyfilm *Findet Nemo* so ähnlich, daß »Nemo« bald einer ihrer Spitznamen wurde. Zum ersten Mal sah ich nun Rowans kleines Gesicht zu mir aufblicken, und es verschlug mir den Atem. Mein Haar fiel nicht gerade wie ein schimmernder Wasserfall über meine Schultern, und ich empfand auch nicht den vollkommenen Frieden, aber Augenblicke wie dieser machten mir große Hoffnung. Ich freute mich sogar darauf, mehr zu lernen. Es war gut, von jemandem angeleitet zu werden, bei dem ich so ungehemmt ich selbst sein konnte. Von Gemma konnte ich etwas annehmen, weil ich nicht das Gefühl hatte, daß sie mich verurteilte, wenn ich einmal etwas nicht wußte oder konnte. Außerdem tat es mir gut, mit jemandem zu sprechen, den ich nicht schon ewig kannte. Gemma war unermüdlich, liebevoll und hatte einen wunderbaren Sinn für Humor. Sie spielte meine Gefühle nicht herunter, zeigte sich aber auch nicht erschrocken, wenn ich ihr meine düsteren Gedanken offenbarte. Ich erzählte ihr, daß ich manchmal aus dem Fenster springen und weglaufen wollte, und sogar von meinen ständigen Gedanken an all die schrecklichen Dinge, die meinem Baby zustoßen könnten. Gemma erinnerte mich immer wieder daran, daß eine Geburt ein traumatisches Erlebnis sei, ein Kaiserschnitt ein großer Eingriff. Ich solle nicht so streng mit mir selbst sein. Sie brachte mich oft zum Lachen und kochte fast jeden Abend für mich. Es gab Gerichte wie gegrillten Lachs, Hühnchen oder Spinatlasagne, und eines Tages brachte sie mich sogar dazu, Fischsuppe zu essen, um den Milchfluß anzuregen. Sie sagte, bei ihr zu Hause äßen die Leute ständig Fischsuppe, aber weil das nicht unbedingt mein Leibgericht war, erinnerte ich sie daran, daß wir nicht auf den Philippinen waren, sondern in Manhattan! Ich gewann zumindest meinen schwarzen Humor zurück und sagte im Spaß, sie wolle mich damit umbringen und mein Baby stehlen. Ich warf ihr sogar scherzhaft vor, meine Tochter heimlich zu stillen, und spielte auf den Film *Die Hand an der Wiege* an, wenn sie das Baby mit aus dem Zimmer nahm. Seit langer Zeit hatte ich nicht mehr gelacht, und obwohl mir das Herz immer noch schwer war, weinte ich nicht mehr so viel. Vielleicht half das Medikament doch ein bißchen. Ich rief meine Schwester an, um mich bei ihr zu bedanken, und erzählte ihr von den guten Erfahrungen, die ich mit meiner neuen Kinderschwester machte.

Ich wußte, daß ich mich nun auf dem richtigen Weg befand, doch auch, daß ich noch mehr für mich tun mußte. Gemma war sehr mitfühlend und klug, aber sie war keine Therapeutin, und ich hatte immer noch viele Emotionen zu klären. Ich begriff in dieser Zeit, daß ich wahrscheinlich nicht nur Medikamente brauchte und jemanden, der mir zeigte, wie ich mit Rowan umgehen sollte, sondern auch professionelle psychologische Hilfe. Jeder stille Augenblick füllte sich wie von selbst mit Grauen, und ich wartete nur darauf, daß die schrecklichen Gefühle wieder über mich hereinbrechen würden. Ich beschloß, mir einen guten Therapeuten zu suchen, sobald wir wieder in Kalifornien waren.

Chris war sehr besorgt. Er rief alle paar Stunden an und war sehr erleichtert zu hören, daß es mir offenbar allmählich besser ging. »Fühlst du dich Rowan schon näher?« fragte er mich oft, aber von einer tiefen Bindung konnte noch keine Rede sein. Ich war immer noch empfindlich und selbst besorgt um meine Beziehung zu meiner Tochter, deshalb ging ich in die Defensive und sagte ihm, er solle mich nicht unter Druck setzen, ich würde mein Bestes tun. Bald fragte er nicht mehr.

Ein paar Tage, nachdem Gemma zu uns gekommen war, erhielt ich einen Anruf von einer Firma namens Bright Beginnings, die Babynahrung herstellte. Sie fragten an, ob ich für ihr Produkt Werbung machen würde. Ich hatte nicht vorgehabt, Rowan Flaschennahrung zu geben, dachte aber, als Ergänzung wäre das vielleicht eine gute Idee. Die Vorstellung, in irgendeiner Form wieder zu arbeiten, ließ mich aufleben, und ich vereinbarte einen Termin. Meine letzte geschäftliche Besprechung lag schon eine ganze Weile zurück, und da ich schon besser ausgesehen hatte und mich nicht besonders gut fühlte, waren die Vorbereitungen gar nicht so einfach für mich. Ich wußte gar nicht, was ich anziehen sollte, nachdem ich so lange nur weite Hemden und die alten Shorts meines Mannes getragen hatte. Aber in der »Umstandsabteilung« meines Kleiderschranks fand ich doch noch etwas außer weiten Hängerkleidern. Ich fürchtete mich außerdem davor, daß während der Besprechung Muttermilch durch den BH sickern könnte. Dies wäre für einen Hersteller von Flaschennahrung sicher kein begehrtes Attribut. Doch wenn ich so darüber nachdenke: Immerhin wäre es ein recht deutlicher Hinweis auf die offensichtlichen Vorteile von Flaschennahrung.

Ich machte mich zurecht und fuhr mit Gemma und dem Baby im Taxi los. Gemma ging mit der Kleinen spazieren, und ich traf mich mit den Leuten von Bright Beginnings und meinem damaligen Agenten. Der Inhaber des Unternehmens und sein Geschäftsführer saßen auf der einen Seite, eine Vertreterin der Marketingfirma, eine Ärztin und der Creative Director auf der anderen. Mein Agent ließ sich am anderen Ende des Tisches nieder. Ich war die einzige, die weder Anzug noch Kostüm trug, aber zumindest waren noch zwei andere Frauen dabei.

Zunächst lief es ein wenig steif ab, weil mir alles so förmlich vorkam, aber bald hatten sich mir alle vorgestellt, und wir unterhielten uns sehr nett über das Familienleben im allgemeinen. Ich bin von klein auf an solche Besprechungen gewöhnt, sie schüchtern mich deshalb überhaupt nicht ein. Es herrscht immer ein großer Druck, aber mir gelingt es meistens, gelassen zu bleiben. In diesem speziellen Fall jedoch, zu diesem besonderen Zeitpunkt in meinem Leben, war ich ganz und gar nicht der gelassene Profi. Ich saß an dem Konferenztisch und blickte in diese freundlichen, kompetenten Gesichter. Als ich anfing, von meinem Leben als frischgebackene Mutter zu erzählen, begann ich zu weinen. Es war mir entsetzlich peinlich. Ich wollte diesen Leuten nur erklären, welch gewaltige Umstellung es war, Mutter zu werden, und wie alt mein Baby war, als mir plötzlich Tränen in die Augen stiegen. Sie kamen aus heiterem Himmel, und ich hörte einfach auf zu sprechen und senkte den Kopf. Ich bekam meine Gefühle nicht in den Griff. Doch alle waren sehr nett zu dem emotionalen Wrack, das sie gerade als Aushängeschild für ihr Produkt gewinnen wollten, und gleich zwei Leute hielten mir Taschentücher hin. Eine Frau, die auch Kinder hatte, sagte: »Ja, der Anfang ist ziemlich hart, nicht? Aber es wird viel schöner, glauben Sie mir.« Der Firmeninhaber versuchte mich damit zu trösten, wie schwer es seine eigene Frau mit ihrem ersten Kind gehabt habe, und erzählte, inzwischen hätten sie schon drei. Das Ganze war mir entsetzlich peinlich.

Ich versuchte, meine Gefühle so gut wie möglich in den Griff zu bekommen, damit wir die Konferenz fortsetzen konnten. Ich wußte, sie würden mich niemals als Werbeträgerin für ihr Produkt haben wollen, wenn ich nicht einmal mit einer einfachen Besprechung zurechtkam. Sie brauchten ein selbstbewußt und kompetent auftretendes Vorbild, die Supermama, die eine tiefe Bindung zu ihrem Kind hatte. Diese Beschreibung paßte ganz sicher nicht auf mich! Ich war eine pummlige, heulende Gans, die in einer ernsthaften geschäftlichen Konferenz vor wildfremden Menschen in Tränen ausbrach. Schließlich schaffte ich es, meine Emotionen zu zügeln, entschuldigte mich, nahm ein Taschentuch, räusperte mich und erläuterte meine Ansichten über das Stillen.

Die anderen wiederholten ständig, das Stillen sei und bleibe das Beste für ein Baby, aber nicht jede Mutter könne oder wolle ihrem Kind die Brust geben. Ich hatte einige Vorbehalte gegenüber Flaschennahrung und hätte nie auch nur darüber nachgedacht, wenn ich dieses Team von Spezialisten nicht kennengelernt hätte. Sie betonten, daß sie nicht von mir erwarteten, ausschließlich Flaschennahrung zu füttern, aber wenn Rowan Bright Beginnings mochte und ich bereit sei, es ihr als Ergänzung zur Muttermilch zu geben, dann würden wir uns sicher einig werden. Sie schlugen vor, ich solle mich mit meinem Arzt beraten, falls ich noch immer Bedenken gegen die Flaschennahrung hätte, und mich dann wieder bei ihnen melden. Diese Leute sagten genau das Richtige, um mich von den Vorteilen ihres Produkts zu überzeugen. Zudem würde ich Rowan weiterhin stillen können. Wir unterhielten uns noch ein wenig über die positiven Wirkungen ihres Produkts, und sie gaben mir eine Dose zum Ausprobieren mit. Ich verließ den Konferenzraum, um mich mit meinem Agenten zu besprechen. Sobald wir unter vier Augen reden konnten, rief er aus: »Das mit den Tränen war fantastisch!«

Ich wollte meinen Ohren nicht trauen. »Wie bitte?« fragte ich.

»Ja, das hat es echt gebracht, du hast sie damit umgehauen.«

Ich hätte mich übergeben mögen. Als ich mich wieder gefaßt hatte, erklärte ich ihm, daß ich dort drinnen nicht geschauspielert hätte. Ich wollte nicht einmal darüber reden, wie erbärmlich und geschmacklos ich es fände, meine Tränen und meine Tochter zu benutzen, um die Leute zu überzeugen. Ich blieb sachlich und nannte einige Bedingungen, die ich erfüllt haben wollte. Meine Tochter sollte nicht in der Werbung gezeigt werden, aber wenn sie das Produkt mochte und ich es nur als Ergänzung, nicht als Alternative zum Stillen verwenden konnte, war ich gern bereit, mit dieser Firma zusammenzuarbeiten.

Als ich das Gebäude verließ, fühlte ich mich, als hätte ich einen Verkehrsunfall überlebt.

Selbst dieser kurze Ausflug in mein altes Berufsleben war viel anstrengender gewesen, als ich es erwartet hatte. Zu Hause beschloß ich, noch ein wenig abzuwarten, bevor ich Rowan die Flaschennahrung gab. Ich sprach ausführlich mit Chris und Gemma darüber, die beide der Meinung waren, daß ich das selbst entscheiden müsse. Ich wollte nicht mit dem Stillen aufhören, aber ich dachte, es sei vielleicht nicht schlecht, diese Verstärkung im Rücken zu haben. Chris stimmte mir zu, daß ein guter Muttermilchersatz im Notfall sehr praktisch sein könne. Ich machte mir nur Sorgen, daß Rowan vielleicht nicht mehr an der Brust trinken würde, wenn ihr die Flaschennahrung schmeckte. Gemma versicherte mir, daß mich das Baby nicht zurückweisen würde; ich fragte gar nicht nach, woher sie das so genau wissen konnte. Ich vertraute einfach darauf, daß sie mir nichts Falsches empfahl. Sie meinte, Rowan fühle sich an meiner Brust nun so wohl, daß das Fläschchen keinerlei Bedrohung für unsere Bindung darstellen würde. Es hatte sich herausgestellt, daß Rowan mit dem Fläschchen und abgepumpter Muttermilch gut zurechtkam und danach die Brust auch nicht verweigert hatte. Wenn ich Flaschennahrung nutzen wollte, sollte ich es damit versuchen.

Ein paar Tage später riskierte ich es. Ich füllte etwas von der Fertignahrung in Rowans Fläschchen, wärmte sie auf und gab ihr die Flasche. Sie trank, ohne sich ein einziges Mal zu beklagen. Es war, als hätte sie nie etwas anderes getrunken. Was hatte ich getan? Jetzt war ich sicher: Sie würde mich nicht mehr wollen! Ich geriet in Panik und dachte ernsthaft daran, meinen Agenten anzurufen und zu behaupten, sie möge das Zeug nicht – ich könne diesen Werbevertrag nicht abschließen. Paranoia machte sich in mir breit. Nun hatte ich mit einem Schlag den erreichten Erfolg beim Stillen völlig zunichte gemacht. Ich hatte meine ganzen Pläne sabotiert, und das nur, weil ich unbedingt wieder arbeiten wollte. Es fühlte sich so an, als würde ich erneut abstürzen.

Gemma schritt ein, holte mich wieder auf den Teppich zurück und beruhigte mich sanft. Das Baby würde mich nicht zurückweisen. Rowan war anpassungsfähig, und wir würden es langsam angehen lassen. Außerdem bedeutete die Flaschennahrung eine weitere Chance für Chris. Er würde sie füttern können, falls ich einmal nicht genug Milch abpumpen konnte. Es schadete sicher nicht, für alle Fälle vorbereitet zu sein. Rowan hatte bereits ihr Kolostrum und die wichtigsten Antikörper bekommen, und ein bißchen Flaschennahrung würde ihr nicht schaden. Ich konnte diesen Werbevertrag annehmen und durch die Arbeit mein Selbstvertrauen wieder aufbauen. Gemma fügte hinzu: »Es wäre auch gut für das Baby, wenn du fröhlicher und stärker wirst, sie kann das spüren.« Warum diese Frau meine Gefühle so gut verstand, blieb mir ein Rätsel, aber ich zweifelte nicht an ihrem Rat. Ich unterschrieb den Vertrag, der mich zur Werbeträgerin machte. Zum Glück würde ich den Werbespot erst in ein paar Monaten drehen müssen. Ich konnte also noch lange stillen und die Flaschennahrung nur als Abwechslung füttern, wann immer ich wollte.

Chris kehrte nach New York zurück, und wir bereiteten die Abreise vor. Ich rief Dr. Rebarber in seiner Praxis an und erzählte ihm, daß ich bald nach Los Angeles reisen würde, jetzt ein Kindermädchen hätte und mich schon ein wenig besser fühlte. Letzteres erwähnte ich deshalb, weil ich nicht glaubte, daß das Medikament wirklich half. Ich wollte es gern wieder absetzen. Doch als ich dies ausgesprochen hatte, lachte er und sagte: »Glauben Sie mir, das Medikament wirkt.« Er schlug mir vor, es noch eine Weile zu nehmen. Wenn ich mich in Los Angeles eingelebt hätte, könnten wir gemeinsam darüber nachdenken, ob ich es noch brauchte. Ich erklärte, ich wolle mich nicht an das Zeug gewöhnen, woraufhin er wiederholte, es mache nicht abhängig und ich würde es nicht mehr lange nehmen müssen. »Haben Sie noch ein wenig Geduld«, sagte er. Bäh! Schon wieder dieses scheußliche Wort. Ich wollte mir beweisen, daß ich auch ohne solche Hilfsmittel wieder in Ordnung kommen würde. Einige Freunde und Verwandte von mir nahmen Antidepressiva, die Medikamente halfen ihnen, und es war wirklich nichts Schlimmes dabei. Trotzdem wollte ich es nur allzugern aus eigener Kraft schaffen. Man hat mir erzählt, daß ich schon als kleines Mädchen ständig verlangt hatte: »Will selber machen, will selber machen!« Manche Dinge ändern sich eben nie. Ich versprach ihm schließlich widerwillig, das Medikament weiterzunehmen.

Mir graute sehr davor, Gemma in New York zurückzulassen. Letzten Endes war es wohl doch eine gute Idee, nicht gleichzeitig das Antidepressivum abzusetzen und meinen Tita-Rettungsring aufzugeben. »Tita« ist Tagalog, die Staatsprache auf den Philippinen, und bedeutet Tante, und ich hatte Gemma so genannt. Chris und ich hatten noch keine festen Pläne für die nächste Zeit in Los Angeles, aber wir hofften, auch dort eine solche Unterstützung zu finden. Ich werde nie vergessen, wie wir losfuhren und meine seelenverwandte Schwester von den Philippinen auf der Straße zurückblieb – wie ich winkte und weinte. Obwohl wir nur eine gute Woche zusammengewesen waren, war in dieser Zeit so viel passiert. Wir waren beinahe Freundinnen geworden. Ich fürchtete auch, daß die schlimmen alten Gedanken wiederkommen würden, wenn sie mich nicht mehr zur Vernunft bringen konnte.

Auf der Fahrt zum Flughafen redete Chris mir gut zu, aber ich starrte nur aus dem Fenster und zweifelte ernsthaft daran, daß ich ohne Gemma zurechtkommen würde. Ich erzählte ihm offen und sehr emotional von meiner Angst, merkte aber, daß Chris dies übertrieben fand. Immerhin waren Gemma und ich nur kurze Zeit zusammengewesen. Chris musterte mich ein wenig besorgt und fragte, ob ich etwa das Medikament abgesetzt hätte. Ich werfe ihm nicht vor, daß er sich Gedanken um meinen Geisteszustand machte, aber damals reagierte ich sehr beleidigt. Ich sah ihm in die Augen und entdeckte Besorgnis und ein gewisses Mißtrauen. Warum wollte sogar mein Mann mich unbedingt unter Drogen gesetzt haben? War ich psychisch wirklich so labil? Offenbar mangelte es ihm an Vertrauen. Vielleicht würden mich die Menschen, die mir nahestanden, nie wieder als geistig ganz gesund und stabil betrachten. Ich antwortete mit einem knappen: »Nein.« Chris fügte hinzu, ich müsse das Medikament ja nicht ewig nehmen, aber es helfe offenbar, warum sollte ich es also nicht nutzen?

Ich konnte nur wiederholen, daß ich wieder glücklich sein wollte – mit unserem Baby, meiner Rolle als Mutter und dem Leben im allgemeinen. Chris nahm meine Hand und sagte, er glaube fest daran, daß diese düsteren Gefühle vorübergehen würden. Er wolle mich nicht nur glücklich sehen, er sei auch ganz sicher, daß es mir mit der Zeit bessergehen würde. Ich solle mich nicht vor dem Medikament fürchten oder mich deshalb schämen, es sei doch nichts Schlechtes, jegliche Unterstützung anzunehmen, die ich bekommen konnte. Erst einmal sollte ich dafür sorgen, daß ich mich wieder wohler fühlte, und dann könnten wir ja noch einmal über das Medikament reden. Ich schämte mich dafür, eine solche Unterhaltung überhaupt mit ihm führen zu müssen. Für mich war es nach wie vor unfaßbar, daß ich einfach nicht glücklich sein konnte. Wenn ich in meinem bisherigen Leben Schwierigkeiten gehabt hatte, hatte ich mir jedesmal aufs neue bewiesen, daß ich damit fertig werden und es allein schaffen konnte. Jetzt war ich zum ersten Mal wirklich auf Hilfe angewiesen. Ich wandte mich wieder ab, starrte aus dem Fenster, während Rowan friedlich einschlief, und sagte nur: »Es tut mir leid.«

»Es braucht dir nicht leid zu tun, Schatz, wir schaffen das schon.« Gott sei Dank war er so verständnisvoll. Ich hätte nie durchgehalten, wenn er nicht so viel Geduld mit mir gehabt hätte. Einer von uns mußte diese dringend benötigte Tugend ja besitzen. Ich setzte Rowan für den Weg durch den Flughafen in ihren Tragesitz. Viele fremde Menschen gratulierten mir im Vorübergehen, während ich mich fragte, ob sie mir immer noch gratulieren würden, wenn sie wüßten, was mit mir los war.

Im Flugzeug passierte etwas sehr Interessantes. Neben uns saßen Kate Lear und ihr Mann, Jonathan LaPook; Bekannte von uns, die ebenfalls in dieser Maschine saßen, waren mit den beiden befreundet. Von Kate wußte ich nicht viel mehr, als daß sie Norman Lears Tochter war. Wir stellten uns einander vor, und alle bestaunten unsere wunderschöne Tochter. Jonathan ist Arzt, und er musterte mich ständig mit einem warmherzigen, aber fragenden Blick. Er erkundigte sich mehrmals danach, wie es mir ginge, und ich weiß noch, daß ich dachte: Trage ich ein Schild, auf dem steht: *Es geht mir nicht gut?* Ich antwortete: »Gut«, aber er blieb dran, wie eine wärmegesteuerte Rakete. Auf einmal erzählte er von sich aus, daß seine Frau nach der Geburt ihres ersten Kindes eine sehr schwere Zeit durchgemacht habe. Wir hatten über dieses Thema gar nicht gesprochen, und seine Bemerkung kam wie aus heiterem Himmel. Ich erschrak. War das ein Zeichen? In diesem großen Flugzeug waren wir ausgerechnet neben einem Arzt und seiner klugen, erfolgreichen Frau gelandet, die fast zwei Jahre lang unter einer postnatalen Angststörung gelitten hatte.

Es war nicht mein Vorschlag, daß wir die Plätze tauschten, damit Kate mir ihre Geschichte erzählen konnte. Sie beschrieb, wie sie die ersten Monate nach der Geburt ihres Kindes erlebt und wie sich ihr Leben dadurch verändert hatte. Sie sagte, sie hätte noch nie zuvor unter seelischen Störungen gelitten und sei darüber so schockiert gewesen, daß sie sogar einen Artikel darüber verfaßt habe. Diesen Artikel wollte sie mir schicken, sobald sie wieder zu Hause war. Ich trug sehr wenig zu der Unterhaltung bei, aber es war interessant, was sie sagte, deshalb hörte ich aufmerksam zu. Anfangs konnte ich gar nicht glauben, daß es ihr so schlecht gegangen sein sollte, aber sie schilderte alles sehr ernst und sachlich. Sie sprach von ihren Schlafstörungen, davon, wie erbärmlich sie sich gefühlt hatte. Nun wurde deutlich, wie gravierend ihr Zustand gewesen sein mußte. Chris und ich hörten gebannt zu. Ihre Geschichte kam uns nämlich ziemlich bekannt vor. Neben mir saß eine wortgewandte, talentierte Frau, und das Bild, das sie zeichnete, ähnelte meinen eigenen Erfahrungen auf bestürzende Weise. Sie erzählte von ihrer entsetzlichen Angst und von erschreckenden Stimmungsschwankungen. Sie hatte keinen Appetit, wanderte ziellos durch die Wohnung, wartete schlaflos darauf, daß es endlich wieder hell wurde, und erkannte sich selbst nicht mehr wieder. Vor allem wiederholte sie ständig: »Niemand spricht darüber, dabei wäre das sehr wichtig. Man ist völlig am Ende.«

Obwohl mir viele ihrer Symptome sehr bekannt vorkamen, wollte ich mir dennoch nicht eingestehen, daß auch ich unter einer Wochenbettdepression leiden könnte. Erfreulicherweise verhielt sie sich überhaupt nicht aufdringlich oder fordernd; sie war offen und warmherzig. Außerdem hatte sie ihren Sohn dabei, und er schien seiner Mutter sehr nah zu sein. Nach einer Weile wurde es Zeit, das Baby zu stillen, deshalb entschuldigte ich mich. Während Rowan nuckelte, versuchte ich mir vorzustellen, was Kate durchgemacht hatte. Einige ihrer Worte gingen mir immer wieder durch den Kopf, wie »Selbstzweifel« und »Panik«. Allmählich kam ich zu dem Schluß, daß ich doch ernsthaft krank war. Vielleicht passierte so etwas häufiger, als ich annahm. Ich fragte mich auch, ob wir uns nicht aus einem bestimmten Grund begegnet waren.

Offensichtlich mußte ich mich gründlicher informieren. Von dem Sprichwort »Wissen ist Macht« habe ich schon immer viel gehalten, und wenn ich genug Wissen zusammentrug, konnte ich vielleicht die Macht gewinnen, die ich brauchen würde, um diese Qualen zu überstehen. Als wir von

Bord gingen, schlug Chris vor, mit den beiden in Verbindung zu bleiben, während ich sagte, wir könnten uns ja alle zusammen in eine Nervenklinik einweisen lassen. Das war natürlich überhaupt nicht komisch, und ich bereute den schlechten Scherz sofort. Ich hatte nicht herablassend wirken wollen, aber ich kam mir doch vor, als ob sie mich in die Zange genommen hätten, nur damit ich endlich zugab, daß ich krank war. Sobald wir in unserem Haus in Los Angeles angekommen waren, beschloß ich, mir das Material gründlich anzusehen, das meine Freundin Sherie mir über dieses sogenannte Leiden gegeben hatte: die postnatale Depression.

KAPITEL V

Tiefer Sturz

Obwohl ich mich nach wie vor ziemlich elend fühlte, verband ich mit dem Tapetenwechsel auch die Hoffnung, daß die schlechten Gefühle nun der Vergangenheit angehören würden. Vielleicht könnte das schöne Wetter in Los Angeles meine Laune heben, und es würde mir bald bessergehen. Ich würde die vergangenen Wochen vergessen und ganz neu anfangen. Es ist dort viel entspannender als in New York. Obwohl New York City immer meine Heimat sein wird und ich dort am allerliebsten bin, ist die Stadt doch ziemlich laut und hektisch. Nachts hören wir die Sirenen von Polizei und Feuerwehr, und tagsüber dröhnt der Lieferverkehr durch die Straßen. Natürlich kann man dabei nicht so gut schlafen, und eine solche Umgebung ist nicht immer hilfreich, wenn man zur Ruhe kommen und die eigene Mitte finden will. Unser Viertel in Los Angeles ist unglaublich friedlich. Ich konnte es kaum erwarten, es mir im Haus gemütlich zu machen und jeden Tag die Sonne zu genießen. Ich freute mich darauf, auch hier den Rhythmus einzuführen, der mir in New York so gutgetan hatte. Nach dem Flug war ich erschöpft, und mir drehte sich der Kopf wegen des Gesprächs mit Kate Lear. Ich war zu müde, um das Material über die Wochenbettdepression gleich zu lesen, und nahm es mir für später vor, sobald ich mich ausgeruht hatte.

Im Gegensatz zu New York, wo Freunde einfach spontan vorbeischauen können, braucht man in Los Angeles immer das Auto. Deshalb ist es dort nicht so einfach, Unterstützung von Freunden zu bekommen, weil die Leute nicht so nah beieinander wohnen und man einfach nicht so schnell von hier nach dort kommt. Außerdem wohnten dort keine Verwandten von uns, deshalb fühlten wir uns ein bißchen isoliert und wollten uns möglichst bald Unterstützung holen. Die Umgebung war neu für Rowan, und ich fürchtete, das könnte das Baby verunsichern. Sicher würde ihr auch der Zeitunterschied zu schaffen machen, deshalb wollte ich unbedingt eine kompetente Person in der Nähe haben. So beschlossen Chris und ich, erneut für eine Woche eine Kinderschwester zu engagieren, bis wir uns wieder heimisch fühlten.

Ich nahm an, wir würden auch hier jemanden wie Gemma finden. Wir riefen die Agentur in New York an, und sie hatten sogar eine Kinderschwester an der Westküste, die gerade Zeit hatte. Es war überraschend einfach, sie zu engagieren. Die neue Schwester kam zu uns nach Hause, und binnen zehn Minuten war es offensichtlich, daß sie das komplette Gegenteil von Gemma war. Sie hatte eine völlig andere, altmodische Haltung zu ihrem Beruf. Sie trug eine Schwesterntracht und nannte mich »Ma'am«. Jeder ihrer Sätze begann mit: »Nun, bei meinen Babys ziehe ich es vor …« Sie hielt Rowan wie einen Football und legte das Baby oft mit dem Gesicht nach unten über ihr Knie und ließ es wippen, während sie aus dem Fenster oder in den Fernseher schaute oder Lieder sang, die ich noch nie gehört hatte. Ich kam mir vor wie in eine andere Zeit versetzt. Sie schien von mir zu erwarten, daß ich mit einer Glocke klingelte, wenn ich sie brauchte, um ihr dann das Baby in die Hand zu drücken und mich ganz meinen Gästen zu widmen! Doch ich brauchte einfach nur ein Paar hilfreiche Hände und keinen Vollzeit-Babysitter. Auch in der Zeit in New York, als es mir wirklich schlecht gegangen war, hatte ich immer darauf geachtet, möglichst viel selbst zu machen. Diese Frau war eine kompetente Kinderschwester, aber nicht daran gewöhnt, für Mütter zu arbeiten, die viel

Zeit mit ihrem Baby verbringen wollten. Es schien sie zu überraschen, daß ich immer da war. Unter Gemmas beruhigender, unaufdringlicher Anleitung hatte ich mir angewöhnt, die Dinge auf eine bestimmte Art anzugehen. Diese Schwester machte auf sämtlichen Gebieten der Babypflege alles völlig anders. Die Situation war für uns beide frustrierend.

Rowan hatte einen Jetlag, und diese neue Person schien sie zu beunruhigen. Ich wußte, daß ich mich unbedingt erholen mußte, deshalb beschloß ich, etwas Milch abzupumpen, damit die Kinderschwester nachts Rowans Drei-Uhr-Mahlzeit übernehmen konnte, während ich schlief. Der Wecker klingelte um sechs, immer viel zu früh, und weil ich die Kinderschwester mit gemischten Gefühlen betrachtete, schlief ich schlecht. Da ich mich nicht richtig ausruhen konnte, verlor ich allmählich wieder die Nerven. Ich wollte das Baby nicht der Schwester überlassen und begann, Rowan überallhin mitzunehmen. Ich erfand alle möglichen Ausreden, um dies zu rechtfertigen. Wenn ich etwa aus dem Haus ging, rief ich laut, ich hätte mit Rowan einen Termin beim Arzt oder einen Spieltreff bei Bekannten. Sie war zwar ein bißchen zu jung für eine Spielgruppe, und das Ganze war sicher ziemlich lächerlich, aber letzten Endes war ich überrascht, wie gut ich auch allein zurechtkam. Rowan und ich streunten durch ganz Los Angeles, und irgendwann konnte ich sie trotz der Orthese ganz selbstverständlich mit einer Hand in den Tragesitz oder den Kinderwagen packen. Mir kam es wie ein Triumph vor, daß ich mit dem Kindersitz im Auto und dem ganzen anderen Babyzubehör gut umgehen konnte. Daß ich all das ganz allein schaffte, gab mir wieder neues Selbstvertrauen.

In dieser einen Woche mit der neuen Kinderschwester passierten in unserem Haus komische, aber auch ärgerliche Dinge. Einmal zum Beispiel, als Chris und ich mit dem Baby weggingen, bat sie: »Oh, würden Sie mir bitte etwas Lachs mitbringen?« Sie war wohl an eine andere Art von Haushalt gewöhnt, mit Hauspersonal und einem Koch. Wir hatten weder einen Koch noch sonstige Angestellte, nur eine Zugehfrau, die zweimal pro Woche für ein paar Stunden ins Haus kam. Das Einkaufen und Kochen erledigten wir selbst. Na ja, eigentlich ist Chris der Chefkoch des Hauses. Im Gegensatz zu dem, was manche Leute vielleicht glauben, leben wir relativ normal. Bis auf Gemma hatte ich noch nie eine Angestellte gehabt, die sogar bei uns wohnte. Die neue Kinderschwester lebte gar nicht in Kalifornien, deshalb mußte sie bei uns wohnen. Es war sehr seltsam, jemand so völlig Fremdes im Nachthemd vor dem offenen Kühlschrank stehen zu sehen.

Auf dem Weg zum Einkaufen lachten Chris und ich uns kaputt; wir amüsierten uns über ihre Bitte und besorgten den Lachs. Am nächsten Morgen witzelten wir, wir dürften nicht zu lange auf der Hundewiese bleiben, weil wir nach Hause gehen und dem Kindermädchen Frühstück machen müßten. Chris sagte, er könne nicht mit dem Baby und mir spazierengehen, weil er zu Hause bleiben und dafür sorgen müsse, daß der Champagner für das Kindermädchen kalt gestellt und der Whirlpool richtig temperiert sei. Wir hatten sie für eine Woche fest engagiert, und ich wollte für alle Fälle wirklich eine Kinderschwester im Haus haben, aber ich zählte die Tage, bis unsere »falsche Schwester« wieder gehen würde. Mit ihr zusammen konnten wir nicht mehr unser eigenes Leben führen. Aber es war wunderbar, daß wir über unsere Situation lachen konnten. Es zeigte mir und meinem Mann, daß meine Stimmung tatsächlich besser wurde.

Ich hielt es für ein gutes Zeichen, daß ich feste Ansichten für den Umgang mit Rowan entwickelte, denn das machte zumindest deutlich, wieviel mehr ich mich jetzt für sie und die Mutterschaft allgemein engagierte. Mit der Zeit erkannte ich sogar einige ihrer Verhaltensmuster, wie Gemma es prophezeit hatte. Ich merkte, wann sie müde war, hungrig oder gelangweilt. Bald konnte ich auch erkennen, daß sie gleich einschlafen würde, obwohl sie mit dem Trinken noch nicht fertig war: Ihre großen Augen verdrehten sich, und ich mußte sanft ihre Wange berühren, damit sie weitertrank. Wenn ich nicht schnell genug reagierte, schlief sie so fest ein, daß ich sie nicht mehr wecken konnte. Gemma hatte recht gehabt: Ich konnte Rowans Stimmung am Tonfall und der Lautstärke ihres Geschreis erkennen. Ich näherte mich einer Bindung zu meiner Tochter von außen nach innen, und obwohl das sehr langsam ging, war ich nicht mehr ganz so verloren und ohne Hoffnung. Ob es etwas damit zu tun hatte, daß ich mein Versprechen dem Arzt gegenüber gehalten und pflichtbewußt die kleine rosa Tablette geschluckt hatte,weiß ich nicht, jedenfalls weinte ich nicht mehr von morgens bis abends.

Rowans Nähe ängstigte mich jedoch noch immer. Das Baby war eine gewaltige Verantwortung, und ich war mir nach wie vor nicht sicher, ob ich dieser Herausforderung jemals gewachsen sein würde. Die Ehe ist auch eine Verpflichtung, aber zumindest kann mein Mann selbständig essen und zur Toilette gehen! Für diverse Rollen hatte ich meine Stimme und meinen Körper intensiv schulen müssen, aber nichts hatte mich auf die Unbilden der Mutterschaft vorbereitet. Rowan wurde eben nicht inklusive Ablaufplan, Drehbuch oder Regieanweisung geliefert. Jeden Tag machte ich Witze darüber, daß ich sie heute zum ersten Mal sähe, denn ich hatte immer noch das Gefühl, sie im Grunde überhaupt nicht zu kennen. Sie war mir so fremd und blieb es auch. Dennoch wurde Rowan immer niedlicher, je länger ich sie betrachtete. Sie war ein sehr fröhliches Baby, und ich bemerkte erst allmählich, was für ein kleiner Sonnenschein sie war. Schließlich hatten wir die Woche mit der Kinderschwester überstanden. Chris und ich waren noch nie so glücklich gewesen, jemanden aus dem Haus zu haben.

Ich hatte mir zwar vorgenommen, das Infomaterial über die postnatale Depression durchzulesen, diesen Vorsatz aber immer noch nicht in die Tat umgesetzt. Ich gestand Chris, daß ich es aus irgendeinem Grund immer wieder aufschob. Mir war klar, daß mir diese Informationen sehr nahegehen würden, und ich war immer noch der Ansicht, daß mir so etwas nicht passieren könne. Chris fand es hilfreich, Erfahrungsberichte von Betroffenen zu kennen, drängte mich aber nicht dazu. Ich merkte, wie enttäuscht er war, und versicherte ihm, ich würde schon noch dazu kommen. Seit ein paar Wochen konnte ich klarer denken, und meine Gefühle waren ausgeglichener. Ich hatte schon einige Zeit nicht mehr daran gedacht, aus einem Fenster zu springen oder wegzulaufen, und spürte auch nicht mehr diese tiefe Traurigkeit. Allmählich glaubte ich, meine Gefühle unter Kontrolle zu haben, und wollte mich nicht mit irgend etwas befassen müssen, was dies wieder ändern könnte. Außerdem konnte ich mir nicht vorstellen, daß dieses Infomaterial besonders lustig sein würde. Im Allgemeinen sah alles nicht mehr so düster und uferlos aus wie in New York. Ich wollte mich nur weiterhin immer besser fühlen und hatte Angst davor, diese relativ stabile Situation zu gefährden. Die Zeit schien schneller und viel weniger dramatisch zu vergehen.

Bevor ich wußte, wie mir geschah, mußten wir uns auf Fotoaufnahmen für das Magazin *HELLO!* vorbereiten. Um den Nachstellungen der Medien ein weiteres Mal zuvorzukommen, hatten wir schon lange vor Rowans Geburt beschlossen, mit dieser britischen Zeitschrift zusammenzuarbeiten. Die Leute dort waren früher einmal sehr nett zu mir gewesen. Welche Fotos veröffentlicht wurden, hing von meiner Zustimmung ab, und der Artikel würde (hoffentlich) nicht allzuviel Klatsch und Tratsch enthalten. Wenn die Story erst erschienen war, würden »Die ersten offiziellen Fotos der kleinen Rowan zu Hause!« nicht mehr so begehrt sein. Wenn wir selbst die Initiative ergriffen, würden die zudringlichen Paparazzi uns nicht mehr so gierig verfolgen. Ich wollte mich und mein Baby für diese Leute so uninteressant wie möglich machen, damit wir alle einigermaßen in Ruhe leben konnten.

Natürlich würde es immer parasitäre Paparazzi geben, die hinter diversen Büschen in der Nachbarschaft lauerten, um uns beim Spaziergang zu fotografieren, aber wenn unsere Story rasch erschien, würden solche Fotos nicht mehr so viel wert sein.

Als Chris und ich das Fotoshooting vereinbarten, hatten wir nicht bedacht, daß ich nach der Geburt irgendwelche Probleme haben könnte. Nun machte sich Chris Sorgen, daß es zu anstrengend für mich werden könnte. Er wünschte offenbar, wir hätten nicht zugesagt, und meinte, in Anbetracht meiner ganzen Situation sei es vielleicht doch keine so gute Idee. Er ist ein eher zurückhaltender Mensch und kam sich seltsam dabei vor, mit unserem Baby für Fotos zu posieren, die das ganze Land sehen würde. Wieder erklärte ich ihm, daß wir keine andere Wahl hätten. Chris mußte sich vorher noch nie mit der eigenen Berühmtheit auseinandersetzen, und wenn es darum geht, im Rampenlicht zu stehen, richtet er sich meist nach mir. Ich erinnerte mich daran, wie gut es bei der Abfahrt aus dem Krankenhaus gelaufen war. Wir hatten die Sache gut vorbereitet über die Bühne gebracht. Jetzt würden wir zumindest selbst die Bilder aussuchen können und die Story so präsentieren, wie wir es für angemessen hielten. Normalerweise erlaube ich keinerlei Fotoaufnahmen in unserem Haus, aber diesmal machte ich eine Ausnahme, weil ich wußte, wieviel leichter das für Rowan sein würde.

Seit meiner frühen Kindheit bin ich mit solchen Shootings vertraut. Ich wuchs mit der Vorstellung auf, daß bestimmte Fotografen oder Leute aus dem Filmteam praktisch zur Familie gehörten. Demzufolge machen mich Fotosessions nie nervös, und weil ich mich sowieso schon besser fühlte, war ich auch überhaupt nicht gestreßt. Ich fand es wunderbar, professionelle, tolle Fotos von der ganzen Familie mit der kleinen Rowan zu bekommen. Wir sollten es nicht bereuen. Als der große Tag kam und das Team bei uns auftauchte, war ich richtig aufgeregt. Ich würde wieder einmal in die Arbeit hineinschnuppern können, die mir seit Rowans Geburt so gefehlt hatte, und es könnte sogar Spaß machen. Als Kind verlor ich mich bei Fotoshootings oft in einer Traumwelt. Wenn ich später als Erwachsene vor der Kamera stand, hatte ich immer noch das Gefühl, meinem Leben für eine Weile entkommen und eventuelle Probleme vergessen zu können. In meinem derzeitigen Zustand war mir eine solche Ablenkung sehr willkommen.

Ich wußte, daß die Fotos etwas ganz Besonderes werden würden, weil wir einen phantastischen Fotografen hatten. Ich stellte ein paar entzückende Outfits für mein kleines Mädchen zusammen und genoß es sehr, wie stolz ich darauf war, sie vorzeigen zu können. Nach den vergangenen, düsteren Wochen war ich sehr erleichtert, so zu empfinden! Vielleicht wurde ich allmählich wieder ich selbst. Ich war dankbar für diese Gelegenheit, meine kleine Familie auf Bildern dokumentiert zu sehen. Es klingt vielleicht seltsam, aber ich hoffte außerdem, wenn ich auf den Fotos wirklich glücklich und mit meinem Baby verbunden wirkte, würde mir das helfen, auch so zu fühlen. Jeder Therapeut hätte sich köstlich über diese Vorstellung amüsiert, aber die Fotografie spielt nun einmal eine Rolle in meinem Leben, so oder so. Ich wußte, wenn ich glückliche, schöne Fotos von mir und meiner Tochter sah, würde mir das helfen, mich auf das Gute zu konzentrieren, das ja auch vorhanden war.

Das Shooting lief gut, und wir hatten viel Spaß. Chris, der nicht so gern fotografiert wird und auf den meisten Fotos den Mund merkwürdig verzieht, fühlte sich anfangs nicht recht wohl, entspannte sich aber bald. Die Beleuchtung und das ganze Geschehen faszinierten Rowan. Sie weinte nicht ein einziges Mal und hatte überhaupt keine Angst. Ich hätte mich entsetzlich schuldig gefühlt, wenn diese Aufregung sie geängstigt hätte. Das kleine Fototeam war sehr lieb und sanft, die Leute gingen sehr rücksichtsvoll mit Rowan um. Sie sprachen leise und hatten volles Verständnis für ihre Stillzeiten und ihre Stimmungen. Ich kann mich nicht erinnern, Leute bei Fotoaufnahmen je so rücksichtsvoll erlebt zu haben, und war angenehm überrascht. Chris amüsierte sich königlich über die verschiedenen Gesichtsausdrücke unserer Tochter. Als wir fertig waren, aßen wir alle zusammen nett zu Abend, und Rowan schlief auf meinem Schoß ein. Zum ersten Mal bekam ich einen Eindruck davon, wie mein Leben als berufstätige Mutter aussehen könnte. Ich wollte Fotosessions mit Rowan nicht zur Gewohnheit machen, und es war vielleicht egoistisch, aber ich fühlte mich schon etwas weniger von meinem alten Leben abgeschnitten.

Die Bilder wurden noch schöner, als wir erwartet hatten, und die Reaktionen auf den Artikel waren erstaunlich. Jeder sprach mich darauf an, wie glücklich ich auf den Fotos aussähe und wie schön Rowan sei. Viele Freundinnen erkundigten sich sogar nach dem Namen des Fotografen, weil sie ihre eigenen Familien von ihm fotografieren lassen wollten. Als ich die fertige Zeitschrift betrachtete, war ich überrascht, wie ausgeglichen und entspannt ich wirkte. Und was für eine glückliche Familie! Endlich sah ich das abgebildet, was ich mir immer vorgestellt hatte. Das Beste an den Aufnahmen war, daß sie nicht falsch oder gekünstelt waren. Die Gefühle, die auf den Fotos deutlich zu erkennen sind, mußten also wirklich dasein. Ich beschloß, die Fotos im ganzen Haus aufzuhängen, damit sie mich daran erinnerten, wie nahe ich meiner Tochter und meinem Leben tatsächlich war, falls ich mich wieder einmal schlecht fühlen sollte.

Während dieser Zeit in Los Angeles rief ich oft Gemma an und fragte sie um Rat. Obwohl ich noch immer keine tiefe Bindung zu Rowan spürte und mich fragte, ob die schlimmen Gefühle zurückkommen und den neuen Frieden stören würden, wurde meine Tochter nun eher zu einer willkommenen Mitbewohnerin. Sie wuchs und gedieh. Jeden, der zu Besuch kam, lächelte sie an, und sie begann sogar zu glucksen, wenn sie gekitzelt wurde. Weil Chris abends sehr spät nach Hause kam, konnte er nur vormittags etwas Zeit mit ihr verbringen. Sie fühlte sich mit ihrem geregelten Tagesablauf offenbar sehr wohl, denn als ich einmal versuchte, sie länger wach zu halten, damit ihr Vater sie noch sehen konnte, weinte sie ganz fürchterlich und schlief danach nur schwer ein.

Ich hatte mir vorgenommen, das Medikament abzusetzen, sobald ich mich in Los Angeles eingelebt hätte. Da alles nun viel glatter lief, befand ich, ich hätte es nun lange genug genommen. Ich rief meinen Arzt in New York gar nicht an, weil ich das nicht für nötig hielt. Ich hatte das Gefühl, dies sei keine große Sache – ich würde ihn später anrufen, ihm erklären, daß ich das Medikament nicht mehr brauchte und daß es mir gut ging. Die Dosis reduzierte ich nicht allmählich und sagte auch niemandem, daß ich das Zeug nicht mehr nahm. Ich hörte einfach von einem Tag auf den anderen auf. Nicht einmal Chris erzählte ich davon, weil ich wußte, daß er dagegen sein würde, und ich wollte von niemandem hören, ich solle es weiter nehmen. Stur, wie ich bin, dachte ich, das würde schon in Ordnung gehen. Ich hatte immer schon an die Macht der Gedanken geglaubt und meinte nun, ich sei stark und ausgeruht genug, um mich durch reine Willenskraft besser zu fühlen. Nachdem ich das Seroxat abgesetzt hatte, bemerkte ich keine akute Veränderung in meinem Gemütszustand und fand, ich käme gut mit meiner Mutterrolle zurecht. Offensichtlich brauchte ich diese Krücke nicht mehr.

Ein paar Abende später beschloß ich, mich bei den Dreharbeiten zu *Susan* blicken zu lassen und einige befreundete Kollegen zu besuchen. Ironischerweise arbeiteten nun alle in Chris' neuer Serie mit. Ich hatte vier Jahre mit diesen Leuten verbracht und wußte, daß sie sich sehr freuen würden, mein kleines Mädchen kennenzulernen. Ich betrat die Garderobe, und sofort rissen sich die Leute darum, das kleine Bündel im Arm halten zu dürfen. Wir schossen ein paar Polaroids, und ich erzählte die dramatische Geschichte von Rowans Geburt. Alles war mir so vertraut, es war, als sei ich nach Hause gekommen. Als wir uns über die alten Zeiten bei den Dreharbeiten zu *Susan* unterhielten und uns daran erinnerten, wieviel Spaß wir dabei gehabt hatten, wurde ich weinerlich. Weil gerade eine neue Folge gedreht wurde, herrschte Hochbetrieb. Schauspieler und andere Leute kamen und gingen, um die Kostüme zu wechseln. Während ich bei alldem zuschaute, hatte ich das Gefühl, mich immer weiter von den anderen zu entfernen. Diese Traurigkeit schaukelte sich auf, und ich verlor zusehends die Fassung. Ich betrachtete diese Menschen, die für mich wie eine zweite Familie gewesen waren, und vermißte das Leben mit ihnen schrecklich. Ich fühlte mich ausgeschlossen.

Die Arbeit fürs Fernsehen, beim Film oder am Broadway nimmt einen völlig in Anspruch. Die eigene Welt dreht sich nur noch um die Arbeit und die Beziehungen zu den Kollegen. Für andere Dinge bleibt kaum Zeit. Wenn eine solche Arbeit dann zu Ende geht, ist das so, als würde man sein Zuhause und seine Familie verlieren. Jahrelang war ich mit diesen Leuten sehr eng verbunden gewesen, aber inzwischen waren alle verständlicherweise zu neuen Rollen und neuen »Familien« weitergezogen. Auch ich hatte meine eigene Familie gegründet und saß nun eher vor dem Fernseher, statt vor der Kamera zu stehen. Allmählich fühlte ich mich unbehaglich, als würden sie mich nie wieder ganz selbstverständlich in ihre Welt aufnehmen. Ich weiß noch, als ich »die Neue« an der Highschool war (und obendrein eine Berühmtheit!) und mit meinem Tablett an einen Tisch trat, woraufhin sämtliche Mitschüler, die dort saßen, wie ein Mann aufstanden und gingen. Ich war entsetzlich gekränkt. Zum Schluß setzte ich mich sogar zu den Lehrern. Obwohl dies hier eine ganz andere Situation war, fühlte ich mich genauso wie an jenem Tag in der neuen Schule.

Die Kostümbildnerin Judith und ihre Assistentin Kris bemerkten meinen nervösen, traurigen Gesichtsausdruck.

Sie zogen die Tür hinter uns zu, damit wir uns in Ruhe unterhalten konnten. Sobald wir allein im Raum waren, begann ich zu weinen. »Ihr fehlt mir alle so. Ich will, daß alles wieder wird wie früher, als wir alle zusammen waren.«

Judith reagierte als erste: »Glaub mir, du verpaßt überhaupt nichts! Sieh dir nur dein wunderhübsches Baby an. Es ist viel wichtiger als alles andere.«

»Ja, aber ich weiß gar nicht mehr, wo ich hingehöre.«

Judith sah mich mitfühlend an. »Wir vermissen dich auch, aber wir werden irgendwann wieder zusammenarbeiten. Im Moment hast du eben eine andere Aufgabe, und du solltest sie genießen. Das ist ein Segen. Sei nicht traurig, alles hat schon seinen Sinn.«

Judith war Buddhistin und betrachtete die meisten Dinge mit der Gelassenheit des Zen. Sie hielt aber keine Predigten und versuchte auch nie, die Leute zu bekehren. Ihr Glaube hatte in stressigen Zeiten beruhigend auf mich gewirkt; nach Davids Tod hatte sie es viel schneller als alle anderen geschafft, mit dieser Tragödie fertig zu werden. Ich erzählte Judith, daß ich nur zurückwollte, aber nicht sicher war, wohin eigentlich. In diesem Moment wollte ich unbedingt bei ihnen bleiben, wieder zu ihrer Familie gehören, mit ihnen zusammen an unserer Fernsehserie arbeiten und Spaß haben. Ich wollte mich in eine Zeit zurückversetzen, als ich noch gewußt hatte, was ich von mir erwarten konnte, und voller Stolz meine Aufgabe erfüllte.

Judith versuchte, mich auf den Teppich zurückzuholen. »Du bist doch gar nicht weggegangen. Du hast nur ein Baby bekommen. Alles kommt, wie es kommen soll.«

Auf einmal war ich verlegen. Ich kam mir albern vor, weil ich herumjammerte und ihr mein Herz ausschüttete, deshalb sagte ich, wahrscheinlich liege das an der Müdigkeit und den Hormonen. »Mir geht es gut. Tut mir leid, daß ich so eine miese Stimmung verbreite. Wir hatten soviel Spaß zusammen, und das fehlt mir. Ich würde so gern wieder arbeiten.« Ich kämpfte gegen die düsteren Gedanken an, konzentrierte mich statt dessen auf das Baby und gab ihm ein Schmuckstück aus der Requisite zum Spielen.

Ein paar Programmdirektoren schauten vorbei, um das Baby zu sehen, und redeten ständig davon, wie schön es doch für mich sein müßte, nur noch Mutter zu sein und mich nicht mehr mit dem verrückten Filmgeschäft herumschlagen zu müssen. Ich hatte es nie für sonderlich verrückt gehalten und war immer davon ausgegangen, daß ich weiterarbeiten und mein Kind zu den Dreharbeiten mitbringen würde. Alle waren nett zu mir, und ich vermute, einige hätten liebend gern mit mir getauscht. Doch ich fühlte mich so, als sei ich überhaupt nicht mehr wichtig. Keiner sah mehr die Schauspielerin Brooke Shields, sie sahen nur noch eine Mama. Und für eine professionelle Schauspielerin kann das sehr verunsichernd sein. Plötzlich fühlte ich wieder die Ängste, unter denen ich schon in New York gelitten hatte. Ich bekam das schreckliche Gefühl, daß ich nie wieder würde arbeiten können und das Baby zu einem sehr ungünstigen Zeitpunkt eingeplant hatte (sofern man ein Baby denn planen kann). Nun wünschte ich, ich hätte damit gewartet, bis ich in einem anderen Beruf Fuß gefaßt hätte. Mein ganzes Leben lang hatte ich ununterbrochen gearbeitet, doch nun stand ich ohne Job da. Ich konnte nicht mehr meinen eigenen Lebensunterhalt verdienen und tat nicht mehr das, was ich immer für meine Lebensaufgabe gehalten hatte. In meinem derzeitigen »Job« war ich noch nicht einmal sonderlich gut. Mein Selbstbild und Selbstwertgefühl waren nachhaltig erschüttert.

Weiterhin schauten alle möglichen Leute in der Garderobe vorbei, um einen Blick auf das neue Baby zu werfen. Währenddessen geriet ich immer mehr aus der Fassung. Wieder einmal fühlte ich mich gar nicht wohl in meiner Haut und geriet allmählich in Panik. Diesmal hatte es nichts mit Rowan zu tun, sondern allein damit, wie ich mich selbst sah und empfand. Das war ein körperliches Gefühl, beinahe so, als würde ich mich gleich übergeben müssen oder in Ohnmacht fallen. Ich begriff gar nicht, was mit mir passierte. Es war mir doch so gut gegangen. Mein Herz raste, ich hörte alles nur noch gedämpft, und ich mußte auf der Stelle hier raus. Ich schnappte mir mein Baby, sammelte unsere Sachen ein und verabschiedete mich rasch unter dem Vorwand, ich müsse Rowan jetzt nach Hause und ins Bett bringen. Es war schon Abend und tatsächlich bald Schlafenszeit, aber ursprünglich hatte ich geplant, viel länger im Studio zu bleiben und sie auf dem Heimweg im Auto einschlafen zu lassen. Ich versprach, bald wieder vorbeizukommen, und sagte, ich wolle sie nicht länger von der Arbeit abhalten. Während ich schnell zum Auto ging, begann ich zu weinen. Ich packte das Baby in den Kindersitz und fuhr so schnell wie möglich los. Dann liefen die Tränen in Strömen.

Auf dem Heimweg geriet ich in dichten Verkehr und hatte auf einmal das schreckliche Gefühl, ich würde das Auto gleich gegen die Betonmauer am Rand der Fahrbahn steuern. Rowan saß hinten, und obwohl ich nicht daran dachte, ihr etwas anzutun, wäre ich am liebsten durch die Windschutzscheibe geflogen. Gott sei Dank hatte ich das Baby im Auto, denn dieser Drang war so stark, daß ich ihm fast nachgegeben hätte. Welche Ironie, daß sie mich nun davon abhielt, mir selbst etwas anzutun! Ich weiß nicht mehr warum, aber ich rief meine Mutter an. Vielleicht hoffte ich, sie würde mich aufmuntern, oder ich ahnte, daß sie mir die Vorwürfe machen würde, die ich meiner Meinung nach verdiente. Aus welchem verrückten Grund auch immer, ich rief sie an und erschreckte sie beinahe zu Tode. Sie versuchte mich zu beruhigen und versicherte mir, diese Gefühle würden vorübergehen. Sie sagte mir, wie gesegnet ich sei, und riet mir zu beten. Dann fragte sie, ob ich das Medikament noch nehme, und ich sagte: »Nein!« Ich behauptete, ich müsse mich jetzt wieder aufs Fahren konzentrieren und könne nicht mehr telefonieren.

Als ich auflegte, verging sie fast vor Sorge. Später hatte ich ein sehr schlechtes Gewissen, weil ich ihr solche Angst eingejagt hatte.

Als nächste rief ich meine Freundin Stephanie an. Wir hatten nach dem College zusammen in New York und Los Angeles gewohnt, und uns verband eine alte, tiefe, schwesterliche Freundschaft. Ich erzählte ihr, daß ich mit dem Auto gegen eine Betonmauer fahren wolle. Schluchzend erklärte ich, ich hätte wieder das Gefühl, verrückt zu werden. Sie wußte, daß ich immer Wort hielt, und ließ mich ernsthaft versprechen, nichts Unüberlegtes zu tun. Das wiederholte sie dreimal. Schließlich versprach ich es, aber der Drang war wirklich sehr stark. Dann bot sie mir an, sofort vorbeizukommen. Ich wollte im Augenblick niemanden sehen, verabredete mich aber für den nächsten Tag mit ihr zum Mittagessen. Sie war schon erleichtert, als ich überhaupt von morgen sprach. Chris rief ich nicht an, weil ich ihn nicht bei der Arbeit stören oder aufregen wollte. Rowan und ich schafften es schließlich nach Hause. Ich zitterte. Das Baby schlief ganz leicht ein, aber ich weinte mich in den Schlaf. Ich dachte immer wieder, wie froh ich war, daß Chris diesen Zusammenbruch nicht mitbekommen hatte.

Am nächsten Morgen blieb ich im Bett sitzen und erzählte ihm davon. Er wirkte wie gebrochen. Er fragte nicht nach den Einzelheiten, sondern sagte nur: »Ich halte das nicht mehr aus, bitte tu irgendwas, damit es dir besser geht. Ich weiß nie, was als Nächstes passieren wird, und ich weiß nicht mehr, was ich tun soll. Ich ertrage es nicht, dich so zu sehen. Bitte!« Zu meiner Überraschung fragte er nicht danach, ob ich das Medikament noch nahm. Tags zuvor war ich gar nicht auf den Gedanken gekommen, doch als ich nun über die vergangenen Tage und den Vorabend nachdachte, wurde ein Zusammenhang zwischen dem Zusammenbruch und dem abgesetzten Medikament immer wahrscheinlicher. Beschämt gestand ich meinem Mann, daß ich das Medikament nicht mehr nahm und mein Zusammenbruch möglicherweise etwas damit zu tun hatte (und nicht damit, daß ich nun völlig den Verstand verloren hatte). Er sagte, was auch immer der Grund dafür sei, ich müsse dringend mit jemandem sprechen, der mir wirksam helfen konnte. Nun hielt er professionelle Hilfe also für wichtiger als das Medikament.

Es war so gut gelaufen, und mir war es ja auch schon viel besser gegangen. Chris hatte sich in meiner Gegenwart wieder mehr entspannt; offenbar dachte auch er, ich würde allmählich stärker und käme »darüber« hinweg. Der Zusammenbruch war für uns beide ein Schlag. Chris war hilflos und fühlte sich ausgeliefert. Er flehte mich an, in eine Klinik zu gehen oder mir sonst irgendwo Hilfe zu holen, weil er es nicht mehr ertrug, wie schlecht ich mich fühlte. Er verhielt sich nicht egoistisch, sondern zeigte mir nur, wie besorgt er um mich war und daß er allmählich keine Kraft mehr hatte. Er setzte sich auf die Bettkante, ließ den Kopf hängen und sah traurig und elend aus. Meine Emotionen verlangten ihm viel ab, und seine offensichtliche Hilflosigkeit stürzte mich in Verzweiflung. Warum machte ich den Mann, den ich liebte, unglücklich, warum quälte ich ihn so? Was tat ich meiner Familie damit an? Ich haßte mich.

Nachdem Chris zur Arbeit gegangen war, bat ich Alma, unsere Zugehfrau, auf Rowan aufzupassen, während ich mit Stephanie zu Mittag aß. Alma war schon lange bei uns, hatte selbst zwei Kinder, und ich vertraute ihr vollkommen. Mir blieben nur zwei Stunden bis zur nächsten Stillzeit, deshalb würde ich wenig Zeit für Smalltalk haben. Sobald ich Steph gegenübersaß, sah ich sie an und sagte: »Ich verliere den Verstand. Mir geht es gar nicht gut.« Weil wir uns seit etwa fünfzehn Jahren kennen, haben wir schon die verschiedensten Höhen und Tiefen gemeinsam erlebt. Sie gab zu, daß sie mich noch nie so aufgelöst gesehen habe. Ich war verzweifelt, konnte aber kaum einen klaren Gedanken fassen. Immer wieder erzählte ich ihr, welch schreckliche Angst ich hätte. Sie nahm sich viel Zeit und konnte mich schließlich beruhigen. Mit ihrer Hilfe erkannte ich, daß ich nicht verrückt war, sondern daß in meinem Inneren irgend etwas Schwerwiegendes ablief, das allmählich außer Kontrolle geriet. Ich brauchte dringend medizinische Hilfe, bevor es noch schlimmer wurde. Stephanie ließ mich alles laut aufzählen, was es in meinem Leben Schönes gab und was ich schon erreicht hatte. Sie wußte, wie sehr ich Rowan liebte und daß Rowan mich liebte. Sie erinnerte mich daran, daß ich bisher noch immer alles geschafft hatte, was mir wirklich wichtig gewesen war. Das hier war eine schwere Prüfung, doch ich würde sie bestehen. Ich erzählte ihr von dem Medikament, und sie ließ mich schwören, daß ich noch am selben Tag den Arzt anrufen würde. Ich fühlte mich wie ein kleines Kind, dem Anweisungen erteilt wurden, doch mir blieb nichts anderes übrig, als Stephs Rat und ihr Mitgefühl anzunehmen. Als ich ging, fühlte ich mich besser, als trüge ich eine Art Schutzhülle. Chris war bisher immer stark geblieben, aber nun war es höchste Zeit für mich, mutig um Hilfe zu bitten. Ich wollte ihm nicht noch mehr weh tun.

Auf dem Heimweg mußte ich daran denken, wie mein guter Freund David damals abgestürzt war. Auch er hatte seine Medikamente abgesetzt, ohne es dem Arzt zu sagen. Nun empfand ich noch mehr Mitgefühl für ihn als je zuvor. Was hatte ich mir eigentlich dabei gedacht, das Medikament ohne jeden medizinischen Rat einfach abzusetzen? Davids Situation war natürlich eine ganz andere gewesen, aber wenn ich heute zurückblicke, verstehe ich nicht, warum ich aus seiner schrecklichen Geschichte nicht mehr gelernt habe. Ich verstand gut, daß er nicht unter Medikamenteneinfluß stehen wollte, aber ich frage mich manchmal, ob er nicht heute noch bei uns sein könnte, wenn er seine Tabletten weiterhin genommen hätte. Ich hatte einen Menschen verloren, der mir sehr viel bedeutete. Schon damals hätte ich lernen sollen, Psychopharmaka nicht zu verachten.

Ich ging nach Hause und erzählte meiner Assistentin vorsichtig von meinem emotionalen Zustand. Meistens arbeitete sie in ihrem Büro, doch an diesem Tag hatte sie auch bei uns zu Hause etwas zu tun. Sie geht sehr respektvoll und zurückhaltend mit mir und meinem Leben um und hat sich selbst strenge Grenzen gesetzt, die sie niemals überschreitet. Seit über sieben Jahren arbeitet sie nun für mich und hält sich immer im Hintergrund. Ich vertraue ihr vollkommen. Also setzte ich mich mit ihr zusammen und fragte sie, wie sie mein Verhalten einschätzen würde. Sie sah mich mit Tränen in den Augen an und gab zu, daß sie mich noch nie so erlebt hatte. Ich wirkte düster und bedrückt auf sie, und es tue ihr weh, wie unglücklich und wütend ich sei. Wir sehen uns täglich, deshalb fragte ich sie auch, ob sie in den vergangenen paar Tagen eine Veränderung an mir bemerkt hätte. Sie sagte ja. Als ich in Los Angeles angekommen sei, hätte ich mich rasch wieder zurechtgefunden und den Eindruck erweckt, kein Problem sei zu groß für mich. Aber in jüngster Zeit schienen mich selbst die geringsten Kleinigkeiten aus der Bahn zu werfen. Ich erklärte ihr, daß ich das verschriebene Medikament abgesetzt hatte. Meine Assistentin sah mich forschend an, griff zum Telefon, wählte die Nummer meiner Frauenärztin und drückte mir den Hörer in die Hand.

»Sie haben das Seroxat von einem Tag auf den anderen abgesetzt? Mensch, Brooke, kein Wunder, daß es Ihnen so schlechtgeht! Wer hat Sie denn auf die Idee gebracht?«

Ich erklärte ihr, daß ich selbst entschieden hätte, das Medikament nicht mehr zu nehmen, weil ich nicht recht geglaubt hatte, daß es half.

»Sehen Sie das jetzt immer noch so?« fragte sie, worauf ich verlegen antwortete: »Das ist wohl das Tolle an so einem Medikament – man merkt gar nicht, daß es wirkt, aber man fühlt sich irgendwie besser.« Ich erklärte, daß es mir gelungen sei, meine Gedanken unter Kontrolle zu bringen. Nur deshalb ginge es mir besser, und ich wolle keine Medikamente *brauchen*, um mich gut zu fühlen. Ich erzählte ihr dann, wie schlecht es mir seit Rowans Geburt gegangen war. Vorsichtig erläuterte sie mir, daß sich dies nach einer relativ schweren Form der Wochenbettdepression anhöre. Dies sei eine ernsthafte Erkrankung, die viel zu selten diagnostiziert würde, weil die meisten Leute aus irgendeinem Grund nicht gern darüber sprächen. Die Ärztin sagte mir freundlich, aber bestimmt, ich solle mir nicht noch zusätzlich Druck machen, indem ich mich dazu zwinge, etwas zu ertragen, das sich meiner Kontrolle entzöge. Ich bräuchte mich dessen nicht zu schämen, denn das Problem trete viel häufiger auf, als die Leute meinten. Sie hätte das schon oft bei Frauen erlebt, die eine künstliche Befruchtung hatten machen lassen (vielleicht aufgrund der Hormonbehandlung), aber eine postnatale Depression könne jede Frau treffen. Das bedeute nicht, daß ich verrückt sei oder irgend etwas falsch gemacht hätte. Die Menschen, die ihr Elend geduldig ertragen würden, bekämen dafür auch keine Medaillen verliehen. Diese Medikamente gäbe es nicht ohne Grund, und die Krankheit nicht zu behandeln, wäre einfach unverantwortlich.

Ich weiß noch, daß mir einmal jemand gesagt hat, man habe nicht automatisch Erfolg, nur weil man das so *wolle*. Ich hatte versucht, mich gesund zu *denken*, doch das funktionierte offensichtlich nicht. Hilfe ist dazu da, daß man sie in Anspruch nimmt. Was auch immer nötig sein mochte, damit ich mich besser fühlte und körperlich erholte, war es das wert. Auf einmal fiel mir Kate Lears Mann ein, der zu Chris gesagt hatte: »Ist doch in Ordnung, wenn einem Medikamente das Leben leichter machen.« Meine Ärztin erklärte, daß es viele verschiedene Medikamente gäbe, mit denen wir es versuchen könnten, doch da das Arzneimittel, das ich genommen hatte, offenbar half, sollte ich es noch einmal damit probieren. Es tat mir gut, von ihr daran erinnert zu werden, daß das Medikament nicht abhängig machte und daß ich es irgendwann würde absetzen können, natürlich unter ärztlicher Überwachung. An diesem Tag fing ich wieder an, die kleine rosa Pille zu schlucken.

Einige Tage später suchte ich die Ärztin auf, weil eine Nachuntersuchung und ein Ultraschall fällig waren. Nach meiner Entlassung aus dem Krankenhaus in New York war es mir so schlechtgegangen, daß ich das Problem mit meiner Gebärmutter völlig vergessen hatte. Man hatte Chris und mir gesagt, daß man erst nach einiger Zeit feststellen könne, ob sie ganz verheilt war. Die Ärztin untersuchte mich gründlich, und zu unser beider Erleichterung sah meine Gebärmutter wieder ganz normal aus, die Eierstöcke ebenfalls. Sie hatte den OP-Bericht der Kaiserschnittgeburt studiert, und obwohl sie nicht genau wußte, weshalb es überhaupt dazu gekommen war, versicherte sie mir, daß eine weitere Uterusruptur sehr unwahrscheinlich sei. Ich könne durchaus ein zweites Kind bekommen, wenn ich das wolle, doch diesmal mit geplantem Kaiserschnitt. Ich erwiderte, ich hätte mit dem ersten noch genug zu tun. Außerdem fürchtete ich eine weitere Depression. Sie erklärte, nur weil ich nach dieser Geburt eine Wochenbettdepression bekommen habe, würde sich das bei weiteren Geburten nicht unbedingt wiederholen. Außerdem könne man beim nächsten Mal mit einer medikamentösen Behandlung vorbeugen. Es ist nicht ganz sicher, ob es Menschen gibt, die für eine postnatale Depression besonders empfänglich sind, und wie so viele Frauen, die damit konfrontiert werden, war ich schockiert darüber, daß gerade mir das passiert war. Ich fand es tröstlich, von meiner Ärztin zu hören, daß ich nichts dagegen hätte tun können. Es sei keine Schande, von einer Depression betroffen zu sein. Sie sagte, die meisten Frauen spürten den Druck, ihre Gefühle herunterzuschlucken, ihre Emotionen zu ignorieren und tapfer ihr Baby zu bemuttern. Vielleicht nehmen wir die Auswirkungen von Hormonen und anderer Faktoren auf unser Wohlbefinden und unseren Seelenfrieden einfach nicht ernst genug. Leider wurde die Öffentlichkeit erst in jüngster Zeit auf das Phänomen der Wochenbettdepression aufmerksam, und meist richtete sich diese Aufmerksamkeit auf die extremeren Fälle. Sie ist und bleibt ein Thema, über das weder die Betroffenen noch ihre Ärzte gern sprechen.

Ich war neugierig, wie diese Emotionen entstehen konnten und was den Unterschied zwischen einer postnatalen Depression und den »Heultagen« ausmachte. Meine jüngsten Gefühlsschwankungen waren recht ernst gewesen, und die Bandbreite und Tiefe der Emotionen, die ich in Rowans ersten Lebenswochen erlebt hatte, hatten mich, wie ich jetzt erkannte, an den Rand des Wahnsinns gebracht. Natürlich mußte ich mich gründlicher über diese Form der Depression informieren. Nun setzte ich mich endlich hin und las das Infomaterial, das Sherie mir gegeben hatte.

Obwohl sich die Fachleute offenbar nicht einig sind, was genau eine Wochenbettdepression auslöst, sind viele der Ansicht, daß die rapiden Veränderungen im Hormonhaushalt kurz nach der Geburt ein Auslöser für Stimmungsschwankungen sein können. In vielen Fällen machen sich die Symptome sogar schon während der Schwangerschaft bemerkbar. Zu den anderen Faktoren, die eine postnatale Depression vermutlich begünstigen, zählen Schlafmangel, eine problematische Schwangerschaft, Komplikationen bei der Geburt, mangelnde familiäre oder soziale Unterstützung, Eheprobleme, eine frühere Depression und eine kürzliche Veränderung der Lebensumstände, etwa durch eine Scheidung, einen Todesfall, einen neuen Arbeitsplatz oder einen Umzug. Normalerweise bricht die Depression etwa eine Woche nach der Geburt aus, aber es sind Fälle bekannt, bei denen sie sogar fast ein Jahr später auftrat (zum Beispiel, wenn eine Frau mit dem Stillen aufhört und ihre Periode wieder einsetzt). Die postnatale Depression kann, wenn sie nicht behandelt wird, wenige Monate, aber auch einige Jahre andauern; allerdings wird sie nur dann als postnatal bezeichnet, wenn sie innerhalb eines Jahres nach der Geburt auftritt.

Diese Diagnose wird vielleicht deshalb nicht öfter gestellt, weil sich die meisten Ärzte mehr auf die körperliche Genesung der Frau und die Entwicklung des Neugeborenen konzentrieren. Sie erkundigen sich zu wenig nach der seelischen Gesundheit der Mutter. Außerdem erleben viele Frauen nach der Geburt zumindest einige Symptome der Wochenbettdepression, was die Diagnose zusätzlich erschwert: Sie schlafen schlecht oder können sich kaum konzentrieren, fühlen sich schlapp, haben keinen Appetit oder essen zuviel und fühlen sich vielleicht ein wenig deprimiert. Die Diagnose ist leichter zu stellen, wenn eine Frau unter extremeren Gefühlen leidet, schon einmal eine Depression hatte oder wenn der Geburt ein offensichtliches emotionales Trauma voranging, das mögliche psychische Probleme erahnen läßt. Allerdings wollen einige Frauen selbst dann nicht zugeben, wie schlecht es ihnen geht, und Ärzte stellen nicht immer die richtigen Fragen. Doch besonders beängstigend ist die Tatsache, daß eine postnatale Depression auch dann auftreten kann, wenn vorher nichts Schwerwiegendes passiert ist.

Anscheinend ist diese Krankheit mit einem Stigma behaftet; doch wenn sie nicht behandelt wird, kann sie chronisch werden und furchtbare Auswirkungen haben. Die Mutter geht an ihren Schuldgefühlen und ihrer Hoffnungslosigkeit fast zugrunde, und auch der Rest der Familie ist betroffen. Ehemänner, Eltern und Kinder werden ebenfalls darunter leiden, und in einigen Fällen können ganze Familien daran zerbrechen. Die Wochenbettdepression ist eine ernsthafte Erkrankung, die behandelt werden muß. Wenn erst die richtige Diagnose gestellt ist, können Medikamente und eine Therapie große Erleichterung bringen.

War ich eine Bilderbuchkandidatin für die Wochenbettdepression? Im allgemeinen sieht man im nachhinein viel klarer, und als ich nun mein Leben genauer betrachtete, erkannte ich, daß ich damit hätte rechnen müssen. Die Ärztin fragte, ob ich schon einmal an einer Depression gelitten hätte, aber ich hatte noch nie etwas Schlimmeres gehabt als leichte Melancholie und ab und zu ein Tief, das eben zum Leben dazugehört. Noch nie hatten mich meine Gefühle so mitgenommen wie jetzt. Normalerweise überstand ich so gut wie jede Krise aus eigener Kraft: Ich war geübt darin, einen kühlen Kopf zu bewahren; ich konnte meine Gefühle in einem Tagebuch verarbeiten, einen meditativen Yogakurs besuchen oder wandern gehen, um mich wieder besser zu fühlen. Manchmal reichte es schon, wenn ich richtig ausschlief oder mich mit einer guten Freundin traf, um ein Problem in eine neue Perspektive zu rücken. Ganz gleich, wie traurig ich war, ich fand immer einen Weg, damit fertig zu werden, ohne daran kaputtzugehen. In meinen wildesten Träumen hätte ich es nicht für möglich gehalten, daß ich so tief fallen könnte.

Doch während des Gesprächs mit meiner Ärztin erkannte ich, daß ich es nicht nur auf beiden Seiten meiner Familie mit Alkoholikern zu tun gehabt, sondern selbst einiges erlebt hatte, was die Entstehung einer postnatalen Depression begünstigte. In den vergangenen fünf Jahren hatte ich mich scheiden lassen, wieder geheiratet, eine Fehlgeburt gehabt und mehrere Hormonbehandlungen zur künstlichen Befruchtung durchgemacht. Jemand, der für mich wie ein Bruder gewesen war, hatte sich das Leben genommen, mein Vater war drei Wochen vor der Geburt meiner Tochter gestorben, wir waren in eine neue Wohnung gezogen, und Rowan war nach langen Wehen in einer traumatischen Entbindung geboren worden. Obendrein hatten wir keine Kinderschwester und keinerlei Erfahrung als Eltern, meine Tochter mußte eine Spreizorthese tragen und mein Mann zwei Wochen nach der Geburt wieder in einer anderen Stadt arbeiten, und ich war aufgegangen wie ein Hefekuchen. Ich war ein Fall wie aus dem Lehrbuch!

Ich begriff noch immer nicht, warum ich dies nicht hatte kommen sehen. Hätte ich denn irgend etwas tun können, um es zu verhindern? Vor dieser Form der Depression hatte mich niemand gewarnt. Mein Arzt in New York hatte mich ganz am Anfang einmal gefragt, ob ich eventuell eine Kandidatin für eine Wochenbettdepression sein könnte, aber ich hatte es weit von mir gewiesen: »Natürlich nicht.« Ich war noch nie von einer Depression betroffen gewesen, und wenn die Prozedur der künstlichen Befruchtung mich nicht um den Verstand gebracht hatte, könnte mich das auch nicht härter treffen, so dachte ich. Mir war nicht bewußt, daß eine Depression auch etwas mit einem chemischen Ungleichgewicht zu tun haben könnte. Die Standardfrage, die auch mir gestellt worden war, sah so aus: »Sind Sie öfter deprimiert, und fürchten Sie, Sie könnten mit der Mutterschaft überfordert sein?« Meine Antwort klang überzeugend genug, so daß der Arzt keinen Grund sah, das Thema ausführlicher mit mir zu besprechen. Das Problem des chemischen Ungleichgewichts wurde mir nie richtig erklärt, und selbst wenn – ich wäre vermutlich immer noch davon überzeugt gewesen, daß mir das nicht passieren würde. Man hatte mich lediglich davor gewarnt, daß die medikamentöse Behandlung vor der künstlichen Befruchtung möglicherweise PMS-artige Gefühle auslöste und daß einige Frauen nach der Geburt eine Phase durchmachten, die man als »Heultage« bezeichnete.

Als ich endlich schwanger war, fragte Chris mich einmal sehr vorsichtig, ob ich mir Sorgen machte, weil ich nach der Geburt vielleicht depressiv werden könnte. Ich würdigte diese Frage keiner ernsthaften Antwort, denn warum sollte ich nach der ersehnten Geburt depressiv werden? Er sagte auch, er wisse, daß ich auf emotionale Situationen heftig reagierte, und wir fragten uns, ob sich der Streß der Kinderwunschbehandlung eventuell bemerkbar machen würde. Offensichtlich dachte er, ich könne doch anfällig sein, aber ich beharrte darauf, daß mir so etwas nicht passieren könnte, und dachte nicht mehr darüber nach.

Als mein Baby eine Woche alt war, wußte ich, daß etwas nicht stimmte, weil meine Emotionen sehr heftig waren. Aber ich hätte das nie mit postnataler Depression in Verbindung gebracht. Obwohl die Ärzte mir medizinisch durchaus hätten helfen können, bekam ich erst dann die traurige Gewißheit, als ich die Erfahrungsberichte anderer Frauen in Sheries Infomaterial las. Mein eigenes Tagebuch hätte es nicht besser beschreiben können. Genau wie ich weinten diese Frauen ungewöhnlich viel und hatten das Gefühl, keine Bindung zu ihrem Kind aufbauen zu können. Sie fühlten sich schuldig, waren traurig und wurden die schlimmen Bilder nicht los, wie sie selbst oder ihre Babys starben. Diese Frauen litten unter Selbstmordgedanken und der entsetzlichen Angst, ihr Baby niemals lieben zu können, und fürchteten sich davor, es auch nur im Arm halten zu müssen. Ein Gefühl der Entfremdung und Isolation zog sich durch jeden einzelnen Bericht. Ich war schockiert darüber, daß diese Geschichten meinen Erlebnissen so nahekamen und all diese Frauen offenbar geistig gesunde, fähige Menschen waren. In fast jedem Erfahrungsbericht las ich, daß die Frauen stets zu hören bekamen, das sei nur der »Baby-Blues«, wenn sie sich anderen anvertrauten. Von wegen! Das wäre ein passender Titel für einen Trickfilm am Samstagmorgen. Was wir hingegen tatsächlich erlebt hatten, war eine ausgewachsene, sehr ernste postnatale Depression.

Endlich war mir klargeworden, was die Stunde geschlagen hatte, und ich erinnerte mich an das Gespräch mit Kate Lear. Sie hatte mich angesehen, als wüßte sie genau, was ich gerade durchmachte, und sie hatte mir ihre Hilfe angeboten. Nachdem ich ihren Artikel in der Elternzeitschrift *Parents* gelesen hatte, konnte ich etwas besser nachfühlen, wie sie gelitten haben mußte. Und ich mußte mir endlich eingestehen, daß ich hiermit offiziell zum Club der depressiven Mütter gehörte. Bedeutete das nun, daß ich verrückt war und unvermeidlich mit irgendeiner Verzweiflungstat in den Abendnachrichten auftauchen würde?

Die sogenannte postnatale Depression umfaßt eine ganze Gruppe von Erkrankungen. Da sind einmal die Heultage, auch Baby-Blues genannt, die unter frischgebackenen Müttern recht verbreitet sind; die Gemütsveränderung ist nicht schwerwiegend und dauert meist nicht länger als ein paar Tage bis zwei Wochen. Dann gibt es die postnatale Depression, unter der nach Schätzungen der National Mental Health Association etwa zehn bis zwanzig Prozent der Frauen nach der Geburt leiden. Einfach ausgedrückt: Wenn die Phase der depressiven Gefühle länger als zwei Wochen anhält oder später als zwei Wochen nach der Geburt einsetzt, gilt das nicht mehr als Baby-Blues, sondern als postnatale Depression. Die schwerste seelische Störung ist die postnatale Psychose. Die betroffenen Frauen leiden unter Paranoia, Wahnvorstellungen oder Halluzinationen und erleben unter Umständen einen Realitätsverlust. Es handelt sich jedoch um eine seltene Erkrankung, die natürlich dringend medizinisch behandelt werden muß, weil diese Mütter tatsächlich sehr gefährdet sind, sich selbst oder ihren Kindern etwas anzutun.

Außerdem können Frauen unter verschiedenen postnatalen Angststörungen leiden, wie Zwangsstörungen oder Panikattacken. Auch diese Frauen können angsteinflößende Gedanken haben – etwa darüber, ihren Babys etwas anzutun –, es ist ihnen aber stets bewußt, daß diese Gedanken unlogisch sind, und deshalb setzen sie sie nicht in die Tat um. Wenn eine Frau solche Gedanken hat, ist es sehr wichtig, daß sie mit ihrem Arzt darüber spricht, damit sie die Hilfe bekommt, die sie braucht. Außerdem kann eine schwere postnatale Depression oder Psychose sogar ein erstes Anzeichen einer bipolaren Störung, also einer manisch-depressiven Erkrankung sein – um so mehr ein Grund, sich von einem Arzt beraten zu lassen.

Ich halte mich selbst für einen gut informierten, gebildeten Menschen. Wenn mich diese Erkrankung so überraschend treffen konnte, dann stand ich damit wahrscheinlich nicht allein da. Ertrugen andere Frauen dieses Leiden schweigend, weil sie entweder nicht wußten, was sie da durchmachten, oder weil sie zuviel Angst davor hatten, ihre Gefühle zu offenbaren? Vielleicht konnten sie, genau wie ich, einfach nicht glauben, daß ihnen so etwas passierte. Je mehr ich über diese Erkrankung erfuhr, desto mehr wollte ich auch darüber herausfinden, was andere Leute wußten oder erlebt hatten. Zunächst sprach ich mit Bekannten von der Hundewiese oder aus dem Yogakurs. Ich wollte die Reaktionen von Leuten hören, die nicht zu meinem engsten Freundeskreis gehörten, und es fiel mir leichter, Menschen darauf anzusprechen, die ich nicht so gut kannte. Viele Frauen, mit denen ich über dieses Thema sprach, sagten: »Oh nein, so schlimm war es bei mir nicht. Ich war nur müde und hormonell durcheinander.« Die meisten Männer meinten nur, Schwangerschaft und Geburt machten Frauen eben verrückt.

Später sprach ich auch mit Leuten, die ich besser kannte. Ich bekam einige schockierte und widersprüchliche Reaktionen. Manche Frauen musterten mich verächtlich; andere versuchten, es ins Lächerliche zu ziehen oder das Thema zu wechseln. Viele sagten: »Ach, das ist eben so eine Phase, die man durchmacht. Das ist nur der Baby-Blues!« Ich fand es fast zynisch, daß ein so niedlich klingender Name für ein so trauriges Erlebnis stand. Wenn diese Krankheit Männer beträfe, dann hätte man ihr sicher einen ernsteren, komplizierter klingenden Namen gegeben.

Vor allem aber war ich neugierig. Ich war gar nicht auf die Idee gekommen, mich schlecht zu fühlen, weil ich nun meine Geschichte erzählte, sondern bekam eher den Eindruck, ich sei eine der wenigen Frauen, die so etwas erlebt hatten, und darüber werde am besten gar nicht gesprochen. Ich hatte mich geschämt, weil ich keine Liebe für meine kleine Tochter empfunden hatte, aber ich dachte, indem ich die Scham überwand und offen darüber sprach, würde ich vielleicht Trost finden. Ich hatte nicht damit gerechnet, daß man mich öffentlich derart dafür verurteilen würde. Ich glaubte, wenn ich darüber spräche, würde ich das Gefühl haben, nicht mehr ganz allein zu sein. Ich sehnte mich nach einer Gemeinschaft von Menschen, die sagten: »Oh ja, mir ging es genauso. Bei mir war es auch schlimm, aber keine Sorge, das geht vielen Müttern so. Glaub mir, es geht vorbei.«

Leider bekam ich eine solche Antwort nie zu hören; statt dessen geschah das Gegenteil. Die meisten Leute konnten nicht glauben, daß ich etwas so Negatives erlebt haben sollte, weil sie mich als ewige Optimistin kannten. Sie sagten in etwa: »Aber du siehst toll aus, und du läßt dich doch nie unterkriegen. Du scheinst sehr wohl eine Bindung zu deiner Tochter zu haben, du trägst sie doch überall mit dir herum.« Was soll man auf einen solchen Kommentar hin erwidern? Ich kam mir dumm vor, wenn ich dann sagte: »Aber ich mußte sie mir vor den Bauch binden, sonst wäre ich vielleicht davongelaufen. Ehrlich. So elend habe ich mich noch nie in meinem Leben gefühlt.« Die vorherrschende Meinung lautete offenbar: »Wie könntest *du* deprimiert sein, du hast doch alles, und nun auch noch ein Baby.« Ich sah mich als noch schlechtere Mutter und dachte, daß mit mir vielleicht wirklich etwas nicht stimmte. War ich denn die einzige, die so fühlte und darüber sprechen wollte? Das machte mich, ehrlich gesagt, ziemlich wütend.

Ich glaubte einfach nicht, daß die Leute die Wahrheit sagten. Meine Mutter hat mir immer gesagt: »Laß dich von einem Nein nie entmutigen.« Damit wollte sie mich zu einem lebenstüchtigen Menschen erziehen, und ich habe diesen Satz nie vergessen. Ich beschloß, es noch einmal zu versuchen. Diesmal sprach ich mit Menschen, die keine eigenen

Kinder hatten, aber andere Eltern kannten. Vielleicht würden sie diesem Thema offener gegenüberstehen. Ich stellte fest, daß jeder einzelne dieser Menschen entweder eine gute Freundin oder eine Verwandte hatte, der es ähnlich wie mir oder sogar noch schlimmer ergangen war. War das der große rosa Elefant mitten im Wohnzimmer, über den niemand sprechen durfte? Ich blieb hartnäckig und beschloß, noch mehr Mütter darauf anzusprechen. Je mehr Frauen ich meine Geschichte erzählte, je mehr ich nachfragte, was sie, ihre Freundinnen oder Verwandten erlebt hatten, desto mehr Leute begannen sich langsam zu öffnen. Weil ich so ehrlich mit meiner erschreckenden Erfahrung umging, sagten die Leute bald: »Ach ja, bei mir war es auch schlimm.« Oder: »Glauben Sie mir, ich kenne das. Meine Tante mußte sogar in eine psychiatrische Klinik.« Eine Frau erzählte mir: »Es wurde so schlimm, daß meine Freundin sogar auf das Fensterbrett ihrer Wohnung kletterte, während ihr Baby nebenan lag.« Es schockierte mich, wie viele Menschen es ebenso schlimm getroffen hatte wie mich. Elend sucht sich eben gern Gesellschaft! Meist bekam ich Variationen der folgenden Aussagen zu hören:

»Ich habe ständig darauf gewartet, daß die richtige Mutter dieses Babys endlich kommt.«

»Ich dachte: Es macht nichts, wenn mein Baby jetzt stirbt, denn es müßte in einer wirklich schlimmen Welt aufwachsen.«

»Jedesmal, wenn meine Freundin an der Mikrowelle vorbeiging, spürte sie diesen überwältigenden Drang, das Baby hineinzustecken.«

»Lange Zeit konnte ich es nicht einmal ertragen, mein Baby anzusehen.«

»Ich habe monatelang nur im Bett gelegen.«

»Ich mochte mein Baby kein bißchen.«

»Man konnte mich nicht mit meinem eigenen Baby allein lassen.«

»Mein Mann mußte sämtliche scharfen und spitzen Gegenstände aus dem Haus schaffen.«

»Ich habe ununterbrochen geweint.«

»Ich habe einen Monat lang kein Wort gesprochen und mich geweigert, das Haus zu verlassen.«

»Ich konnte das Geräusch nicht ertragen, wenn mein Baby weinte.«

»Ich wollte weglaufen und nie zurückkommen.«

»Ich wollte sterben.«

»Meine Familie dachte schon, sie müßte mich in eine Anstalt einweisen lassen.«

»Meine Schwester mußte mein Baby zu sich nehmen, bis es mir besser ging.«

»Ich habe überhaupt keine Verbindung zu meinem Baby gespürt.«

Ich sprach mit sehr vielen Menschen, und ich sah immer deutlicher, daß eine postnatale Depression gefährlich war, wenn sie nicht behandelt wurde, aber tatsächlich vorüberging, wenn man sich Hilfe holte. Da sich die meisten Frauen offenbar wieder erholten, erkannte ich, daß sie dieses Erlebnis, genau wie die Schmerzen während der Geburt, am liebsten vergessen wollten. Sie versuchten es unter den Kinderzimmerteppich zu kehren oder in den Windeleimer zu stopfen und nie wieder daran zu denken. Obwohl ich auf diese Weise verschiedene Methoden kennenlernte, wie Frauen sich über diese düstere Zeit hinweggeholfen hatten – die wirksamste Hilfe versprachen offenbar Medikamente. Nun fühlte ich mich nicht mehr so schlecht, weil ich die rosa Pillen wieder nahm. Außerdem machten viele Frauen eine Psychotherapie.

Es war beruhigend zu wissen, daß diejenigen Frauen, die unter einer postnatalen Depression gelitten und sich Hilfe gesucht hatten, die Erkrankung nicht nur überstanden hatten, sondern auch eine gesunde und starke Beziehung zu ihren Kindern aufbauen konnten. Diese Vorstellung machte mir Mut, und ich war erleichtert darüber, daß meine Beziehung zu Rowan nicht dauerhaft geschädigt sein würde. Bei dieser Entdeckung fiel mir ein gewaltiger Stein vom Herzen. Sicherlich würde meine Ehe auch nicht ernsthaft darunter leiden, aber ich wußte, daß ich genau hinsehen mußte, ob ich Chris vielleicht verletzt hatte, damit ich es wiedergutmachen konnte. Der Schaden, den meine Depression bereits angerichtet hatte, war zwar nicht irreparabel, aber ich hatte anderen weh getan. Ich würde mir viel Mühe geben müssen. Außerdem war mir nun klar, daß ich mehr tun mußte, als nur Pillen zu schlucken, wenn ich mich von dieser Depression vollständig erholen und meinen Liebsten wieder richtig nahe sein wollte. In den vergangenen Jahren war soviel passiert, daß ich mich jetzt auf meine emotionale Heilung konzentrieren mußte. Es war höchste Zeit, mit einem professionellen Therapeuten über meine Gefühle zu sprechen.

Kapitel VI

Bist du meine Mutter?

Ich suchte einen anderen Arzt auf; er arbeitete mit Frauen, die aus unterschiedlichen Gründen Schwierigkeiten damit hatten, schwanger zu werden. Er erklärte, weil Körper und Geist so eng zusammenhingen, sei es wichtig, daß ich sowohl mit einem Therapeuten arbeitete als auch Medikamente einnahm. Er empfahl mir eine Kollegin, von der er meinte, sie würde mir besonders gut helfen können. Ich hatte schon einmal eine Psychotherapie gemacht und war damit sehr zufrieden gewesen. Außerdem bin ich ohnehin der Meinung, daß es ein Zeichen von Stärke und nicht von Schwäche ist, zu einem Therapeuten zu gehen. Obwohl der Prozeß hart und unangenehm sein kann und nicht gerade lustig ist, entschädigen die langfristigen positiven Auswirkungen bei weitem für den kurzfristigen Schmerz einer Therapie.

Chris und ich blieben während der nächsten Monate in der Stadt und etablierten einen festen Rhythmus. Unter der Woche ging Chris zur Arbeit, und Rowan und ich begannen unseren Tag. Abends aßen wir gemeinsam zu Hause und gingen dann spazieren. Wenn Rowan schlief, sahen Chris und ich uns oft noch einen Film an. Diese Regelmäßigkeit war sehr angenehm.

Einmal in der Woche sprach ich mit einer Therapeutin darüber, wie es mir in meinem Leben allgemein und mit der Mutterschaft ging und wie ich mich fühlte. Sie war praktisch eine Fremde, aber ich schüttete ihr mein Herz aus. Ich finde es nach wie vor erstaunlich, wieviel leichter es manchmal ist, mit jemandem zu reden, den man nicht gut kennt. In der Vergangenheit war es in meiner Therapie vor allem um die Arbeit gegangen, um bestimmte Leute oder alltägliche Probleme; diesmal konzentrierte ich mich auf eine tiefere Ebene, und was ich herausfand, war sehr viel wichtiger für mich. Es war zudem erhellend und befreiend, sich mit dem Thema Mutterschaft auseinanderzusetzen.

Weil ich soviel gearbeitet hatte, war ich früher nur sporadisch zum Therapeuten gegangen. Diesmal genoß ich den Luxus eines geregelten Tagesablaufs und ging in ganz anderem Tempo vor. Ich hatte Zeit, nachzudenken und Fragen zu stellen, und konnte meiner Psyche erlauben, die auftauchenden Themen in Ruhe zu überdenken. In den früheren Sitzungen hatte ich gewöhnlich nach konkreten Lösungen für ein bestimmtes Problem gesucht. Nun hatte ich ein Baby bekommen, das mein Leben auf den Kopf gestellt hatte, und in der Therapie wurden Fragen angesprochen, auf die es keine eindeutige Antwort gab; ich war gezwungen, mein Bedürfnis nach sauberen, klaren Lösungen aufzugeben. Das war beängstigend und beschäftigte mich sehr, aber gerade weil es keine offensichtlich richtigen Lösungen gab, blieb mir nichts anderes übrig, als tapfer weiterzumachen.

Als ich die Praxis der Therapeutin zum ersten Mal betrat, bot sie mir eine Tasse Tee an und führte mich zu einem Sofa. Als ich zu meinem Platz in diesem Raum ging, an dessen Wänden archetypische Bilder hingen, bemerkte ich ein Regal voller Figurinen und fragte mich, ob die Therapeutin mit mir irgendein psychologisches Puppenspiel spielen wollte. Passenderweise konnte ich den Blick kaum mehr von einer kleinen Elfenbeinfigur der Jungfrau Maria abwenden. Ich fragte mich, wo ich anfangen sollte. In diesem friedlichen, geschützten Raum gingen mir auf einmal Gedanken durch den Kopf wie: Was für eine Mutter werde ich wohl sein? Ist es für mich anders, weil ich älter bin? Welche Rolle hat meine eigene

Mutter gespielt? Wie soll ich ein lebenstüchtiges, fröhliches, gesundes und höfliches kleines Mädchen großziehen? Wie werde ich mit meinen Fehlern umgehen? Was, wenn Rowan mich nicht mag? Wie werde ich damit umgehen, daß ich ganz sicher ab und zu wütend auf sie sein werde? Ist es in Ordnung, wenn ich wieder arbeiten gehe? Ist es noch zu früh dafür? Was hat sich in meinem Leben am meisten verändert? Wie hat meine Vergangenheit meinen seelischen Zustand beeinflußt? Inwiefern hat sich meine Beziehung zu meinem Mann verändert? In welchem Ausmaß haben der Tod meines Vaters und der meines besten Freundes zu der Depression beigetragen? Werde ich je wieder glücklich sein?

Die Liste war endlos. Bisher war ich nur für mich selbst und meinen Hund verantwortlich gewesen, und Darla widersprach mir nie oder sagte: »Ich hasse dich, Mama!« Was sollte ich tun, wenn meine Tochter mich zurückwies? Wie würde ich darauf reagieren, wenn sie sich mit ihrem Vater gegen mich verbündete?

Gleich zu Anfang half mir die Therapeutin zu ergründen, was es für mich bedeutete, ein Kind auf die Welt zu bringen. Ich hatte soviel Zeit, Mühe und Gefühle investiert, um schwanger zu werden, daß ich kaum darüber nachgedacht hatte, wie sich mein Leben verändern könnte, wenn ich erst ein Baby hätte. Man hat mich einmal mit dem Satz zitiert, daß ich den Unterschied zwischen dem Wunsch, ein Baby zu bekommen, und dem Wunsch, Mutter zu sein, erst zu dem Zeitpunkt wahrgenommen hätte, als ich versuchte, schwanger zu werden. Rückblickend ist mir klar, daß ich damals noch nicht ganz begriffen hatte, was das wirklich bedeutete. Um schwanger zu werden, hatte ich sehr viel durchmachen müssen, und deshalb nahm ich an, daß mein Engagement für die Mutterschaft auch einen anderen Charakter bekommen hätte. Doch ich glaube nicht, daß ich auf die großen Umwälzungen vorbereitet war, die ein Kind mit sich bringt; ein neues Leben erschaffen zu haben, bedeutete mir zunächst viel mehr. Meine Vorstellungen davon, wie wir drei spazieren gingen oder zusammen im Bett kuschelten, waren meilenweit von der Realität eines Babys entfernt, das um drei Uhr morgens schrie, weil es hohes Fieber hatte. Als ich behauptete, ich wolle jemandes Mutter werden, bedachte ich gar nicht die schreckliche Erschöpfung, den Verlust persönlicher Freiheit und die überwältigenden Ängste, die einfach dazugehören, wenn man ein Kind hat, von den seelischen Qualen ganz zu schweigen. Chris und ich waren jedoch *verantwortlich* für diesen neuen Menschen, den wir hervorgebracht hatten. Wir waren beide tüchtige, vernünftige Menschen, aber diese Verantwortung wog viel schwerer als die für ein Haustier, einen Job oder sogar für einen Partner. Dieser Verantwortung konnte man sich nicht entziehen – das Leben und die Existenz eines Menschen lagen in unseren Händen. Von einem solchen Standpunkt aus hatte ich das noch nie betrachtet.

In meiner Therapie sprach ich auch über den Übergangsritus, den man durchlebt, wenn man Mutter wird. Ich erinnerte mich daran, wie ich in den Operationssaal geschoben worden war, um Rowan zur Welt zu bringen: Damals fand ich es nicht richtig, meine »Mami« zu küssen oder zu brauchen, und dachte, in gewissen Momenten werde tatsächlich eine Fackel von einer Generation zur nächsten weitergegeben. Ich würde immer Mamas kleines Mädchen bleiben und mir manchmal sicher wünschen, bemuttert zu werden, aber meine Loyalität verschob sich, sobald ich ein eigenes Kind hatte. Von diesem Moment an mußte mein Kind an erster Stelle stehen. Das machte mich traurig, aber ich fühlte mich dadurch zugleich erwachsener und eigenständiger. Ich weiß noch, wie ich zum ersten Mal ohne Stützräder Fahrrad fuhr. Wir waren auf der Dreiundsiebzigsten Straße in Manhattan, und meine Mutter rannte neben mir her und stützte den Sattel. Als ich ein paar Sekunden später den Kopf drehte, merkte ich erst, daß sie losgelassen hatte und hinter mir zurückblieb. In diesem Moment hätte ich beinahe das Gleichgewicht verloren, aber ich lenkte wieder geradeaus und schaffte es bis zur nächsten Kreuzung. Das mag ein kindischer Vergleich sein, aber nun fühlte es sich fast so an, als würde ich zum ersten Mal ohne Stützräder ganz auf mich gestellt von meiner Mutter wegradeln. Das war beängstigend und aufregend zugleich. Für mich war es an der Zeit, einen neuen Lebensabschnitt zu beginnen, doch diese tiefe Erkenntnis mußte ich erst eine Weile verdauen.

Ich war lange Zeit sehr eng mit meiner Mutter verbunden gewesen. Obwohl ich auch viel Zeit mit der größeren, traditionelleren Familie meines Vaters verbrachte, war ich doch meist mit meiner eher unkonventionellen Mutter allein. Ich wuchs in einem ungewöhnlichen Haushalt auf und entwickelte eine intensive Bindung zu ihr. Niemand hätte uns auseinanderbringen können, und oft standen wir allein gegen den Rest der Welt. Ich vertraute ihr vollkommen. Zwar ging ich ganz normal zur Schule, aber den Rest der Zeit verbrachten meine Mutter und ich bei Dreharbeiten, mit ungewöhnlichen Reisen und in ganz anderen Welten, als meine Freundinnen sie je kennenlernten. Weil ihr Lebenswandel viel lustiger und unbekümmerter war, nannten meine Freundinnen sie »die coole Mama«.

Das Wort meiner Mutter war für mich wie das Evangelium; ich glaubte sogar, sie könne Regen machen. Als ich ungefähr vier Jahre alt war, bekam ich einen Regenmantel und einen Hut geschenkt. Ich bestand darauf, sie anzuziehen, obwohl der Wetterbericht einen sonnigen Tag versprochen hatte. Meine Mutter erklärte mir das Wetter, und ich erwiderte: »Schon gut, du machst mir Regen, ja, Mami?« Wie das Schicksal es wollte, begann es tatsächlich zu schütten, kaum daß wir aus dem Haus waren. Ich blickte zu ihr auf und sagte: »Siehst du!«

In gewisser Weise hatte ich mich immer als Erweiterung oder Anhängsel meiner Mutter betrachtet. Doch nun zwang ein siebeneinhalb Pfund schweres Persönchen mich dazu, eine Beziehung neu zu definieren, die ich über dreißig Jahre lang auf eine ganz bestimmte Weise gesehen hatte. Ich zog Kraft aus der Tatsache, daß die Geburt von Rowan Francis Henchy mir half, mich von meiner eigenen Mutter abzunabeln. Ich meine damit keine räumliche Trennung und will auch nicht behaupten, daß es meiner Ehe und meiner Beziehung zu meinem Mann an Individualität fehlte. Ich spreche von der Entdeckung der eigenen Unabhängigkeit in meinem Denken und Fühlen, weil ich selbst Mutter geworden war.

Durch Rowan lernte ich schätzen, was meine Mutter für mich getan hat. Diese Frau hatte mir viel beigebracht, aber ich mußte nun selbst entscheiden, was ich davon an meine Tochter weitergeben wollte und was nicht. Dieser Aufgabe müssen sich alle Töchter stellen, wenn sie Mutter werden. Für mich ist es wichtig, mir immer wieder vor Augen zu führen, daß ich nicht meine Mutter bin. Ich werde meine Beziehung zu meinem Kind so definieren, wie ich es für richtig halte. Meine Mutter hat mir gute Manieren und eine Achtung vor anderen Menschen beigebracht, die ich bis heute für absolut unersetzlich und wertvoll halte. Sie zeigte mir die grundsätzlichen Unterschiede zwischen richtig und falsch und was es bedeutet, ein anständiger Mensch zu sein. Sie nährte meine Fähigkeit, zu lachen, tief zu lieben und das Leben wie ein Fest zu feiern. Für all das bin ich ihr dankbar und hoffe, daß ich Rowan dieselben Werte vermitteln kann.

Andererseits hat meine Mutter auch vieles getan, was ich in meiner Beziehung zu Rowan lieber vermeiden möchte. Meine Mutter beschützte mich so kompromißlos, daß ich mich öffnen konnte und dennoch vor den vielen Gefahren Hollywoods geschützt blieb. Aber weil unser beider Leben so stark miteinander verwoben war, ließ ich sie auch viele andere Bürden für mich tragen. Ich blieb lange sehr naiv, und obwohl ich für mein Alter sehr reif wirkte, beugte ich mich doch ständig und in allen Dingen meiner extrem behütenden

Mutter. Es gibt viele Stereotypen über die Filmbranche, etwa, daß sie ein Haifischbecken sei, in dem die Menschen entweder ihre Seele verkaufen oder versuchen, dir deine Seele abzuluchsen. Diese Stereotypen gibt es nicht ohne Grund. Meine Mutter versuchte mich vor den Machenschaften solcher Leute zu schützen und tat alles, um zu verhindern, daß ich etwas davon mitbekam. Deshalb wuchs ich in dieser Hinsicht ein wenig blind auf und mußte nie selbst schützende Mauern um mich errichten. Wenn ich sehe, wie das Geschäft heutzutage funktioniert und wie die Gefühle von Menschen dabei ignoriert werden, finde ich das erschreckend.

Obwohl meine Mutter alles tat, um mich von den Machenschaften der Branche abzuschirmen, glaubte sie jedoch nicht, daß mein Äußeres aus geschäftlichen Gründen geschont werden müsse wie etwa der Körper eines Sportlers. Sie verbot mir niemals wilde Spiele, und ich trug dabei oft aufgeschürfte Knie und blaue Flecken davon. Sie versuchte, mir ein »normales« Leben zu ermöglichen, so gut es ging. Ich besuchte keine Promikinder-Schule und versäumte nur ab und zu einen Tag Unterricht. Unter meinen Freundinnen waren nur wenige Schauspielerinnen. Daher wurden meine Dreharbeiten eher als Freizeitaktivität betrachtet denn als Beruf oder Arbeit. Während ich in meinem Berufsleben »spielte« und zu Dreharbeiten Freundinnen mitbrachte, bekam ich die Vorgänge und Verhandlungen hinter den Kulissen gar nicht mit. Meine Mutter, die zugleich meine Managerin war, mußte sich damit auseinandersetzen und kämpfte um das, was ihrer Meinung nach das Beste für mich war. Ich bekam nichts davon mit, wenn Verträge ausgehandelt wurden oder wenn meine Mutter fand, daß ich zu lange am Set arbeiten mußte, und sich dagegen auflehnte. In unserem gemeinsamen Berufsleben wurde sie der böse Bulle; ich machte nie Scherereien, während sie sich einen schlechten Ruf erwarb.

Meine Mutter hat sich noch nie angepaßt oder streng nach den Regeln gespielt, und während sie gegen das System ankämpfte, war ich die perfekte, brave, allseits beliebte kleine Schauspielerin. Bei den Dreharbeiten zu meinem ersten großen Film *Pretty Baby* bekam ich schrecklichen Ausschlag an den Füßen, weil zu den Kostümen historische Schuhe gehörten. Ich beklagte mich bei meiner Mutter, die mich nicht wieder arbeiten ließ, bis die Produktionsfirma mir saubere Schuhe besorgt hatte. Weil sie mich nicht mehr an den Set ließ, wurden die gesamten Dreharbeiten unterbrochen, was sehr kostspielig war; währenddessen besuchte ich eine Freundin und vergnügte mich in ihrem Swimmingpool. So etwas tat meine Mutter ständig. Ich merkte nichts von dem Aufruhr, den sie verursachte, um mich zu beschützen.

Eine solche Beziehung gibt einem kleinen Kind sehr viel Geborgenheit, aber in gewisser Hinsicht machte sie mich auch verletzlicher. Die starke Persönlichkeit meiner Mutter führte dazu, daß ich nicht nur im Geschäftsleben weniger Selbstvertrauen entwickelte. Auf vielen Gebieten lernte ich nie, für mich selbst zu kämpfen oder aus Fehlern klug zu werden, weil ich nur selten die Gelegenheit bekam, überhaupt welche zu machen. Für mich ist es wichtig, die Individualität und persönliche Stärke meines Kindes zu fördern. Es ist nur natürlich, daß man sein Kind beschützen will, und ich winde mich innerlich bei der Vorstellung, irgend etwas könnte Rowan Schaden zufügen; trotzdem soll mein kleines Mädchen mehr Unabhängigkeit und Selbstvertrauen entwickeln können, als mir das als Kind möglich war. Mein Wunsch, sie vor allem Übel der Welt zu bewahren, soll sie niemals einschränken oder schwächen. Ich verließ mich stets zu sehr darauf, daß meine Mutter schon alles richtig machen würde, und so hatte ich nie gelernt, wie ich selbst für mich sorgen und eintreten könnte.

Die Meinungen und Urteile meiner Mutter – über Menschen, einen Freund, Religion, Moral, sogar Mode – waren so dominant, daß ich deshalb sogar meine eigenen Ansichten in Frage stellte. Als ich noch klein war, ging das so weit, daß ich selbst beim Essen ihren Vorlieben folgte. Wenn sie etwas nicht mochte, aß ich es auch nicht. Ich vertraute meiner Mutter und ihren Entscheidungen blind. Deshalb entging mir, wie wichtig es war, meine eigenen Überzeugungen und Vorlieben zu entwickeln. Infolgedessen erkannte ich meine eigene innere Stimme kaum mehr. Ich übernahm die Ansichten meiner Mutter, statt selbst die Welt zu entdecken oder zu erobern.

Es war ein langer, schmerzlicher Prozeß, bis ich mich emotional von meiner Mutter lösen und meinen eigenen Überzeugungen vertrauen konnte. Das lernte ich erst sehr spät; zweifellos wäre ich stärker und selbstsicherer gewesen, wenn ich dieses Selbstwertgefühl früher hätte entwickeln können. Ich wünschte, ich hätte früher gelernt, darauf zu vertrauen, wer ich war und daß ich für mich selbst eintreten konnte. Sowohl mein schauspielerisches Talent als auch meine persönlichen Ziele haben sicher darunter gelitten, daß ich mir in bezug auf meine beruflichen Fähigkeiten ebensowenig zutraute. Ich war so sehr daran gewöhnt, stets die Zustimmung meiner Mutter oder die eines Regisseurs einzuholen, daß ich meine persönliche Kreativität nie richtig entfaltete. Wenn diese Leute etwas gut fanden, war das genug für mich. Auf dem College hatte ich durch die geistige Herausforderung einen Hauch von unabhängigem Denken erlebt, aber das blieb auf das Studium beschränkt. Erst viel später lernte ich, für mich selbst zu denken und zu sprechen und meinem kreativen Instinkt zu vertrauen. Die Mutterschaft und das sich daraus entwickelnde neue Selbstvertrauen trugen viel zu diesem Persönlichkeitswachstum bei.

Nach Rowans Geburt wurde meine innere Stimme viel deutlicher. Für mich glich es geradezu einer Offenbarung, daß meine Ansichten nicht unbedingt falsch waren, nur weil sie von denen meiner Mutter (oder denen anderer Leute) abwichen. Mein eigenes Kind war wie eine Chance, das Leben noch einmal neu anzufangen, und diesmal würde ich klar meinem eigenen Instinkt folgen. Das ging natürlich nicht über Nacht; anfangs hatte ich wegen der Depression sogar Schwierigkeiten, diesen Instinkt überhaupt zu finden, aber schließlich bahnten sich meine eigenen Überzeugungen und Meinungen einen Weg an die Oberfläche. Natürlich habe ich einen Ehemann, mit dem ich mir die Verantwortung dafür teile, wie diese Überzeugungen umgesetzt werden, aber der Stimme meiner Mutter wird nicht mehr das meiste Gehör geschenkt. Ich fühle mich nicht mehr verpflichtet, ihre Ansichten zu übernehmen, und brauche auch ihre Zustimmung nicht mehr, was meine eigenen Ansichten betrifft. Was zu dieser Verwandlung beigetragen hat, kann ich nicht im einzelnen benennen, aber offenbar hing sie eng mit der Mutterschaft zusammen. Ich will auch nicht behaupten, daß ich nach Rowans Geburt nie wieder die Zustimmung meiner Mutter in anderen Lebensbereichen gebraucht hätte. Es kommt mir vor wie ein ganz ursprüngliches Verhaltensmuster, die Billigung der eigenen Mutter einzuholen, aber es war befreiend, sie nicht mehr unbedingt haben zu müssen.

Ein weiteres erstaunliches Moment war für mich die Erkenntnis, daß Rowan nicht die Tochter meiner Mutter war. Meine Erziehungsmethoden und Ansichten darüber, wie ein Kind groß werden sollte, durften sich ruhig von denen meiner Mutter unterscheiden, und ich brauchte mich dafür nicht zu rechtfertigen. Ich verstand, warum sie mich so und nicht anders erzogen hatte, und konnte nun anerkennen, wie schwierig das für sie gewesen war, mußte es deshalb aber nicht genauso machen. Außerdem verlangte ich nicht mehr von meiner Mutter, daß sie meine Art als richtig anerkannte. Ich mußte mit ihr nicht mehr um jede Kleinigkeit kämpfen. Im Lauf der Jahre war die Kommunikation mit meiner Mutter zu einer Art Konkurrenzkampf geworden, und ich hatte ihr ständig beweisen müssen, daß ich recht hatte. Dieses Bedürfnis schien sich einfach in nichts aufzulösen, als ich ein eigenes Kind bekam. Plötzlich konnte meine Mutter ruhig ihre

Ansichten haben und ich meine – niemand mußte gewinnen. Ich war nicht mehr so empfindlich, und mein Blutdruck schnellte nicht jedesmal in die Höhe, wenn meine Mutter einen Satz mit den Worten »Meinst du nicht, es wäre besser …« begann. Statt dessen erwiderte ich einfach: »Ach, weißt du, Mama, das finde ich nicht, aber danke für den Hinweis.« Ich verlor sogar den sarkastischen Unterton, den ich ihr gegenüber oft gebraucht hatte, wenn ich etwas beweisen wollte.

Ich weiß noch, wie wir uns dazu entschlossen hatten, Rowan nach der Ferber-Methode ins Bett zu bringen, damit sie lernte, nachts durchzuschlafen. Bei dieser Methode legt man das Baby ins Bett, und wenn es schreit, tröstet man es zwar, hebt es aber nicht hoch, und man geht nur in bestimmten Zeitabständen zu ihm. Am zweiten Abend mit diesem neuen Einschlafritual war meine Mutter zu Besuch. Ich mußte mich vor die Tür setzen, damit sie nicht vor der festgelegten Zeit hineinging und Rowan auf den Arm nahm. Ich mußte lachen, weil mich das an die Folge von *Verrückt nach dir* erinnerte, in der die beiden es mit derselben Methode versuchen. Sie war in Echtzeit gedreht, und während dieser Folge sitzen die beiden Hauptfiguren meist auf dem Boden vor der Kinderzimmertür und können sich nur mühsam gegenseitig davon abhalten, wieder hineinzugehen. Es war schrecklich, mein Baby weinen zu hören, und es brach mir fast das Herz, weil ich nicht zu ihm gehen und es auf den Arm nehmen durfte, aber meine Mutter war noch viel schlimmer. Chris und ich waren uns absolut einig, daß Rowan an regelmäßige Schlafenszeiten gewöhnt werden mußte, und zum Glück weinte sie nie länger als eine Viertelstunde. Aber meine Mutter war deshalb sehr aufgebracht. So kam es zwischen ihr und mir zur ersten richtig hitzigen Auseinandersetzung über Rowans Erziehung. Während dieses Streits erklärte meine Mutter, ich hätte als Baby nie geweint. Ich entgegnete ihr, ich würde sofort die Presse über die Sensation informieren, daß ich das einzige Kind in der Geschichte der Menschheit gewesen sei, das nie eine einzige Träne geweint habe!

Ich weiß, daß meine Mutter ihr Leben geben würde, um mich zu retten. Allmählich fragte ich mich jedoch, was sie von mir dafür verlangte, daß sie so viel für mich getan hatte. Ich wollte mich stärker von ihr abnabeln, aber welchen Preis hatte das? Konnte ich diese Schulden ausgleichen, indem ich selbst eine möglichst gute Mutter würde? Und wie sollte ich meine Mutter in meinen neuen Lebensabschnitt einbeziehen?

In den Therapiesitzungen ging es auch um meine Bindung zu Rowan. Meine Mutter hätte damals wie heute alles für mich getan, ich war ihr ganzer Lebensinhalt. Meine Situation mit meinem eigenen Kind war eine andere, aber ich besaß kein anderes Vorbild außer ihrem. Ich hoffte auf ein natürliches, tiefes Band zwischen uns beiden. Doch obwohl ich für Rowan dasein wollte, mußte ich auch herausfinden, wo ich für mich die Grenze sah. Auf all diese Fragen fand ich keine einfachen Antworten, aber ich lernte meine eigenen Gefühle besser kennen. Die Geburt meines Kindes hatte mich sehr verändert, ich sah nun meine Beziehung zu meiner Mutter und zu meiner Welt im allgemeinen mit ganz anderen Augen.

Weil Chris und ich uns die Verantwortung als Eltern teilen, hoffe ich, daß Rowan in einem ausgeglicheneren Lebensumfeld aufwachsen wird als ich. Ich möchte auch nicht, daß meine Tochter unter meinem Aussehen oder meiner Berühmtheit zu leiden hat. Eine andere Therapeutin sagte einmal zu mir, sie fände, daß es für mich mit einer Tochter schwieriger sein würde als mit einem Sohn. Sie argumentierte, daß die Tochter einer Frau, die oft nur wegen ihres Aussehens bewundert werde, als junges Mädchen in bezug auf ihr Äußeres stärker unter Druck stehen würde. Als ich noch klein war, machten wir jedes Jahr bei meinem Vater zu Hause ein Familienfoto für die Weihnachtskarten. Jedesmal zeigte mir mein Vater, daß ich mich von den anderen Kindern unterschied, indem er sagte: »Brookie, du sollst nicht posieren!« Ich tat nichts weiter, als für ein Familienfoto zu lächeln, und zum Dank dafür gab man mir das Gefühl, anders zu sein als meine Geschwister. Er war mit meinem Berufsleben und der großen Bedeutung, die meinem guten Aussehen beigemessen wurde, nicht einverstanden und machte deshalb eine ganz normale Situation ungemütlich. Zufällig war ich Model, aber das bedeutete noch lange nicht, daß ich vierundzwanzig Stunden am Tag nur posierte. Es gefiel mir nicht, so vorgeführt zu werden. In Wahrheit werden in gewisser Weise alle Kinder mit ihren Eltern verglichen, aber mein Aussehen soll für Rowan möglichst nicht zur Belastung werden. Außerdem möchte ich gern mit Chris zusammen ein Lebensumfeld für sie schaffen, in dem andere Eigenschaften als die äußere Erscheinung gefördert und respektiert werden.

Vor Rowans Geburt sprachen Chris und ich oft darüber, wie wir als Eltern sein wollten und in welcher Atmosphäre unser Kind aufwachsen sollte. Diese Gespräche setzen sich bis heute fort. Wir sprechen darüber, wie wir im Leben unseres Kindes wirklich präsent sein können. Uns beiden ist es sehr wichtig, unser Kind selbst zu erziehen, statt diese Verantwortung an ein Kindermädchen nach dem anderen zu delegieren. Wir möchten, daß Rowan in einer vielseitigen und spannenden Welt aufwächst, sich aber dennoch geborgen fühlen kann. Wir möchten Eltern sein, die ihr Kind überallhin mitnehmen, auch auf Reisen, und die ihm viel von der Welt zeigen. Wir sind uns einig, daß Kontinuität und Rituale sehr wichtig sind. Wir glauben an gute Manieren, Moral und Ehrlichkeit. Wir möchten, daß Rowan sicher, frei und glücklich aufwächst, und das bedeutet auch, sie zu fördern, wenn sie an etwas Interesse zeigt. Auch den Glauben möchten wir hochhalten, aber nicht so dogmatisch, wie wir selbst erzogen wurden. Kommunikation ist eine der wichtigsten Fähigkeiten, die wir zu Hause fördern möchten. In vergangenen Beziehungen haben sowohl Chris als auch ich erfahren, welche negativen Auswirkungen zu wenig Kommunikation haben kann. Wir möchten beide soviel wie möglich miteinander kommunizieren und unserer Tochter damit ein Vorbild geben. Es ist aufregend, sich auszumalen, wie wir unser eigenes Kind großziehen werden, und noch viel aufregender ist es, wenn man erkennt, daß die meisten dieser Träume wahr werden können.

Ich setzte die Therapie fort und nahm weiterhin das Medikament ein. Im Lauf der Zeit fanden wir zu einem geregelten Leben, und bald ließ meine Anspannung nach. Ich konzentrierte mich ganz auf meine Familie und darauf, gesünder und glücklicher zu werden. Chris' Arbeitszeiten erlaubten ihm nicht, nach Hause zu kommen, bevor Rowan ins Bett mußte, deshalb mußte er fast so früh auf den Beinen sein wie sie, damit er noch ein wenig Zeit mit ihr verbringen konnte. Die beiden hatten ein niedliches kleines Ritual. Ich stand mit ihr auf, zog sie an und begann mit ihr gemeinsam den Tag. Dann fütterte Chris die Kleine und ging mit ihr entweder auf die Hundewiese, oder sie beobachteten draußen die Vögel. Rowan quietschte vor Freude, wenn sie ihren Papa sah, und nach der Übergabe konnte ich duschen und den dringend benötigten starken Kaffee trinken. Rowan mochte diesen regelmäßigen Tagesablauf sehr, und offenbar hatten wir uns alle in unserem neuen Leben gut eingewöhnt. Sie schlief nachts immer öfter durch und machte regelmäßig ihr Nickerchen. Unser Familienleben bekam allmählich beständige Wurzeln.

Emotional ging es mir besser, ich fühlte mich schon eher so, wie eine Mutter sich meiner Ansicht nach fühlen sollte (im Gegensatz zu einer depressiven Mama). Rowan brachte außer Weinen und Schreien immer mehr Laute hervor. Sie lachte, wenn sie gekitzelt wurde, und das löste in mir eine Woge reiner Freude aus. Wenn Darla an ihr schnupperte oder ihr ein Küßchen gab, stieß Rowan einen gellenden Freudenschrei aus. Ich fragte immer öfter: »Wo ist Darla?«, und dann blickte sie sich suchend um. Ich hatte davon gehört, daß Mütter selbst die einfachsten Dinge sehr aufregend finden, und nun verstand ich genau, was damit gemeint war.

Statt das Baby als Eindringling zu empfinden, genoß ich es mehr und mehr, meinen Tag um Rowans Tagesablauf herum zu planen. Ich staunte, wie schnell ein Tag vergehen konnte, an dem ich lauter Dinge tat, die ich früher als unproduktiv betrachtet hätte. Alles drehte sich um das Leben eines vier Monate alten Babys, also vor allem um Essen, Erziehung und Entspannung. Ich sorgte jeden Tag dafür, daß Rowan ihre »Babybauch-Zeit« bekam – ich legte sie auf den Bauch, damit sie den Kopf hob und ihr Hals stärker wurde. Außerdem gab es eine »Allein-Zeit«, in der sie in ihrem Bettchen lag und ein Mobile anschaute oder Musik hörte. Ich hatte viele Babybücher über die verschiedenen Entwicklungsstadien gelesen und versuchte, die darin vorgeschlagenen Aktivitäten einzubauen, ohne daraus einen Zwang entstehen zu lassen. (Diesmal merkte ich mir sogar, was ich gelesen hatte!) Außerdem mußte ich mich der Tatsache stellen, daß Rowan ein menschliches Wesen war und uns zweifellos mit irgend etwas überraschen würde, das nicht in diesen Büchern stand. Ich las ihr jeden Tag etwas vor, und es gefiel ihr sehr, die bunten Bilderbücher anzuschauen und meine verschiedenen Stimmlagen zu hören. Ich sorgte dafür, daß sie Zeit zum Spielen hatte, viel frische Luft bekam und immer wieder ein Nickerchen machte. Dazu kam noch die Zeit fürs Stillen und Baden, und die Tage vergingen wie im Flug. Ich war erschöpft, aber immerhin hatte sich meine Stimmung gebessert, und ich hatte zu einem Rhythmus gefunden, mit dem ich gut zurechtkam. Chris hatte oft das Gefühl, unter der Woche viel zu verpassen, aber am Wochenende holte er alles nach.

Wir benutzten Rowan gegenüber keine Babysprache, aber zur Badezeit warfen wir alle Regeln über Bord. Wir hatten Waschlappen in Form von Frottee-Handpuppen, für die ich verschiedene Stimmen erfand. Die meisten klangen wie eine

Kreuzung aus Julia Child und dem Krümelmonster, aber ich tat alles dafür, meinen »kleinen Käfer« lächeln zu sehen. Und wie sie lächelte! Rowan lachte immer lauter und planschte mit ihren winzigen Füßen in der Badewanne herum. Sie sah so süß aus mit den wenigen Härchen, die von ihrem vollkommen runden Kopf abstanden. Aus einer Tasse goß ich ihr ganz sanft Wasser über den Kopf, damit sie sich an das Gefühl gewöhnte, und dann quietschte sie vergnügt und sah mich erwartungsvoll an, wann denn der nächste Guß kommen würde.

Es bekam mir auch sehr gut, daß ich wieder Sport treiben durfte. Wegen des Kaiserschnitts und der Uterusruptur hatte ich so lange pausieren müssen, daß ich mich schwach und unwohl gefühlt hatte. Ich habe immer Sport getrieben, und ich litt sehr darunter, nicht trainieren zu dürfen. Das Adrenalin und die Endorphine, die dabei freigesetzt werden, habe ich immer gebraucht und genossen. Nach meiner sehr aktiven Schwangerschaft war es für meinen Körper ein Schock gewesen, mit der Geburt urplötzlich auf jede Bewegung verzichten zu müssen. Ich bin mir sicher, daß der Mangel an körperlicher Bewegung nicht gerade hilfreich für mich und meine Wochenbettdepression war.

Nachdem ich das Okay von meiner Ärztin bekommen hatte, unternahm ich mit Rowan im Tragesitz lange Wanderungen durch die Hügel. Sie mußte die Orthese nicht mehr tragen und paßte so noch besser in den Tragesitz oder in mein neues Tragetuch. Sie liebte diese Nähe, und ich fand es schön, wie zufrieden sie dabei war und daß ich endlich wieder Bewegung hatte. Sobald wir draußen waren, schlief sie meist nach einer guten Viertelstunde ein, niedlich und mit rosigen Wangen. Ich betrachtete sie gern, während sie schlief. Manchmal machte ich beim Wandern eine Pause unter einem Baum und beobachtete ihre regelmäßigen Atemzüge und den winzigen, leicht geöffneten Mund. Ich schwor mir, mich möglichst häufig an all diese schönen Momente zu erinnern, die ich nun immer öfter erlebte.

Je größer Rowan wurde, desto schwierigere sportliche Aufgaben stellte ich mir. Ich wurde von Tag zu Tag kräftiger. Meist gingen wir zu zweit, aber manchmal kam auch eine Freundin mit. Dann setzte ich Rowan in den Kinderwagen und schob sie die Hügel hinauf, um meine Arme zu trainieren. Ab und zu traf ich mich mit einer anderen Mutter und ihrem Baby, und dann fuhren wir los, um irgendwo anders zu wandern. Ich war kaum je von meinem kleinen Mädchen getrennt und entwickelte allmählich eine spürbare Bindung zu ihr. Ich drehte Videos, machte Fotos von ihr und füllte im Handumdrehen drei Fotoalben. Sie wuchs praktisch von einer Minute zur nächsten; ich fotografierte sie jeden Tag an derselben Stelle und sammelte diese Bilder in einem kleinen Album. Dasselbe hatte ich während der Schwangerschaft mit meinem Bauch gemacht. Wenn man die Seiten des Albums zurückbog und langsam wieder losließ, konnte man zusehen, wie mein Bauch wuchs und wuchs. Es war schwieriger, ein lebhaftes Baby auf diese Weise zu fotografieren, aber es war doch deutlich, wie sehr sie sich von Tag zu Tag veränderte.

Ich hatte immer noch Alpträume und fürchtete mich davor, daß sich die schwarze Wolke wieder auf mich herabsenken könnte. Noch war ich alles andere als gesund, und manchmal träumte ich, ich hätte meine Tochter verloren oder könne irgendeine Aufgabe in der täglichen Pflege nicht bewältigen, so sehr ich mich auch bemühte. Nach solchen Träumen wachte ich auf und blieb noch den halben Tag lang verängstigt und unruhig. Es war wie ein schwerer Jetlag oder eine Art Kater. Chris hielt mir vor Augen, diese Träume bedeuteten ja nicht, daß ich wieder im Begriff sei, die Kontrolle zu verlieren; sie seien nur eine Erinnerung für mich, meine Gemütsverfassung vorsichtshalber im Auge zu behalten. Wenn ich einen solchen schlechten Tag hatte, reagierte Rowan auch anders auf mich. Sie jammerte, machte sich steif oder weinte, wenn sie meine Stimme hörte. Das war dann mein Signal, um ihretwillen ein wenig fröhlicher zu werden.

Mit der richtigen Ablenkung veränderte sich Rowans Stimmung blitzartig. Ich versuchte, die Träume zu vergessen und meinen Ängsten nicht zuviel Raum zu geben.

Ich fragte meine Ärztin, welchen Anteil die postnatale Depression an diesen Gefühlen habe und wieviel davon ganz normale elterliche Sorgen waren. Sie sagte, daß ich mir vermutlich immer wegen irgend etwas Sorgen machen würde. Mit der Entscheidung, Mutter zu werden, hätte ich eben den Luxus aufgegeben, ruhig durchschlafen zu können. Von jetzt an würde ich immer diesen »Ammenschlaf« haben. Mich weckte oft schon der kleinste Laut; ein Teil von mir war immer in Alarmbereitschaft, weil ich möglichst schnell auf die Bedürfnisse meines Kindes reagieren wollte. Alle möglichen Sorgen einer Mutter können diese Ängste und Alpträume auslösen. Solange sie nicht eskalierten oder mich im Alltag beeinträchtigten, handelte es sich nur um ganz normale mütterliche Besorgnis. Diese Gefühle würden sich vermutlich von allein geben und die Träume irgendwann aufhören. Die Ärztin fügte hinzu, daß wir es auch mit einem anderen Medikament versuchen oder die Dosis steigern könnten. Ich wollte zu diesem Zeitpunkt allerdings nicht mit irgendwelchen Medikamenten herumexperimentieren, also blieb alles beim alten. Außerdem machte ich mir Sorgen, was passieren würde, wenn ich das Medikament absetzte. Doch trotz dieser gelegentlichen Tiefs sah meine Situation insgesamt schon viel weniger düster aus. In Rowans ersten Lebenswochen war es mir wesentlich schlechter gegangen als jetzt. Die schlimmen Gedanken und die tiefen, schrecklichen Ängste bestimmten meinen Alltag längst nicht mehr in dem Maße wie vorher. Und die kürzeren Episoden konnte ich mittlerweile einfach aushalten.

Mir half auch, daß unser kleines Mädchen sehr gesellig war. Ich ging mit ihr zu Babypartys, auf Kindergeburtstage und in Restaurants. Ich besuchte sogar einen Spielnachmittag mit ihr und traf dort vier andere Mütter, die ich gar nicht kannte. Er fand bei einer Fotografin statt, die mit jemandem befreundet war, den ich von der Hundewiese kannte. Wir trafen uns bei ihr zum Mittagessen, und dann machte sie ein Gruppenfoto von den Babys, die in einer Reihe auf einem flauschigen Teppich lagen. Rowan war das jüngste und kleinste Baby, aber alle sagten mir, wie süß sie sei und wie reif sie für ihr Alter wirke. Sie war lustig und lebhaft und genoß die Gesellschaft dieser Leute und der anderen Kinder. Es kam mir beinahe so vor, als hätte ich in Rowan eine neue Freundin gefunden. Jedesmal, wenn wir etwas zusammen unternahmen, wuchs sie mir mehr ans Herz.

Obwohl es lustig war, oft auszugehen, blieben wir auch gern zusammen zu Hause. Ich kann besser den Tisch decken als kochen, aber Chris und ich sind ein gutes Team, und am Wochenende bereitete er immer leckeres Essen für uns zu. Wir genossen intensiv die Zeit, die wir mit unserer Tochter verbrachten, und führten neue Traditionen ein. Besonders gefiel mir die mit den Omelettes und Vollkornpfannkuchen am Sonntagmorgen und das Paprikahühnchen an unserem Videoabend.

Ich merkte meinem Mann deutlich an, wie froh er darüber war, daß ich mir helfen ließ und mich offensichtlich besser fühlte. Er war viel lockerer geworden, und sein Humor war wieder zurückgekehrt. Inzwischen machte er sich sogar wieder über meine Marotten lustig, zum Beispiel, daß ich manchmal falsche Fremdwörter gebrauche oder beim Autofahren zu nah am Lenkrad sitze. Chris war einfach erleichtert, wie glatt zur Zeit alles lief. Manchmal beobachtete er noch meine Reaktionen auf Rowans Weinen oder frustrierende Alltagsprobleme. Es schien, als wolle er sich vergewissern, daß ich wegen solcher Dinge nicht zusammenbrechen würde wie noch vor kurzer Zeit. Wenn ich mich nicht darüber aufregte, seufzte er leise vor Erleichterung.

Ich hatte zwar noch das Gefühl, Chris hielte den Atem an und hoffte inständig, daß meine Stimmungslage nicht wieder umschlug. Trotzdem war mir klar, daß unsere Ehe diese schlimme Zeit überstehen und sogar gestärkt daraus hervorgehen würde. Beim Abendessen führten wir wunderbare Gespräche, und ich konnte allmählich unsere Tochter und unser gemeinsames Leben so genießen, wie ich es mir erhofft hatte. Wir betrachteten sie ständig ganz genau, bestaunten sie und fanden alles an ihr bemerkenswert. Sie großzuziehen, war das mutigste Unternehmen, das wir je gemeinsam angepackt hatten. Jetzt endlich hatten wir Spaß daran, Eltern zu sein. Die dunklen Träume wurden immer seltener, und ich fühlte mich schon fast wie eine normale Mutter, deren Sorge um ihr kleines Mädchen rational und vernünftig war.

Da meine Gedanken nun nicht mehr so düster waren, dachte ich auch wieder darüber nach, wann und wie ich wieder anfangen sollte zu arbeiten. Wir hatten einen gesunden, geregelten Tagesablauf gefunden, und obwohl ich gern arbeiten wollte, war ich hin- und hergerissen. Ich möchte ein ganzer Mensch und stolz auf mich sein können, und deshalb muß ich sowohl arbeiten als auch immer für meine Tochter dasein; das bedeutete, daß ich mich weiterhin hauptsächlich um sie kümmern würde, aber unser Tagesablauf sollte so aussehen, daß auch Raum für meinen Beruf blieb.

Mutter zu sein ist einer der schwierigsten und lohnendsten Jobs, die man haben kann, und mir war schon immer klar gewesen, daß dieser Job einem alles abverlangt. Ich bewundere Eltern, die nur zu Hause bleiben können. Wenn ich aber so leben müßte, würde ich irgendwann unglücklich werden und meine Tochter ebenso, das wußte ich genau. Ich könnte ihre Erziehung niemals einfach jemand anderem überlassen, wollte aber auch meinen Beruf nicht aufgeben, nicht zuletzt deshalb, weil ich ihr auch vermitteln möchte, daß ein Beruf, den man liebt, einem viel Kraft und Selbstvertrauen gibt. Mußte ich denn ein schlechtes Gewissen haben, weil ich beides wollte?

Es erstaunt mich immer wieder, welch großen Einfluß gesellschaftliche Erwartungen auf das Leben von Menschen haben. Ich habe oft gehört, wie Frauen sich richtiggehend dafür entschuldigten, »nur Hausfrau und Mutter« zu sein. Doch auch eine Frau, die wieder zur Arbeit geht, hat ständig mit einem schlechten Gewissen zu kämpfen. Unsere Gesellschaft lobt jene, die an einem Tag ihr Kind bekommen und am nächsten schon wieder arbeiten gehen. In anderen Kulturen dürfen die Frauen sich ausruhen und eine lange Zeit ganz für ihr Neugeborenes dasein, bevor sie in den Beruf zurückkehren. Mit Hilfe vieler anderer Menschen können sie sich erst einmal erholen und dann ihr Leben wieder aufnehmen. In unserer Gesellschaft wird von uns erwartet, daß wir entweder ganz aus dem Beruf aussteigen oder so tun, als hätte sich durch das Kind nichts verändert. Ich erkannte schnell, daß ich wahrscheinlich nicht mehr so viel arbeiten könnte, wenn ich zugleich eine gute Mutter sein wollte; allerdings war mir nicht klar, wie schwierig es sein würde, die goldene Mitte zu finden. In der Vergangenheit hatte ich das Leben in der Filmbranche, wo man nie wußte, was als nächstes kam, sehr genossen. Auch die vielen spontanen Reisen, die diese Arbeit mit sich brachte, mochte ich sehr. Ich fand es aufregend, für einige Zeit in einer anderen Stadt oder in einem anderen Land zu leben, solange ich an einem bestimmten Projekt arbeitete. Es machte mir nichts aus, mein Leben zu Hause vorübergehend aufzugeben. Meine Welt drehte sich dann um den aktuellen Film, die Kollegen und alles, was damit zusammenhing. Chris war als Autor eher ungebunden und leistete mir oft länger Gesellschaft, wenn ich irgendwo weit weg einen Film drehte. Ich wollte gern wieder arbeiten, aber je mehr ich mich an meine Rolle als Mutter und an das Zuhausesein gewöhnte, desto weniger wollte ich das Leben wieder aufgeben, das wir uns geschaffen hatten. Obwohl ich die kreative Herausforderung brauchte, wußte ich nicht genau, wie ich jetzt unter diesen neuen Umständen mit dem Nomadenleben zurechtkommen würde.

Ich bekam einen Vorgeschmack darauf, wie mein Arbeitsleben aussehen könnte, als wir in Los Angeles die Werbespots für Bright Beginnings drehten. Diesen Vertrag hatte ich ja unterschrieben, als Rowan noch sehr klein gewesen war – nach der Besprechung, in der ich geweint hatte. Zum ersten Mal seit der Geburt meines kleinen Mädchens fühlte ich mich emotional und körperlich in der Lage, wieder vor die Kamera zu treten. Ich hatte einiges von dem Gewicht aus der Schwangerschaft abgenommen und sah so gesund und erholt aus wie schon lange nicht mehr. Weil Rowan erst fünf Monate alt war, nahm ich sie zu den Dreharbeiten mit und engagierte eine Freundin von Gemma aus Los Angeles, die mit Rowan in meinem Wohnwagen bleiben würde. Meine Tochter bei mir zu haben, war ein Luxus, den ich nicht für selbstverständlich hielt. Sie durfte sogar an den Set, wenn wir gerade nicht mit Ton drehten, und alle verliebten sich in sie. Die Dreharbeiten dauerten nur zwei Tage, und die Leute, mit denen ich es zu tun hatte, waren unglaublich nett. Sie hatten Rowan auch in der Werbung zeigen wollen, aber das hatte ich von Anfang an ausgeschlossen. Die Leute umringten sie begeistert, und es war ziemlich klar, daß sie vermutlich immer noch hofften, mit ihr drehen zu dürfen, aber sie baten mich glücklicherweise nicht darum. Ich stillte noch, und alle am Set nahmen Rücksicht auf Rowans Essenszeiten. Obwohl wir Werbung für Flaschennahrung drehten, gaben sie sich große Mühe, die Aufnahmen so zu planen, daß ich die Stillzeiten einhalten konnte, und stellten ihr ein privates »Eßzimmer« zur Verfügung. Die Garderobe war schlicht und bequem, Make-up und Frisur sehr natürlich. In den Werbespots trat ich als junge Mama auf, die Spaß mit ihrer Tochter hatte, ziemlich chaotisch war und alles andere als perfekt. Die Skripts waren witzig, und es gefiel mir gut, gerade mit einer komischen Rolle wieder einzusteigen.

Wir drehten zwei Werbespots. Im ersten versuche ich, das Baby mit verschiedenen Tierlauten zum Lachen zu bringen.

Ich durfte mich dabei wahnsinnig albern aufführen, während das Kind mich nur verständnislos anstarrt. Ich sollte auch einen Elefanten nachahmen, das gelang mir aber nicht, ohne dabei obszön zu klingen. Je mehr Mühe ich mir gab, desto hysterischer lachte die ganze Crew. Im zweiten Spot schaut das Baby zu, wie ich zu einem Song aus den achtziger Jahren miserabel Playback singe. Ich tanze durch die Küche, komme mir plötzlich albern vor und versuche, das wieder gutzumachen, indem ich auf Klassik umschalte. Es tat so gut, wieder komisch sein zu dürfen. Die Leute durften keinen Laut von sich geben, solange wir den Ton aufnahmen, aber sobald der Regisseur »Cut!« rief, platzten sie beinahe vor Lachen. In einer Pause rief ich Chris an und erzählte ihm, wie gut es liefe, ich sei zwar müde, aber sehr froh, daß ich diese Arbeit angenommen hätte.

Das war ein kleiner Vorgeschmack darauf, wie ich mein Privat- und Berufsleben in Einklang bringen konnte. Ich hatte zwar ein schlechtes Gewissen wegen jedes Augenblicks, den ich Rowan nicht im Arm hielt, aber das Ganze erschien mir doch machbar. Es war zu schön, wieder das tun zu können, was ich liebte, und dennoch nicht ganz von meiner Tochter getrennt zu sein. Ich war zwar erschöpft, aber genauso hatte ich mir mein Leben als berufstätige Mutter vorgestellt, und das fand ich ermutigend. Nun konnte ich nachempfinden, wie es Müttern ging, die ihr Baby abgeben müssen, um in ihren Beruf zurückkehren zu können. Wenn ich mein Arbeitsleben geschickt plante, konnte ich vielleicht doch Mutter sein und zugleich arbeiten, ohne allzusehr unter Druck zu geraten. Ich würde mich nicht zwischen Kind und Karriere entscheiden müssen, sondern könnte schließlich beides genießen.

Kapitel VII
Mutterleid

Die zweitägigen Dreharbeiten für Bright Beginnings waren eine gute Vorbereitung für mein nächstes Projekt gewesen. Ich wußte nun, daß es möglich war, als Mutter berufstätig zu sein; entscheidend war, daß ich mein Baby bei mir haben konnte. Als ich das nächste Angebot bekam, machte ich mir deshalb nicht mehr so viele Sorgen, ob ich alles unter einen Hut bringen könnte.

Ich bekam einen Anruf und wurde gefragt, ob ich an einem Projekt von Scott Glenn mitarbeiten wolle, für das es noch keinen Titel gab; ich bin ein großer Fan von ihm, seit er in *Urban Cowboy* einen Wurm geschluckt hat. Er sollte in einer vierstündigen Miniserie fürs Kabelfernsehen einen Mörder spielen, und ich würde seine Anwältin sein. Ich hatte noch nie eine Anwältin gespielt und freute mich über die Gelegenheit, mit Scott zusammenzuarbeiten. Außerdem konnte ich auch diesmal das Baby und ein Kindermädchen zu den Dreharbeiten nach Sacramento mitbringen. Ich würde das Baby niemals und aus keinem Grund zu Hause zurücklassen und hätte das Angebot abgelehnt, wenn ich sie nicht hätte mitnehmen dürfen. Ich hing inzwischen sehr an ihr und wollte nichts tun, was diese Gefühle gefährden konnte.

Meine Therapeutin und ich waren beide der Meinung, ich könne diese Rolle annehmen und mich regelmäßig telefonisch bei ihr melden. In der Therapie würde es immer noch tiefer gehende Themen zu besprechen geben, aber unsere gemeinsame Arbeit in den vergangenen Monaten hatte mir bereits sehr geholfen. Ich war körperlich und psychisch stark genug, um die Sicherheit der häuslichen Routine verlassen zu können. Die Telefonate konnten im Drehplan berücksichtigt werden; sie würden mir helfen, auf dem richtigen Weg zu bleiben, und als eine Art Auffangnetz dienen, falls es mir wieder schlechter gehen sollte.

Rowan war nun beinahe ein halbes Jahr alt und wurde noch gestillt, deshalb mußte sich die Produktionsfirma damit arrangieren, daß ich feste Pausenzeiten brauchte. Außerdem mußten die Verantwortlichen darüber informiert werden, daß ich nicht die Absicht hatte, für diese Rolle abzunehmen. Man hat mich noch nie darum gebeten, für irgendeine Rolle eine Diät zu machen, aber ich trug immer noch ein paar überflüssige Pfunde aus der Schwangerschaft mit mir herum und würde mein Gewicht auch nicht reduzieren können, solange ich stillte. Zum Glück hatte niemand ein Problem mit der »gesünderen« Brooke, und ich nahm die Rolle an.

Ich fand es aufregend, wieder bei einem Film mitzuarbeiten, und freute mich darauf, mich wieder auf berufliche Herausforderungen zu konzentrieren statt auf die Farbe von Rowans Stuhl. Bitte verstehen Sie mich nicht falsch: Ihre Körperfunktionen waren das Highlight der vergangenen Monate für mich gewesen. Aber ich freute mich auf die Abwechslung, einmal von anderen Pflichten in Anspruch genommen zu sein, wie etwa meinen Text zu lernen, mich auf meine Rolle zu konzentrieren und pünktlich am Set zu erscheinen. Die Dreharbeiten würden nur zwei Monate dauern, und weil der Flug von Los Angeles nach Sacramento nur kurz war, würden wir an meinen freien Tagen nach Hause fliegen. Chris arbeitete immer noch viel, aber er wollte uns an den Wochenenden besuchen kommen. Das Beste an diesem Plan war, daß Gemma mitkommen konnte, während ihre Familie auf ihren Sohn aufpaßte. Ich wußte, wie anstrengend solche Dreharbeiten waren und wie lang ein Arbeitstag beim Film sein konnte. Vermutlich wäre ich nicht so zuversichtlich gewesen, wenn sich irgend jemand anderes als Gemma um das Baby gekümmert hätte. Sie würde auf einen regelmäßigen Tagesablauf achten und es nicht zulassen, daß die Dreharbeiten ihn beeinträchtigten. Außerdem würde sie Rowan mit ihrem Leben verteidigen und dafür sorgen, daß meine Tochter und ich nur so lange getrennt waren, wie die Kamera lief. Gemma kam erst nach Los Angeles, um uns bei den Vorbereitungen zu helfen. Wir packten mehr Zeug ein, als ich je zuvor zu einem Filmset mitgeschleppt hatte.

Bei Dreharbeiten möchte ich es mir im Hotelzimmer so gemütlich wie möglich machen, deshalb bringe ich jedesmal eine Menge Sachen von zu Hause mit. Man hat mich schon damit aufgezogen, daß ich selbst die schlichtesten Motelzimmer anheimelnd ausstaffiert hätte. Diesmal erreichte ich das nicht mit Hilfe von Kerzen und einer Stereoanlage, sondern packte Dinge ein wie einen Fläschchensterilisator und ein Reisebett für Babys, das auch als Laufstall dienen konnte. Das war ein Anblick, als wir durch den Terminal hetzten (weil wir natürlich zu spät zum Flughafen kamen – was mir früher nie passiert war): eine Frau von einem Meter achtzig mit einem Baby auf dem Arm und einer Milchpumpe in der anderen Hand, sowie eine zierliche Filipina, die ein Lauflerngerät mit eingebautem Activity-Center vor sich herschob und eine Musik spielende Pu-der-Bär-Puppe auf der Hüfte trug. Wir ernteten sowohl mitfühlende als auch erstaunte Blicke. Offensichtlich konnten die Leute, die mich erkannten, gar nicht glauben, wie wenig glamourös ich aussah. Einige unhöfliche Zeitgenossen machten sogar Bemerkungen darüber. Nur wenige Leute halfen uns und sagten Dinge wie: »Nicht so einfach, wie es aussieht, was?« oder »Ist es nicht herrlich, mit kleinen Kindern zu verreisen?«. Ich ignorierte die meisten Kommentare, weil meine Antworten, um ehrlich zu sein, ziemlich giftig ausgefallen wären und ich nichts sagen wollte, was ich später bereuen würde. Einige Leute wollten auch nur einen Blick auf Rowan erhaschen, aber ich konnte kaum so höflich sein und mich auf ein Schwätzchen einlassen, weil wir unseren Flieger erwischen mußten. Endlich schafften wir es zum richtigen Gate, wo wir uns erschöpft auf unsere Plätze sinken ließen.

Sobald wir in Sacramento angekommen waren, richteten wir uns erst einmal im Hotel ein. Für mich begann die Arbeit sofort, und zum ersten Mal in meinem Leben brauchte ich während der Dreharbeiten morgens nicht telefonisch geweckt zu werden. Rowan war so früh wach, daß ich sie noch füttern und ein bißchen mit ihr spielen konnte. Dann nahm ich sie entweder selbst mit in den Wohnwagen, oder Gemma brachte sie nach ihrem Nickerchen am Vormittag zu mir. Ich staunte wirklich, wie schnell wir uns an den neuen Tagesablauf gewöhnten und wie leicht Rowan sich anpaßte. Als die Dreharbeiten in die Nacht verlegt wurden und wir täglich vom frühen Nachmittag bis kurz vor Sonnenaufgang drehten, konnte ich sogar noch mehr Zeit mit meinem kleinen Käfer verbringen. Wenn ich erst später am Nachmittag dran war und Rowan noch schlief, trainierte ich im Fitneßcenter des Hotels. Chris fehlte mir sehr, aber wir telefonierten mehrmals täglich und waren beide erleichtert, daß ich Beruf und Familie zumindest teilweise so verbinden konnte, wie ich es mir vorgestellt hatte. Rowans Schlafens- und Essenszeiten mußten nicht verändert werden, und sie liebte die neuen Eindrücke und die vielen anderen Leute. Sie machte jedesmal große Augen, wenn sie jemand Neuen kennenlernte oder wir sie in eine andere Umgebung brachten. Den Fluß mochte sie besonders, und sie strampelte wie wild mit ihren kleinen Füßchen, wenn sie die Schiffe mit wehenden Flaggen vorbeiziehen sah.

Chris besuchte uns gern, weil wir dann alle zusammen eine neue Stadt erkunden konnten. Während ich am Set war, genoß er die ungestörte Zeit mit dem Baby und die Freiheit von seinen beruflichen Verpflichtungen. Uns allen fiel der

Übergang in dieses neue Leben überraschend leicht, und da es Rowans Alltag nicht weiter störte, schien es so, als sei es eine gute Idee gewesen, die Rolle anzunehmen.

Normalerweise brüllt der Regieassistent bei einer Fernseh- oder Filmproduktion so etwas wie: »Ruhe bitte, Aufnahme, keiner rührt sich, keiner spricht, Handys aus.« Aber bei uns war Rowan am Set dabei, und bald kam noch hinzu: »Nicht weinen und nicht auf die Kostüme spucken, bitte, Aufnahme!« Es war so niedlich, wie alle Rowan dort willkommen hießen. Oft bastelte ihr jemand Spielzeug aus Bühnenklebebändern und Wäscheklammern oder brachte sie zum Lachen. Selbst die älteren, ein wenig zynischen Helfer und Techniker wurden in ihrer Gegenwart weich.

Der Drehplan war sehr straff; zunächst machte mir das nichts aus, aber es dauerte nicht lange und ich fühlte mich völlig ausgelaugt. Ich schlief erschöpft ein und fühlte mich kaum erholt, wenn ich wieder aufwachte. Statt den Tag mit Schwung und Energie zu verbringen, konnte ich die jeweils nächste Pause und den Drehschluß kaum erwarten. Ich wurde immer blasser und bekam dunkle Augenringe, die von Tag zu Tag schlimmer aussahen. Das Stillen kostete mich den letzten Rest meiner Kraft, und obwohl ich mich darauf freute, den Regisseur »Mahlzeit« für Rowan rufen zu hören, so daß ich in meinen Wohnwagen gehen und sie füttern konnte, wünschte ich mir nur noch, die Dreharbeiten wären bald zu Ende. Offensichtlich war ein solch straffer Zeitplan doch noch zu anstrengend für mich. Ich hatte geglaubt, mit Gemmas Hilfe könne ich die wirklich anstrengenden Dreharbeiten genauso leicht bewältigen wie früher ohne Baby. Doch eines hatte ich dabei nicht bedacht: Ich war jetzt Mutter, mit allem, was dazugehört. Nach ein paar Wochen versäumte ich regelmäßig Rowans Schlafenszeit und kam erst ins Hotel zurück, wenn sie längst schlief, was mir sehr leid tat. Dann mußte ich immer früher los und konnte auch nicht mehr mit ihr zusammen aufstehen. Es störte mich einfach, daß ich nicht alles stehen- und liegenlassen konnte, um mit ihr zu spielen. Es war jetzt auch nicht mehr egal, wenn sie mir Milch auf die Kleidung spuckte. Die idealisierte Vorstellung von der berufstätigen Mutter entsprach natürlich keineswegs der Wirklichkeit; es war entsetzlich anstrengend! Wie so viele arbeitende Mütter fühlte ich mich regelrecht zerrissen.

Für meinen Mann war das anders. In puncto Kindererziehung hatten wir beide uns den traditionellen Geschlechterrollen angepaßt. Natürlich hatten Chris und ich darüber gesprochen, wie jeder von uns seine individuelle Rolle im Familienleben sah, aber nun mußte sich diese Rollenverteilung zum ersten Mal beweisen. Wir hatten jeder unsere eigene Karriere, aber es gab Zeiten, in denen nur einer von uns Arbeit hatte. Ich war diejenige gewesen, die hauptsächlich zu Hause bei unserem Baby geblieben war, und ich wußte auch nie, wann oder wo ich als nächstes arbeiten würde. Chris war praktisch ohne jeden inneren Konflikt wieder an die Arbeit gegangen. Natürlich vermißte er unsere Tochter tagsüber, doch dies beeinträchtigte ihn nicht in demselben Maß wie mich. Es erschien uns ganz normal, daß er sehr bald wieder zu arbeiten begann, während ich zu Hause blieb und mich um das Kind kümmerte. Mit »normal« meine ich, daß wir es selbstverständlich fanden, als Chris sich wieder an die Arbeit machte, so als hätte sich sein Leben überhaupt nicht verändert. Da ich hingegen stillte und als Rowans wichtigste Bezugsperson galt, mußte ich meine Arbeit irgendwie mit dem Baby und seinen Bedürfnissen in Einklang bringen. Das ärgerte mich nicht unbedingt, ich fand es eher erstaunlich, daß Chris und ich es im Grunde genauso machten wie die Eltern vor ein, zwei Generationen, obgleich wir uns für ein modernes Paar hielten. Chris übernahm auch seinen Anteil an der täglichen Babypflege, aber vor allem arbeitete er und ernährte die Familie, während ich Hausfrau und Mutter war – und das wurde gar nicht hinterfragt. Offenbar war ich jedoch die einzige, die diese Situation in Frage stellte und analysierte.

Doch Chris hatte keinerlei Probleme damit, die beiden Lebensbereiche miteinander zu vereinbaren, während ich förmlich zerrissen wurde. Obwohl er Rowan vermißte, dachte er gar nicht darüber nach, vielleicht nicht wieder arbeiten zu gehen. Auch ich glaubte instinktiv, als Mutter für die alltägliche Pflege zuständig zu sein, aber ich konnte mir auch nicht vorstellen, nie wieder zu arbeiten.

Die Dreharbeiten gingen weiter, und ich fühlte mich immer noch hin- und hergerissen. Mit dem Kopf war ich bei der Arbeit, mit dem Herzen aber im Hotelzimmer oder im Wohnwagen bei meiner Tochter. Alles, was ich besonders gern mit ihr machte, entging mir nun, weil ich arbeitete. Wenn Rowan zum Beispiel den Tragesitz sah, gab sie immer einen ulkigen Laut von sich, »uuh-uuh«, weil sie glaubte, wir würden jetzt wandern gehen, aber während des Drehs konnte ich nur selten mit ihr losziehen. Wenn sie gebadet wurde, klatschte sie mit den Handflächen aufs Wasser und lachte ganz tief aus dem Bauch heraus, weil ich naß wurde und kreischte, aber jetzt kam ich immer erst lange nach ihrem Bad nach Hause. Und ihr schläfriger Blick, wenn ich sie abends zum letzten Mal stillte, erfüllte mich mit einem solchen Frieden, daß ich mich jeden Tag aufs neue darauf freute. Aber nun mußte ich oft abpumpen, damit Gemma ihr das Fläschchen geben konnte. Ich fragte sie: »Hat sie ihr kleines Tänzchen aufgeführt?« oder: »Hat sie das Fläschchen selbst gehalten?« Das waren nur Kleinigkeiten, aber ich verpaßte sie nur sehr ungern. Wenn Chris zu Besuch war, konnte ich leichter fortgehen, weil mir die Familie dann vollständiger vorkam. Obwohl Rowan bei Gemma in sehr guten Händen war, wurde ich jedesmal furchtbar traurig, wenn ich wieder losmußte.

Auch mein Leben am Set war anders als früher. Statt jemandem von der Crew einen Streich zu spielen oder mit den anderen Schauspielern die Pausen mit einem Brettspiel zu verbringen, lief ich schnell zu meinem Wohnwagen zurück. Ich wußte, daß ich bei der Arbeit vorankommen mußte, doch zugleich wollte ich mich an meinem kleinen Mädchen erfreuen. Natürlich beeindruckte mein Dilemma Rowan überhaupt nicht, und sie lebte weiter in den Tag hinein, als gäbe es da gar kein Problem. Meine schauspielerische Leistung schien auch nicht darunter zu leiden, aber ich fühlte mich überfordert.

Meine anfängliche Begeisterung für dieses Filmprojekt verflog, und ich beklagte mich manchmal bei meinem Mann darüber, daß mir alles zuviel werde. Bald telefonierte ich immer seltener und kürzer mit ihm, und Chris hörte die Anspannung in meiner Stimme. Er machte sich Sorgen, daß ich mir zu früh zu viel aufgeladen hätte. Er hatte mich in meinem Entschluß bestärkt, wieder zu arbeiten, und mir das durchaus zugetraut, aber es war ihm auch wichtig, daß ich gut auf mich achtgab. So fragte er oft, ob ich denn auch genug aß und schlief. Weil Chris mich nicht mehr jeden Tag sah, konnte er meine augenblickliche Stimmungslage nicht mehr so leicht einschätzen, deshalb versprach ich ihm, es offen zu sagen, wenn ich mich völlig überfordert oder emotional instabil fühlte.

Ich machte mir kaum Sorgen darüber, daß ich zuwenig aß und schlief. Weit schlimmer war es, daß ich ständig meinen Text wieder vergaß. Außerdem sprach ich nicht deutlich genug, so daß ich mich bei den Aufnahmen sehr anstrengen mußte. Ich hatte so etwas früher nicht gekannt und meinte deshalb, daß es vielleicht an den Medikamenten liegen könne. Seit ich sie nahm, hatte ich ja weder Text auswendig lernen noch vor vielen Leuten spielen müssen, und als frischgebackene Mutter schrieb ich es sowieso eher meiner Erschöpfung zu, wenn ich etwas vergeßlich war. In dieser professionellen Umgebung wurden diese kleinen Schwächen jedoch bald zu einem echten Problem. Mit meinem trockenen Mund kam ich noch zurecht, aber daß ich mir keine Seite Text merken konnte und mich beim Sprechen anhörte, als hätte ich den Mund voller Erdnußbutter, war für eine Schauspielerin wirklich nicht ideal. Normalerweise hatte ich nie Schwierigkeiten damit, den Text zu behalten. Jetzt konnte ich von Glück reden, wenn ich den Namen meiner Filmfigur nicht vergaß. Anfangs dachte ich noch, ich müsse nur erst wieder in Übung kommen, aber allmählich wurde es peinlich. Die Leute versuchten mich aufzuheitern und scherzten, ich sei wohl betrunken und die »Mahlzeiten« meiner Tochter seien wohl eher »Wodka-Zeiten« für Mami.

Weil ich so schlechte Erfahrungen damit gemacht hatte, wollte ich das Medikament nicht einfach so absetzen. Ich rief meine Ärztin an und fragte, ob wir es vielleicht besser mit einem anderen Mittel versuchen sollten, das nicht diese Nebenwirkungen hatte. Sie kannte mich und meine ganze Vorgeschichte so gut, daß es ihr nicht schwerfiel, ein anderes Medikament auszuwählen und zu verschreiben. Wir würden vielleicht einige Wochen nach der Methode »Versuch und Irrtum« herumprobieren müssen, aber sie hatte mit mehreren verschiedenen Mitteln schon gute Ergebnisse erzielt. Ich war skeptisch, weil ich mir nur allzu gut vorstellen konnte, wie der »Irrtum« aussah. Wieder mußte mir die Ärztin versichern, daß das neue Medikament nicht in die Muttermilch überginge, nicht abhängig machte und ich es irgendwann wieder absetzen könne. Ich befolgte ihre Anweisungen, doch von dem ersten Medikament, das ich ausprobierte, wurde ich furchtbar schläfrig. Wenn ich es morgens einnahm, wollte ich nur noch schlafen, und wenn ich es abends nahm, wurde ich morgens kaum wach. Das war nicht ideal, wenn man gerade beweisen wollte, daß man alles schaffen kann! Doch dies stellte sich schon nach wenigen Tagen heraus, so daß mir die Ärztin gleich das nächste Mittel verschrieb. Zum Glück merkten wir schnell, daß ich es sehr gut vertrug. Es gab keine unangenehmen Nebenwirkungen, und innerhalb einer Woche bemerkte ich eine deutliche Besserung. Ich klang nicht mehr wie der Komiker Foster Brooks und konnte mir meinen Text merken, ohne völlig frustriert zu werden.

Als es mir in den vergangenen Monaten so schlecht gegangen war, hatte ich wie besessen darüber nachgedacht, ob und wann ich endlich wieder arbeiten könne. Nun stellte ich fest, daß die Arbeit wider Erwarten unglaublich anstrengend für mich war. Ich mußte mir genauer überlegen, wie ich meine gegensätzlichen Interessen miteinander vereinbaren konnte. Gar nicht mehr zu arbeiten erschien mir auf einmal sehr verlockend. Leider war ich mit dem Film erst zur Hälfte fertig und mußte mein Bestes tun, diesen Job so zu Ende zu bringen, daß ich stolz auf mich sein konnte. Ich müßte mir eben noch mehr Mühe damit geben, die beiden Lebensbereiche unter einen Hut zu bringen. Meine Ansprüche an mich selbst würde ich keinesfalls herunterschrauben, das war klar. Also nahm ich meine Zeitplanung unter die Lupe und überlegte, was ich weglassen könne, damit ich mich wieder mehr um mein Baby kümmern konnte. Schließlich mußten viele Frauen Arbeit und Familie irgendwie miteinander vereinbaren, und ich hatte immerhin den Vorteil, mein Kind zur Arbeit mitnehmen zu können. Ich gab das Training im Fitneßraum auf und beschloß, zusammen mit Rowan ein Nickerchen zu machen, wenn ich gerade nicht gebraucht würde. Statt in den Drehpausen meine Anrufe zu erledigen, las ich Rowan etwas vor, wenn sie wach war. Ich bat das Catering, mir das Mittagessen einzupacken, und nahm es mit in den Wohnwagen, damit ich nicht in der Warteschlange zu stehen brauchte. All das gab mir das Gefühl, mein Leben besser unter Kontrolle zu haben, und ich konnte mich noch mehr meiner Arbeit und meiner Tochter widmen.

Ich verhandelte mit der Produktionsgesellschaft, um soviel zusätzliche freie Zeit wie möglich für Rowan zu bekommen. Manchmal wollte ich nur meinen Arbeitsbeginn verschieben, manchmal bat ich darum, ganze Szenen im Drehplan anders einzuordnen, damit ich das Baby ins Bett bringen konnte. Ich erschien sogar öfter viel zu spät am Set, weil ich bei ihr sein wollte. Schauspielern steht zwischen dem Drehschluß am Vortag und der so genannten »Call time« am Morgen eine bestimmte Anzahl freier Stunden zu. Ich erklärte, sie könnten mich ruhig früher einsetzen, wenn das bedeutete, daß ich pünktlich vor Rowans Schlafenszeit fertig sein würde. Das war nicht immer einfach, denn die Produktionsgesellschaft mußte dabei die gesamte Crew berücksichtigen, aber man gab sich große Mühe, auf meine Bitten einzugehen. Dazu waren viel Organisationstalent und gutes Zeitmanagement erforderlich.

Dieses Projekt hatte ich nun besser im Griff, aber ich würde mir überlegen müssen, wie ich auch langfristig meine Karriere mit meinem Leben als Mutter vereinbaren wollte. In meinem Beruf ist der Druck groß, der Konkurrenzkampf gewaltig; man muß das alles aushalten und praktisch jederzeit zur Verfügung stehen. Nur Serien mit einem langfristig festgelegten Drehplan können etwas mehr planerische Sicherheit bieten, für alles andere wie Film oder Theater bedeutet das: Wenn sich eine Rolle bietet, nimmt man sie an und geht dorthin, wo die Auftraggeber einen brauchen. Das macht es so schwierig, in dieser Branche ein geregeltes Leben zu führen oder längerfristig zu planen.

Viele Kolleginnen und Kollegen in diesem Geschäft treibt allein ihr Ehrgeiz, ein gewisses Format zu erreichen, und so nutzen sie jede sich bietende Gelegenheit. Das kann sehr häßlich werden, aber wenn man an seine Arbeit glaubt, erträgt man das eben und macht einfach weiter. Ich wollte arbeiten und wußte aus Erfahrung, daß ich mit allem klarkommen würde, was dazugehört. Aber ich wollte auf keinen Fall die Zeit mit meinem kleinen Mädchen dafür opfern. Langsam fragte ich mich, ob ich wirklich vierzehn Stunden am Tag arbeiten wollte, solange meine Tochter noch so klein war.

Als dieses Projekt zu Ende ging, war mir klargeworden, daß ich während der prägenden Jahre in Rowans Leben nicht so hart arbeiten wollte. Ich wollte möglichst wenig von diesem kleinen Wunder verpassen. Doch wie sollte das in meinem Beruf funktionieren? Er gewährt einem gewisse Freiheiten, weil man seine Kinder mitnehmen kann, aber was ist, wenn sie erst in die Schule gehen? Und obwohl ich meine Tochter sogar dabeihatte, mußte ich mir eingestehen, daß ich am liebsten den ganzen Tag mit ihr verbracht hätte.

Chris beklagte sich nie darüber, daß er während meiner Zeit in Sacramento allein zu Hause war. Er nahm auch die meiste Fliegerei auf sich, um bei seiner Familie sein zu können. Obwohl er sich so fair verhielt, war mir bewußt, daß auch er unter der Woche viel von Rowans Entwicklung verpaßte. Damit er sich nicht so einsam fühlte, tat ich das Undenkbare: Ich hielt Rowan den Hörer an den Kopf, damit sie mit ihrem Vater »sprechen« konnte. Das war ein gewaltiges Zugeständnis, denn ich fand es früher schrecklich, wenn meine Freundinnen mich zwangen, mit ihrem Baby zu telefonieren. Ich zuckte jedesmal zusammen, wenn ich den Satz hörte: »Hier, sag was zu Tante Brookie!« Dann wurde das Gespräch unterbrochen, und ich mußte dranbleiben und mir schweres Atmen und das Blubbern von Babyspucke anhören. Zu meiner großen Verlegenheit war ich nun auch zu einer dieser Mütter geworden, die ihren Säugling ins Telefon sabbern ließen. Es machte mir soviel Spaß, Chris bei der Arbeit anzurufen und zu sagen: »Okay, bei drei fängst du an, mit dem Baby zu reden.« Er hörte sie gern atmen und fing sich merkwürdige Blicke von seinen Mitarbeitern ein, wenn er laut und übertrieben deutlich mit jemandem sprach, der noch nicht einmal Zähne hatte. Und das tat ich nicht nur Chris an. Ich konnte einfach nicht anders. Oft hielt ich Rowan den Hörer an den Kopf, damit meine Mutter sie lachen hörte oder eine Freundin ihrer Babystimme lauschen konnte. Es wurde so schlimm, daß Rowan jedesmal, wenn das Telefon klingelte oder ich auch nur »Hallo« sagte, sich alles, was sie gerade in der Hand hatte, ans Ohr hielt und erwartungsvoll zu mir aufblickte. Natürlich fand ich das ganz phantastisch und rannte jedesmal nach der Videokamera.

Ich hielt das hektische Tempo der Doppelbelastung durch, und das neue Medikament wirkte sehr gut. Jeden Abend schlief ich ein, sobald mein Kopf das Kissen berührte. Als die Dreharbeiten beendet waren, hatte ich das Gefühl, alles zu meiner Zufriedenheit bewältigt zu haben. Zum Glück war meine Ehe stark genug und überstand diese Zeit gut. Ich würde unsere Beziehung nie hintenan stellen, aber Chris gab mir das Gefühl, ich könne ruhig mehr Energie investieren, um Kind und Karriere miteinander zu vereinbaren, ohne daß unsere Beziehung darunter litt.

Als wir mit dem Film fertig waren, stand Thanksgiving vor der Tür, deshalb flogen wir nur nach Los Angeles, um ein wenig Gepäck abzuladen, und reisten dann so schnell wie möglich nach New York weiter. Gemma kam mit nach Los Angeles und flog auch mit uns nach New York, wo ihr Sohn auf sie wartete. Ich fand Thanksgiving in dieser Stadt schon immer besonders schön, und bis heute ist es mein Lieblingsfest geblieben. Wir verbringen diesen Tag meist mit guten Freunden und haben deshalb keinen Familienstreß zu ertragen. Das ist ganz anders als zu Weihnachten oder Ostern, wenn die Leute alle wegfahren, um ihre Familien zu besuchen. Bei Thanksgiving hat man mehr Freiheit, seine eigenen Traditionen zu schaffen. Ein vollbesetzter Tisch, jede Menge zu essen und die verschiedensten Leute in einem Raum, die sich angeregt unterhalten, das finde ich herrlich. Für mich geht es dabei um den Spaß am Feiern und um köstliches Essen in einer entspannten, fröhlichen Atmosphäre.

Dieses Jahr hatte ich für Thanksgiving ganz besondere Pläne, weil es unser erstes Fest mit Kind war und ich endlich das Gefühl hatte, zu einer richtigen, vollständigen Familie zu gehören. Ich wollte ein bißchen Zeit haben, um innezuhalten und daran zu denken, wie gesegnet wir waren: Wir hatten einander, und eine schwere Zeit lag nun hinter uns. Außerdem wollte ich eigene Familientraditionen einführen, war aber zu erschöpft, um ein großes Festessen bei uns zu Hause zu veranstalten. Obendrein sollte Rowans Taufe am Tag nach Thanksgiving stattfinden, und dafür hatte ich schon genug vorzubereiten. Da dies der einzige Tag war, an dem alle Zeit hatten, war das schon seit Monaten so geplant. Unsere Verwandten würden uns besuchen kommen, deshalb war es mir noch wichtiger, ein bißchen mit Chris und dem Baby allein zu sein, bevor die Familie anrückte.

Ich kehrte nun zum ersten Mal an den Ort zurück, wo sich die erschreckendste und dramatischste Phase meiner postnatalen Depression abgespielt hatte. Ich fürchtete mich ein wenig davor, wieder in diese Wohnung zu kommen, weil ich dort so unglücklich gewesen war. Auf dem Weg vom Flughafen in die Stadt wurde mir ganz flau im Magen. Ich hatte große Angst, weil ich glaubte, daß dort die alten Gefühle wieder hochkommen würden. Wir kamen abends dort an, aber weil ich psychisch schon viel gesünder war als damals, hatte ich tatsächlich das Gefühl, unser neues Zuhause zum ersten Mal zu betreten. Ich fand sogar, es roch ganz anders. Die Wohnung strahlte eine Wärme aus, die ich vorher nie gespürt hatte. Welch ein Gegensatz! Wo ich früher nur Angst und schreckliche Isolation erlebt hatte, fühlte ich nun eine große Liebe zu meiner Tochter und war mir meiner Fähigkeiten als Mutter sicherer als je zuvor.

Anna Strasberg hatte uns zum Abendessen in ihre Wohnung am Central Park West eingeladen, und wir fanden, das sei eine einfache und angenehme Art, Thanksgiving zu feiern. Anna, die mit Lee Strasberg verheiratet war, gibt bis heute Workshops für Schauspieler. Ich hatte vor einigen Jahren das Glück gehabt, unter ihrer Regie zu arbeiten, in einem Stück aus einer Theaterreihe in New York. Nach unserer gemeinsamen Arbeit nahm sie mich sozusagen unter ihre Fittiche. Ich rufe sie oft an, bevor ich ein neues Projekt beginne, und spreche mit ihr über die Rolle, die ich spielen werde. Ein Abendessen bei ihr bedeutet immer interessante, talentierte Leute und wunderbares Essen. Überall hängen Fotos von großartigen Schauspielern, und sie kennt faszinierende Geschichten von jedem einzelnen. Wenn ich bei ihr eingeladen bin, fühle ich mich, als gehörte ich zu einer großen, bunten Künstlerfamilie. Die Wohnung liegt hoch oben, so daß bei der Thanksgiving-Parade die großen Ballons vor den Fenstern vorbeischweben. Rowans Gesicht wirkte so lebhaft wie nie zuvor, als sie Snoopy, Barney und Kollegen vorbeifliegen sah. Sie quietschte, zeigte mit dem Finger zum Fenster hinaus und gab während der gesamten Parade ein begeistertes »uuuhhh, uuuhhh« von sich.

Nach einem wunderschönen Feiertag mit neuen und alten Freunden beschlossen Chris und ich, zu Fuß zur East Side zurückzulaufen, statt mit dem Taxi zu fahren. Rowan war festlich gekleidet, aber auch warm eingepackt. Wir selbst trugen Mützen und Schals, und der kalte Wind zauberte uns rosige Wangen. Auf dem Heimweg kehrten wir noch auf einen Drink in ein Hotel ein. Ich blieb bei Perrier, und Chris trank Champagner. Während wir dasaßen und auf die vorbeihastenden Menschen und gelben Taxis schauten, spürte ich eine Woge der Zufriedenheit, die ich mir immer vom Zusammensein mit meinem Mann und meiner Tochter erwartet hatte. Chris und ich stießen auf das an, wofür wir am allerdankbarsten waren. Wir sahen einander in die Augen und sagten beide: »Rowan«. Sie schaute uns unschuldig an, und in diesem Augenblick wußte ich, daß alles gut werden würde.

Rowan wurde in Old St. Patrick's getauft, der ältesten Kirche in New York City. Wir hatten nur einen kleinen Kreis von Verwandten und Freunden eingeladen. Gemma hatte den Feiertag bei ihrer Familie verbracht und kam am nächsten Tag herüber, um uns bei den Vorbereitungen auf das große Ereignis zu helfen. Sie brachte Rowan einen Tweety-Kuchen mit, auf dem stand: »Wir lieben Sweetie Pie«. Wir beschlossen, ihn bei der Feier nach dem Gottesdienst zu servieren. Der Kuchen paßte perfekt, weil Rowan Tweety mit jedem Tag ähnlicher sah. Ihre blauen Augen waren riesig, sie hatte immer noch keine Haare, und ihre Stirn war ziemlich rund. Wir lachten über diese Ähnlichkeit.

Die Zeremonie war sehr intim und bewegend. Wir brachen mit der Tradition und erlaubten allen, an den Altar zu treten, damit sie das Ritual der Taufe aus nächster Nähe miterleben konnten. Ich zog Rowan ein langes weißes Kleid aus Leinen und Baumwolle an, das bewußt keine einzige Rüsche hatte. Schon vor ihrer Geburt hatte ich monatelang nach einem so schlichten Taufkleid gesucht, denn ich kann Kitsch nicht ausstehen. Es gab fast nur Taufkleidchen voller Rüschen und Schnickschnack zu kaufen, doch ich war fest entschlossen gewesen, ein schlichtes Kleid zu finden. Meine Mutter hatte Rowan passend dazu ein antikes Häubchen und ein wunderschönes Seidencape geschenkt. Als sie fertig angezogen war, sah sie aus wie eine viktorianische Babyprinzessin.

Die Zeremonie hatte genau die richtige Länge, und alle fanden sie sehr bewegend. Chris und ich blieben recht entspannt und waren nur ein wenig abgelenkt, weil sich sämtliche Familienmitglieder auf engstem Raum drängten; wir hofften nur, daß sich alle miteinander vertragen würden. Ich hatte vergessen, wie wichtig eine Taufe ist und daß man dabei sehr unter Druck steht. Eine Taufe kommt fast einer Minihochzeit gleich. Schließlich stellt sie die spirituelle Vereinigung mit der Kirche dar, und die Zeremonie findet genau wie bei einer Hochzeit unmittelbar vor dem Altar statt. Chris und mir kamen die Tränen, und wir sahen einander und unsere Tochter mit so zärtlichen Gefühlen an, daß uns ganz warm ums Herz wurde. Der Priester sprach über die Entscheidungen, die Menschen treffen, über die Kraft der Hingabe und der Liebe zueinander. Er sagte, die Entscheidung, einen bestimmten Menschen zu heiraten und ein Kind zu bekommen, sei ebenso wichtig wie jene, ein Kind taufen zu lassen. Beides bedeute eine große Verantwortung. Eine Taufe sei wie eine Wiedergeburt und eine große Verpflichtung. Er betonte, ganz gleich welcher Religion ein Mensch angehörte, stets seien Rituale ein wichtiger Teil davon. Eine Taufe symbolisiere deshalb nicht nur einen neuen Anfang, sondern sie solle uns auch daran erinnern, was jedem einzelnen im Leben wichtig sei. Es war ein katholischer Priester, doch was er sagte, galt für Gläubige aller Religionen. Seine Predigt drehte sich um Liebe, Hingabe und Verantwortung.

Ich sah meinen Freund John Kimble an, Rowans Paten, der am Abend zuvor aus Los Angeles gekommen war. Er sagte uns, wie dankbar er dafür sei, daß wir alle gesund seien und uns eingefunden hätten, um dieses kleine Mädchen als wahren Segen zu ehren. Als John uns das letzte Mal in New York besucht hatte, war es mir extrem schlecht gegangen, und er hatte Angst um mich gehabt. Nun konnte ich ihm die Erleichterung ansehen, daß all das hinter uns lag. Er betrachtete mich und das Baby mit glänzenden Augen.

Noch im Krankenhaus hatten wir Chris' Schwester Michele darum gebeten, Rowans Patin zu werden. Ich hatte die Frage kaum ausgesprochen, da war sie schon in Tränen ausgebrochen. Sie dankte uns immer wieder und weinte. Als wir nun alle vor dem Altar standen und Michele Rowan auf dem Arm hielt, konnten wir ihre Liebe und ihren Stolz beinahe wie einen Heiligenschein leuchten sehen.

Nach dem Gottesdienst gingen wir alle zusammen in eine alte Bar namens P. J. Clarke's. Das Wetter war nicht gerade schön, aber wir setzten Rowan in einen altmodischen Kinderwagen, den wir geschenkt bekommen hatten, gingen zu Fuß dorthin und trafen dort die übrigen Partygäste. P. J.'s hatten wir zu Ehren meines Vaters ausgesucht, der mich als Säugling oft mit meiner Mutter dorthin mitgenommen hatte. Tatsächlich wurde ich nach meiner eigenen Taufe an genau denselben Ort getragen und mitten auf die Bar gestellt. Wir plazierten nun Rowan dort und stießen auf Francis Alexander Shields und Rowan Francis Henchy an. Der Arzt, den ich während der Fruchtbarkeitsbehandlung gelegentlich in New York aufgesucht hatte, und Dr. Rebarber, der Rowan auf die Welt geholt hatte, schauten auch herein und stießen mit uns an. Wir aßen die besten Burger der Stadt und feierten bis spät in die Nacht. Rowan war auf meinem Arm eingeschlafen, und weil sie von den vergangenen Tagen offenbar sehr müde war, rührte sie sich kaum, selbst dann nicht, als wir sie gegen zwei Uhr morgens in ihr Kinderbettchen legten.

Weil Chris vor den Weihnachtsferien noch zwei Wochen arbeiten mußte, konnten wir nur noch einen Tag in der Stadt bleiben, bevor wir wieder nach Los Angeles zurückflogen. Und es wurde ein ganz besonderer Tag daraus! Meine Mutter, die in New Jersey wohnt, war jeden Tag nach Manhattan gekommen, um das Baby zu sehen. Normalerweise fuhr sie erst nach Hause, wenn wir Rowan ins Bett gebracht hatten. Sie wußte, daß Chris und ich seit Rowans Geburt kaum Zeit für uns allein gehabt hatten, deshalb bot sie uns an, auf das Baby aufzupassen, damit wir am Samstag nach Thanksgiving zusammen ausgehen konnten. Wir suchten uns ein Restaurant ganz in der Nähe und wollten noch vor Rowans Schlafenszeit losgehen. Ich badete sie und übergab sie dann meiner Mutter, zusammen mit einem Fläschchen mit abgepumpter Milch. Da brach die Hölle los! Rowan verweigerte das Fläschchen, als meine Mutter es ihr geben wollte, und kreischte, als hätte sie Schmerzen. Ich hörte sie schreien, als wir gerade in den Aufzug steigen wollten, und lief zurück in die Wohnung. Als ich Rowan auf den Arm nahm, beruhigte sie sich sofort. Natürlich fühlte sich meine Mutter scheußlich, aber mir bedeutete es sehr viel, daß meine Tochter nur mich wollte.

Ich war mir immer unsicher gewesen, ob Rowan mich auch lieben würde, und so war ich wohl unbewußt überzeugt davon, daß ich ihr nicht soviel bedeutete. In den ersten

Monaten nach ihrer Geburt hatte ich ja kaum etwas für sie empfinden können. Ich hatte oft mit meiner Therapeutin darüber gesprochen, daß ich möglicherweise fürchtete, meine Tochter könnte mich zurückweisen und sie würde mich nie wirklich lieben oder wollen. Als Reaktion auf diese Befürchtung hatte ich mich hinter eine dicke Mauer zurückgezogen. Diese Distanz, die ich damit unabsichtlich geschaffen hatte, sollte mich vielleicht vor neuen Kränkungen schützen. Ich konnte mir diese Unsicherheit nicht erklären, aber es handelt sich hier offenbar um einen recht verbreiteten Schutzmechanismus. Ich hatte Angst, meine Tochter nicht lieben zu können, und fürchtete außerdem, daß sie mich nicht lieben würde. Jetzt erkannte ich, wie unnötig es gewesen war, mich und mein Baby so unter Druck zu setzen.

Als ich mein kleines Mädchen beruhigte, indem ich es an meine Brust drückte, spürte ich eine tiefe Verbundenheit mit ihr. Bis zu diesem Augenblick hatte ich zwar stets gefühlt, wie meine Liebe zu ihr wuchs, und mich daran erfreut, hatte aber nicht dieselbe Liebe und Bestätigung von ihr zurückbekommen. Ich wiegte sie eine Weile und dachte, genau das meinten die Leute, wenn sie sagten: »Das ist einmalig, unvergleichlich.« Es ist vielleicht seltsam, sich von einem Baby Anerkennung und Bestätigung zu wünschen, aber nun merkte ich, daß mir genau das die ganze Zeit gefehlt hatte. In dem Moment, als Rowan zufrieden in meinen Armen lag, wußte ich: Ich bedeutete ihr etwas. Daß ich ihr mehr bedeutete als meine Mutter, war für mich ungeheuer wichtig. Es ist mir zwar peinlich, das zuzugeben, aber es ist kein Geheimnis, daß meine Beziehung zu meiner Mutter sehr kompliziert war – und manchmal immer noch ist. Wie schon erwähnt, hatte ich mich nie richtig von meiner Mutter abgenabelt, und als ich spürte, daß meine Tochter lieber von mir im Arm gehalten werden wollte als von ihr, war das ein fast revolutionäres Erlebnis für mich. Weil ich mich als Kind in allem nach meiner Mutter gerichtet habe, hatte ich unbewußt angenommen, meine Tochter würde es genauso machen. Ich glaubte ja sogar, meine Mutter würde mein Kind irgendwie verzaubern, damit es ihr seine Liebe schenkte, genau wie ich als Kind verzaubert worden war.

Meine Therapeutin fand das großartig, obwohl ich dieses Thema nicht zum ersten Mal ansprach. Die postnatale Depression hatte offenbar meine Unsicherheit in bezug auf meine Mutter und Rowan sehr verstärkt. Ich hatte hart gearbeitet, um herauszufinden, wann ich alte Überzeugungen auf meine jetzige Situation projizierte.

Als ich Rowan so im Arm hielt, fühlte ich, daß ich für sie etwas Besonderes war und gebraucht wurde. Zwischen meinem kleinen Mädchen und mir hatte sich ein starkes Band entwickelt, und diese Bindung konnte niemand einfach so an sich reißen. Das hier war einmalig, und es gehörte uns ganz allein. Rowan trank ihr Fläschchen aus und schlief friedlich ein. Meine Mutter sagte: »Sie liebt dich so sehr, mein Schatz.« Ich merkte ihr an, wie unglücklich sie darüber war, daß das Baby auf ihrem Arm geweint hatte. Deshalb erklärte ich, das liege daran, daß sie einfach an mich gewöhnt sei. Ich wußte, daß meine Mutter dieses Baby gern selbst trösten wollte, und ich versicherte ihr, daß Rowan bald auch auf ihrem Arm friedlich einschlafen würde. Außerdem sagte ich meiner Mutter, es würde alles wieder gut. Das nennt man einen gelungenen Übergangsritus!

Chris und ich gingen essen, und wir unterhielten uns darüber, daß wir seit der Geburt unseres Kindes unsere Eltern mit anderen Augen betrachteten. Chris sagte, vor Rowans Geburt wären seine wichtigsten Rollen Ehemann und Sohn gewesen. Jetzt war er Vater, und diese Rolle hatte Vorrang vor seiner Beziehung zu seinen Eltern und schuf eine neue Dynamik in der Beziehung zu seiner Frau. Wie in der Szene gerade eben deutlich geworden war, hatten sich auch meine Loyalitäten verschoben. Wir sprachen darüber, daß unser Leben völlig verändert sei, seit wir Eltern waren. Es war ein herrlicher, sehr entspannender Abend. Wir blieben viel zu lange weg, und allzu bald graute der Morgen.

Wie die Natur es wollte, verflog mein Glück vom Vorabend rasch. Als Rowan aufwachte, nahm ich sie mit zu uns ins Bett, bis es Zeit war, sie zu stillen und die Koffer zu packen. Nachdem wir eine Weile gemütlich gekuschelt hatten, wollte ich sie aus dem Arm ihres Vaters heben und mich mit ihr in den Schaukelstuhl setzen, um sie zu stillen. Sie schob mich mit steifen Ärmchen weg und schrie. Auf einmal war sie also Papas Liebling. Sie hätte uns schon gestern abend zeigen können, daß sie lieber zu Chris wollte, aber da war offenbar ich drangewesen. Ich hatte erwartet, daß sie auch am nächsten Morgen weiterhin nur zu ihrer Mama wollte, und war sehr verletzt, weil ich sie praktisch von ihrem Vater losreißen mußte. Ich würde mich wohl damit abfinden müssen, daß ein Kind seine Liebe einmal mehr diesem und ein anderes Mal mehr dem anderen Elternteil schenkt. Schließlich wurde ich doch wieder zu ihrer Heldin, als ich ihr das anbot, was nun einmal nur eine Mutter mit vollen Brüsten bieten kann. Ich tröstete mich damit und mit dem schönen Erlebnis vom Vorabend, das ich hütete wie einen Schatz. Dieses warme Gefühl nahm ich auch mit zurück nach Los Angeles.

Kapitel VIII
Wir drei

Als wir diesmal nach Los Angeles heimkehrten, ging es mir viel besser. Während des Fluges beschäftigte ich mich damit, Rowan bei Laune zu halten, nicht ihre Mami! Alle Stewardessen wollten sie auf den Arm nehmen, und sie war fasziniert davon, wie die Deckenbeleuchtung an- und ausging. Ich freute mich auf die Westküste, vor allem auf das längst überfällige Gespräch mit meiner Therapeutin. Trotz aller guten Vorsätze hatte ich während der Dreharbeiten nicht regelmäßig mit ihr telefonieren können. Natürlich hatten wir viel nachzuholen.

In der ersten Stunde bei der Therapeutin sprach ich darüber, daß meine Erwartung enttäuscht worden war: Es war keine Erleichterung gewesen, trotz des Babys wieder zu arbeiten. Ich gestand ihr, wie zerrissen ich mich fühlte, was meine Prioritäten anging. Es war interessant, daß sich diese Sitzungen nach der langen Zeit ganz anders entwickelten als die früheren. Ich holte soviel wie möglich nach und sagte im Scherz, nach der nächsten Therapiepause würde ich wieder mit einer völlig neuen Sichtweise zurückkommen. Sobald ich über Rowan sprach, wollte ich schnell zurück nach Hause zu ihr, und das überraschte mich. Zur letzten Sitzung vor unserer Abreise hatte ich sie mitgebracht, und die Therapeutin war hingerissen gewesen.

Wir wollten nur kurz in Los Angeles bleiben und über Weihnachten und Neujahr wieder nach New York fliegen.

Kaum hatten wir ausgepackt und uns wieder eingelebt, war es auch schon Zeit, die Koffer für den nächsten Urlaub in meiner wahren Heimat zu packen. Zum Glück stammt Chris auch aus New York und verbringt Thanksgiving, Weihnachten und Neujahr ebenfalls gern im Big Apple.

Diese Reise war uns sehr wichtig, denn Babys erstes Weihnachtsfest stand vor der Tür. Jedes »erste Mal« eines Babys macht Spaß, vor allem beim ersten Kind, aber das erste Weihnachtsfest ist etwas ganz Besonderes. Ich habe die niedlichsten Fotos von meinem ersten Weihnachtsfest, meine Mutter hat sie damals aufgenommen, und ich hatte mir stets vorgenommen, das erste Weihnachten meines Kindes genauso festzuhalten.

Obwohl ich Weihnachten sehr mag, bin ich meist ein wenig enttäuscht davon. Die Vorbereitungen waren immer ein Riesenwirbel und meine Erwartungen so hoch, daß das Fest nie so wurde, wie ich es mir vorher ausgemalt hatte. Meine Freundinnen erzählten mir gerne von ihren Familientraditionen und all den schönen Dingen, die sie an den Feiertagen tun würden, und das klang alles so lustig. Bei mir war Weihnachten immer zwischen meinen Eltern aufgeteilt: Den ersten Weihnachtstag verbrachte ich bei meiner Mutter, und am sechsundzwanzigsten ging ich dann zu meinem Vater, um mit seiner Familie zu feiern. Meine Mutter stand ihrer Familie nicht besonders nahe, weshalb wir meist nur zu zweit waren; es war immer so ruhig. Und wenn ich dann zu meinem Vater kam, war das Beste dort schon vorbei. Die schönen Traditionen, die man normalerweise mit diesem Fest verbindet, verpaßte ich immer. Ich fand es schrecklich, als einzige meine Geschenke auszupacken, und brachte immer mehreren Leuten etwas mit, damit die Aufmerksamkeit nicht nur mir und meinem Geschenk galt. Die Familie meines Vaters nahm mich stets herzlich auf, trotzdem war es immer ein bißchen ungemütlich dort. Meine Mutter und ich genossen die festliche Stadt und hatten in den Tagen vorher viel

Spaß, doch am eigentlichen Weihnachtstag war ich immer ein wenig traurig, weil meine Mutter und ich nicht mit einer großen Familie feiern konnten. Meine getrennt lebenden Eltern waren beide liebevoll und großzügig, aber insgeheim wünschte ich mir eine große Familie, in der alle zusammen an einem Tisch saßen, köstlich aßen und den Festtag nutzten, um ihre Differenzen zu vergessen und dankbar zu sein. Das hört sich kitschig an, ich weiß, aber offensichtlich lebte ich manchmal gern in einer Phantasiewelt und träumte mich in perfekte, harmonische Familienmomente hinein.

Ich weiß, daß viele Menschen um die Feiertage herum depressiv werden, und vielleicht bin ich da keine Ausnahme. In den schlimmsten Phasen der postnatalen Depression hatte ich mich viel zu sehr auf die Vorstellung von einer idealen Familie und der perfekten Harmonie zwischen Mutter und Kind versteift. Deshalb war es mir bei Rowans erstem Weihnachtsfest besonders wichtig, meine bisherigen Feiertagsgewohnheiten zu durchbrechen.

Und ich hielt mein Versprechen, obwohl ich es mit dem Dekorieren der Wohnung arg übertrieb. Überall hängte ich Lichterketten auf, und ich zündete so viele Kerzen an, daß einmal sogar der Rauchmelder losging. Weihnachten sprang einen in dieser Wohnung förmlich an. Chris und ich hatten eine fröhliche Familienwoche voll weihnachtlicher Aktivitäten geplant. Wir würden uns mit dem Weihnachtsmann fotografieren lassen, uns die Schaufenster bei Saks und Barneys anschauen, zusehen, wie die Lichter am großen Weihnachtsbaum vor dem Rockefeller Center angingen, einen echten Weihnachtsbaum besorgen und ihn gemeinsam schmücken und am Heiligen Abend ein großes Festmahl kochen (na ja, Chris würde kochen, und ich würde festlich den Tisch decken).

Unser erster Halt war Macy's. Meine Mutter war früher jedes Jahr mit mir dorthin gegangen. Die Weihnachtsmänner dort wirkten meist ein bißchen bekifft, aber sie waren sehr fröhlich. Ich fand es früher immer so aufregend, auf dem Knie des Weihnachtsmanns zu sitzen, eine Zuckerstange geschenkt zu bekommen und mich fotografieren zu lassen. Es gab dort nur einen Weihnachtsmann, mitten im Laden, und man mußte eine Weile Schlange stehen, bis man schließlich an der Reihe war. Ich sah zu, wie die anderen Kinder sich auf seinen Schoß setzten und ihm ihre Wünsche ins Ohr flüsterten, und ich hoffte, daß sie ihn nicht um dasselbe baten, was ich mir auch wünschte. Fein herausgeputzt und schwindlig vor Aufregung rückte ich langsam zu seinem abgeriegelten Thron vor. Alles war voller gespannter Erwartung. Ich hatte eine ganze Sammlung von Fotos aus den einzelnen Jahren, und irgendwann klebte ich sie in der richtigen Reihenfolge in ein Album und schenkte es meiner Mutter zum Muttertag. Nun war ich seit fast zehn Jahren nicht mehr bei Macy's gewesen – beim letzten Mal hatte ich bei der Thanksgiving-Parade von Macy's einen Song aus *Grease* vorgetragen.

Wir zogen Rowan ein hübsches rotes Samtkleidchen mit weißem Federbesatz an Saum und Ärmeln an und kamen bei Macy's an, als sie gerade öffnen wollten. Und das war auch gut so, denn schon hatte sich eine Schlange gebildet. Wieviel hatte sich seit meiner Kindheit verändert! Der Besuch beim Weihnachtsmann war zu einer komplizierten Angelegenheit geworden. Eine unglaublich lange Warteschlange zog sich durch den gesamten Laden, und außerdem gab es jetzt auch mehr als einen Weihnachtsmann. Zunächst merkte ich das gar nicht, aber während wir in der Schlange vorrückten, umgeben von tanzenden Elfen, Spielzeugeisenbahnen und riesigen Zuckerstangen-Manufakturen, ging uns auf, daß die Familien auf verschiedene Schlangen verteilt wurden, die zu mehreren geschlossenen Türen führten. Es war wie ein riesiger Irrgarten aus Stechpalmenzweigen und Weihnachtsbäumen, mit mehreren Endpunkten, an denen mehrere Weihnachtsmänner warteten. Chris und ich führten lustige Gespräche mit den Verkäufern, die grüne Samtkleider oder enge Hosen und spitze Elfenschuhe trugen. Chris flüsterte: »Na los, gebt uns einen Insidertip – welcher Weihnachtsmann ist der beste?« Sie schworen, es gebe nur einen Weihnachtsmann und der könne es gar nicht erwarten, die kleine Rowan kennenzulernen (zwinker, zwinker). Die Reise durch Santas Werkstatt dauerte fast eine Stunde, und ich muß zugeben, daß ich als einzige sämtliches interaktive Spielzeug ausprobierte, auf das ich stieß. Chris sagte immer wieder, ich hielte den Verkehr auf.

Schließlich traten wir durch die Tür und kamen in einen Raum, der mit Zweigen und Kunstschnee dekoriert war. Rowan machte ein überraschtes Gesicht und starrte den Weihnachtsmann stumm an. Ich wußte nicht, ob sie Todesangst hatte oder einfach fasziniert war, doch als sie ihm auf den Schoß gesetzt wurde, blickte sie mit offenem Mund starr geradeaus. (Klick!) Dann beschlossen wir, ein Familienfoto zu machen, also stellten Chris und ich uns zu beiden Seiten des Weihnachtsmanns auf. Sein Gesicht glänzte, und er sah aus wie eine Wachsfigur. Wir setzten Rowan in die Mitte und bemühten uns, nicht zu lachen. (Klick!) Dann bekamen wir eine Nummer, die in einen Computer eingegeben wurde. Eine weitere Tür ging auf, und wir stellten uns in der nächsten Schlange an, um die Fotos auszusuchen, die wir mitnehmen wollten. Diese Schlange war ebenfalls recht lang, und ich wurde erkannt. Das ist immer ein unangenehmer Moment, und das schlimmste ist: Es reicht schon, wenn mich nur ein einziger Mensch erkennt, damit alle Augen auf mich gerichtet sind. Manchmal wird es dann ein bißchen hektisch, aber ich bringe es meist schnell und ohne allzugroßen Streß hinter mich. Weil ich Rowan dabeihatte, war mir diese Aufmerksamkeit besonders lästig, und ich wollte nicht, daß sich zu viele fremde Leute um sie drängten. Die arme Kleine hatte gerade erst mit einem Weihnachtsmann aus dem Wachsfigurenkabinett fertig werden müssen, und nun zeigten sämtliche Eltern auf sie und riefen ihren Kindern lauthals zu: »Da ist Brooke Shields mit ihrem Baby!«

Überall erkannt zu werden, ist unangenehm, aber wenn man außerdem ein Baby dabeihat, haben die Leute noch weniger Hemmungen. Es ist so ähnlich wie in der Schwangerschaft, wo der Babybauch wildfremden Menschen einen Grund liefert, die Mutter anzufassen. Rowan staunte immer noch mit offenem Mund, doch der Rummel schien sie nicht weiter zu stören. Endlich kamen wir an die Reihe und sahen uns die Fotos an. Rowan sah aus wie die niedliche kleine Cindy Lou Who aus *Der Grinch*, doch Chris und ich wirkten daneben wie fette, blasse entlaufene Sträflinge. Ich hatte noch nie ein schlechteres Foto von mir oder Chris gesehen. Er scherzte, wenn einer von uns den anderen nur auf diesem Foto gesehen hätte, bevor wir uns kennengelernt hatten, wäre es nie zum ersten Date gekommen. Es war lustig, bis wir merkten, daß die Elfen-Angestellten unzählige Abzüge von diesem Foto gemacht hatten, um sich Autogramme darauf geben zu lassen. Ich setzte mein schönstes Feiertagslächeln auf und hatte keine andere Wahl, als »Fröhliche Weihnachten« auf das massenweise vervielfältigte, gräßliche Foto zu schreiben. Natürlich kauften wir Foto-Schlüsselanhänger und Abzüge in allen erdenklichen Formaten von Rowan mit dem Weihnachtsmann, die wir an unsere Familien verteilten.

Als nächstes war dann der Kauf eines Weihnachtsbaums an der Reihe. Wir packten Rowan wieder warm ein, nahmen den Hund mit und zogen los, um den perfekten ersten Weihnachtsbaum für unser Baby auszusuchen. Ich fotografierte Chris mit dem Baby im Tragesitz und dem Baum über der Schulter. Dieses Bild war so schön, daß ich weinen mußte.

Am Heiligen Abend tranken Chris und ich echte heiße Schokolade und schmückten den Baum. Rowan gab ich eine Schachtel mit unzerbrechlichem Weihnachtsschmuck, den sie sofort überall hinwarf. Dann schalteten wir plötzlich und mit großem Theater die Lichter am Baum an, um sie zu überraschen. Sie gefielen ihr sehr gut, doch sie wandte sich bald den Schachteln zu, in denen die Lichterketten verstaut gewesen waren. Sie spielte sich müde, indem sie die Schachteln in die Luft warf, nachdem sie alles hineingestopft hatte, was sie in die Finger bekam. Dann war es Zeit für ihr Bad, eine Gutenachtgeschichte und ihre Abendmahlzeit. Ich zog ihr einen Zuckerstangen-Schlafanzug an und ließ im Hintergrund leise Weihnachtslieder laufen. Während ich sie im Schaukelstuhl stillte und ihr »Stille Nacht« vorsang, dankte ich dem Weihnachtsmann stumm dafür, daß er mir meinen größten Wunsch erfüllt hatte.

Wie üblich schlief Rowan problemlos in ihrem Bettchen ein. Ich setzte mich zu Chris und trank noch einen großen Becher heiße Schokolade. (Ich bin der festen Überzeugung, daß man nie zuviel Schokolade zu sich nehmen kann, ganz egal, in welcher Form, vor allem Zartbitter.) Wir saßen zusammen und unterhielten uns über meine früheren Schwierigkeiten und darüber, wie weit wir schon gekommen waren. Ich dachte daran, wie verzweifelt ich mich danach gesehnt hatte, mich Rowan wirklich verbunden zu fühlen, und wie sehr ich mir diese Familienidylle gewünscht hatte. Es war kalt an diesem Weihnachtsabend, doch wir saßen in unserer gemütlichen Wohnung und genossen die Wärme und Nähe, während unser kleines Mädchen sicher in seinem Bettchen schlief. Es war alles ganz anders als in der Zeit der emotionalen Belastung nach Rowans Geburt. Chris und ich überlegten, was sich seither verändert hatte, und obwohl ich noch nicht völlig »geheilt« war, fanden wir es herrlich, eine so liebevolle Familie zu sein.

Am Weihnachtsmorgen reagierte Rowan genauso auf ihre Geschenke wie auf die Lichter und den Weihnachtsschmuck. Sie warf die bewegliche Hundepuppe aus Holz von sich und stülpte sich die Schachtel über den Kopf. Ich hatte das vorausgeahnt und ein paar leere Schachteln verpackt, die sie nun auswickeln durfte. Daran hatte sie vermutlich viel mehr Spaß als an den richtigen Geschenken. Wir packten auch unsere Geschenke aus, Chris buk Weihnachtsbaum-Pfannkuchen, und meine Mutter kam zu einem späten Frühstück. (Chris' Familie würde erst am nächsten Tag nach New York kommen.) Wir zogen Rowan ein hübsches Weihnachtskleidchen und Ballerinaschuhe an und gingen zur Kirche. Zum ersten Mal wünschte ich mir zu Weihnachten nicht, irgendwo anders zu sein.

Ich weiß, daß keine Familie perfekt ist, und lerne allmählich, diesen Wunsch loszulassen. Ich weiß auch, daß wir nun einmal bekommen, was wir bekommen, und daß es allein bei uns liegt, wie wir es annehmen. Ich hoffte, für meine Familie eigene Traditionen schaffen zu können, weil mir das als Kind gefehlt hatte. Meine Tochter wird sie vielleicht scheußlich finden, aber genau wie meine Eltern kann auch ich nur mein Bestes tun.

Die restliche Weihnachtszeit verbrachten wir damit, Freunde zu besuchen und den kalten Winter zu genießen. Wir hatten geplant, nach Palm Beach zu reisen und das Mausoleum zu besuchen, in dem die Asche meines Vaters beigesetzt worden war, doch ich fühlte mich dieser Reise noch nicht gewachsen. Ich wollte mich nicht mit dem Tod meines Vaters auseinandersetzen und tat oft so, als lebe er noch in Florida. In der Therapie hatte ich das Thema nur kurz angeschnitten, doch meist ging es um meine Gefühle für meine Tochter und um die Depression. Heute erkenne ich, wie ungesund es war, daß ich mich der Sache mit meinem Vater nicht früher gestellt habe, aber meine einzige Entschuldigung lautet: Ich konnte es einfach nicht. Meine Stiefmutter Didi, die nur selten nach New York kommt, hatte Rowan noch nicht einmal gesehen. Ich wünschte mir sehr, daß sie ihr wunderhübsches Stiefenkelkind kennenlernte, aber es würde noch eine Weile dauern, bis ich das Haus wieder betreten konnte, in dem mein Vater gelebt hatte. Also bekam Didi immer aktuelle Babyfotos von mir, und sie schickte ein paar sehr schöne Geschenke für

Rowan, darunter einen silbernen Babytrinkbecher, der einmal meinem Vater gehört hatte und in den sein Name graviert war.

Offen gesagt, habe ich bis heute große Schwierigkeiten damit, mich der Tatsache zu stellen, daß mein Vater nicht mehr lebt. Er fehlt mir immer mehr. Manchmal breche ich aus heiterem Himmel in Tränen aus. Aber ich gehe damit auf meine Weise um. Immer eins nach dem anderen.

Also bliesen wir unseren Plan ab, Silvester in Florida zu feiern, und blieben statt dessen in Manhattan. Ich fand schon immer, daß Silvester überschätzt wird und die Leute sich allzusehr darum bemühen, besonders viel Spaß zu haben. Weil wir in New York blieben, dehnten Chris' Eltern ihren Aufenthalt aus und boten sich als Babysitter an. Wieder einmal mußte ich dem Baby das Fläschchen geben. Diesmal jedoch gab es keine Tränen. Chris und ich gingen endlich wieder einmal allein aus, sahen uns ein Theaterstück an und läuteten das neue Jahr in einem unserer Lieblingsrestaurants ein. Wir stießen auf unsere Tochter an und darauf, daß es mir besser ging.

Chris klang ein wenig skeptisch, als er den Trinkspruch darauf ausbrachte, daß es mir jetzt soviel besser gehe. Ich merkte ihm an, wie viele Gedanken er sich noch immer über meinen Zustand machte. Um ihn zu beruhigen, versicherte ich ihm, daß ich mich tatsächlich gut fühlte. Wieder versprach ich, es ihm sofort zu sagen, falls ich mich schlechter fühlen sollte. Ich sah ihm an, daß er mir nicht ganz glaubte, und obwohl ich das schrecklich fand, wußte ich, daß ich seine Gefühle achten mußte. Wenn ich einmal einen schlechten Tag hatte, fragte er immer: »Hast du einen Rückfall?« Dann versuchte ich, mich nicht in die Defensive gedrängt zu fühlen oder beleidigt zu sein, sondern auf seine Ängste einzugehen und ihn zu beruhigen. Ich achtete darauf, in stressigen Situationen ruhig zu bleiben und die Dinge von der komischen Seite zu sehen. Ständig hielt ich Ausschau nach neuen

Unternehmungen mit Rowan, in der Hoffnung, Chris würde sehen, wieviel ich mich mit unserer Tochter beschäftigte. Ich ließ zu Hause öfter Musik laufen und zeigte wieder mehr Interesse für Chris' Berufsleben. Bei einer Depression ist man vor allem mit sich selbst beschäftigt. Sie nimmt einen so in Anspruch, daß man kaum noch an jemand anderen denken kann.

Natürlich fürchtete auch ich mich vor einem Rückfall, und Chris' mißtrauische Haltung machte es nur noch schlimmer. Ich gab mir viel Mühe, ihm und meinen engsten Freundinnen zu beweisen, wie sehr ich unsere Tochter liebte und wie glücklich ich mit meinem Leben war. Ich zog ihr immer etwas besonders Hübsches an und bezog sie in all unsere Pläne ein. Sorgsam achtete ich darauf, stets diejenige zu sein, die sie abends ins Bett brachte und morgens weckte. Ich verabredete mich immer so zum Abendessen, daß ich zur Schlafenszeit zu Hause war, und lud am liebsten Leute zu uns nach Hause ein, so daß wir keinen Babysitter brauchten. All das machte mir Spaß, aber ich übertrieb es ein wenig. Alle sollten zu jeder Tages- und Nachtzeit merken, was für eine gute und aufmerksame Mutter ich war, so daß es richtig anstrengend für mich wurde. Ich fühlte mich schuldig wegen der düsteren Zeit, die ich mit meiner Tochter erlebt hatte, und ich wollte dies irgendwie wettmachen. Es war, als hätte ich ein Verbrechen begangen und müßte nun ständig betonen: »Schaut alle her, seht nur, wie ich mich gebessert habe. Es geht mir jetzt sogar besser als vorher!«

Ich hatte Freude an meinem kleinen Mädchen, doch sie fühlte sich oft erzwungen an. Ich weiß noch, wie oft ich unvermittelt sagte: »Es ist so schön, Mutter zu sein!« Manchmal sah ich meinem Mann sogar direkt in die Augen und fragte: »Du weißt, daß ich sie liebe, oder?« Weil ich beweisen wollte, um wieviel besser es mir ging, nannte ich Fakten über die wichtige Rolle, die die eigenen Hormone bei dieser Erkrankung spielen, oder zitierte Statistiken wie diese: »Zehn

Prozent aller Frauen leiden an postnataler Depression.« Ich wollte allen zeigen, daß diese Krankheit viel häufiger vorkam, als man allgemein annahm. Ich mußte allen beweisen, was für eine gute Mutter ich war und wie sehr man mir vertrauen konnte. In Wahrheit mußte ich erst einmal lernen, mir selbst zu vertrauen, und so weit war ich noch nicht.

Es ging mir merklich besser, aber es würde noch eine Weile dauern, bis ich wieder ganz gesund war. Was, wenn die Depression zurückkehrte? Was würde passieren, wenn ich das Medikament absetzte? Mein Gemütszustand war zwar stabiler geworden, aber ich fühlte mich selbst noch nicht sicher genug, weil alles so neu war. Seit ich das neue Mittel einnahm, ging es mir immer besser, aber woher sollte ich wissen, wann das Etikett »postnatale Depression« endgültig nicht mehr auf mich paßte? Ich konnte nicht von einem Tag auf den anderen daran glauben, daß alles gut bleiben würde.

Es hatte lange gedauert, und ich hatte viel Hilfe gebraucht, um soweit zu kommen, und nun würde ich etwas lernen müssen, was ich gar nicht mochte: mich in Geduld zu üben. Ich würde akzeptieren müssen, daß diese ersten Monate an den Menschen, die mir nahestanden, nicht spurlos vorübergegangen waren und daß ich ihr Vertrauen nicht über Nacht zurückgewinnen konnte. Die Leute hatten erst einmal damit klarkommen müssen, mich nach Rowans Geburt in so schlechter seelischer Verfassung zu erleben. Nun würden sie Zeit brauchen, um sich daran zu gewöhnen, daß es mir wieder besser ging. Mit der Therapeutin sprach ich auch darüber, daß ich mich schuldig fühlte, weil ich diese Depression überhaupt bekommen hatte. Sie sagte, solche Überlegungen seien völlig unsinnig, und ich müsse mich weder schuldig fühlen, noch solle es mir peinlich sein, daß ich unter dieser Krankheit gelitten hatte. Meine Bedenken seien zwar verständlich, aber überflüssig. Erstens könne ich die Uhr nicht zurückdrehen, und zweitens hätte ich hart an mir gearbeitet, um damit fertig zu werden. Allmählich brach ich mit der ziemlich erbärmlichen Angewohnheit, praktisch jedem, der mir begegnete, zu erzählen, wie sehr ich meine Tochter liebte. Ich begriff langsam, daß mein Handeln für sich selbst sprach.

Es dauerte lange, bis ich lernte, die gesunden, realistischen Ängste und andere normale elterliche Emotionen von den Gefühlen zu trennen, die durch die postnatale Depression hervorgerufen wurden. Ein Baby zu bekommen ist schon schwierig genug; selbst unter idealen Bedingungen bedeutet es eine gewaltige Umstellung. Wenn man erst einmal die Diagnose »postnatale Depression« bekommen hat, ist man unsicher, ob das, was man fühlt, »normal« ist. Jedesmal, wenn ich mir wegen Rowans Pflege oder Verhalten Sorgen machte, fragte ich mich deshalb, ob meine Gedanken von der Depression beeinflußt waren. Ging es mir gut, oder war dies der Beginn einer weiteren depressiven Episode?

Ich dachte oft darüber nach, wovor ich in bezug auf Rowan die meiste Angst hatte, und stellte fest, daß ich nicht nur meinem alten Leben und den vielen Freiheiten nachtrauerte, sondern vor allem fürchtete, ich könne bei ihrer Erziehung versagen. Ich machte mir Sorgen, es nicht zu schaffen, meine Tochter zu einem freundlichen, rücksichtsvollen, höflichen Menschen zu erziehen, der stark und selbstsicher war. Ich machte mir Sorgen, sie würde mich eines Tages hassen und selbst in der Psychotherapie landen, wo sie sich dann darüber beklagte, daß ihre Mutter ihr Leben verpfuscht habe. Ich hatte Angst davor, mein Kind würde mich irgendwann nicht für die beste Mutter halten, die es nur haben konnte, und mich nicht wirklich lieben. Es machte mir Angst, daß ich soviel von ihr brauchte. Ich unterhielt mich oft mit Freundinnen, die auch Kinder hatten, und als ich erkannte, wie verbreitet einige dieser Sorgen waren, war ich sehr erleichtert. Manchmal war ich noch ein bißchen traurig, aber das ging den meisten Leuten, die ich kannte, genauso. Es bedeutete noch lange nicht, daß ich wieder in die Depression abrutschte. Niemand weiß und kann gleich alles beim ersten

Kind, und ich würde nicht versagen, denn das hier war keine Prüfung. Solange ich mir nur Mühe gab, würde ich bestehen. Es gab keine einzig richtige Art, Kinder großzuziehen.

Weil eine Freundin von mir mitspielte, habe ich mir vor kurzem ein Stück angesehen, das von einer Kindesentführung handelte. Mir wurde beinahe körperlich übel dabei. Ich fühlte richtig mit der armen Mutter. Mich hatte das Leiden anderer Menschen schon immer stark berührt, aber das hier traf mich in der tiefsten Seele. Nach dem Stück entschuldigte sich meine Freundin dafür, daß sie mich nicht vorgewarnt hatte. Sie hat keine Kinder und war davon ausgegangen, ich könne das Grauen in diesem Stück unabhängig von meinen eigenen Lebensumständen betrachten. Diese Erfahrung verdeutlichte mir wieder einmal, wie sehr Kinder einen verändern. Mein Mann kann keine Sendung anschauen, in der Kindern etwas Übles geschieht, und schaltet sofort um, wenn so etwas im Fernsehen kommt. Bei mir hat die Mutterschaft eine Empfindsamkeit zutage gefördert, von der ich in diesem Ausmaß und in dieser Tiefe gar nichts geahnt hatte. Es ist schwer zu erklären – ich fühle mich verletzlicher und schutzloser als je zuvor, aber in gewisser Hinsicht auch stärker. Mutter geworden zu sein bedeutet für mich, daß ich glücklicher bin, als ich es mir je erträumt habe, und zugleich trauriger, als ich es je für möglich gehalten hätte. Nichts von alldem bedeutet, daß ich verrückt oder sonstwie nicht ganz normal wäre. Ich bin nur lebendiger und in meinem eigenen Leben präsenter als je zuvor.

Das neue Jahr erschien uns wie ein großes Versprechen. Es fühlte sich so an, als bekämen wir die Chance, neu anzufangen, und sowohl Chris als auch ich konnten es kaum erwarten, den Ballast des alten Jahres abzuwerfen und durchzustarten. Chris mußte zurück nach Los Angeles, um seine Staffel von *I'm with HER* fertigzuschreiben. Ich wollte ihn mit Rowan begleiten und bis nach dem Valentinstag dortbleiben.

Chris und ich gehören zu einer Gruppe von vier Paaren, die gemeinsam die Tradition begründet haben, den Abend des Valentinstags zusammen zu verbringen. In diesem Jahr waren wir als Gastgeber an der Reihe. Ich schmückte den Tisch mit Unmengen von Herzen und suchte Gerichte aus, die entweder rot waren oder irgendwie mit dem Valentinstag zu tun hatten. Eine Freundin von mir ist Köchin, und sie half mir dabei. Ich machte mir obendrein das Vergnügen, Rowan erst als Elfe zu verkleiden, die unsere Gäste begrüßte, und ihr dann ein wunderhübsches rotes Kleidchen mit gerafftem Oberteil anzuziehen. Ein anderes Paar hatte sein kleines Mädchen mitgebracht, und die beiden spielten schön zusammen. Jeder brachte einen Toast aus, und unsere Freunde sagten, wie dankbar sie dafür seien, daß Rowan gesund zur Welt gekommen war und es ihrer Mutter mit jedem Tag besserging. Es war ein schönes Gefühl, gemeinsam mit Freunden zu feiern.

Ich saß mit Rowan auf dem Schoß am Kopf unseres großen Eßtischs, mein Mann mir gegenüber. Als Chris sein Glas hob und mir zuzwinkerte, wurde ich plötzlich melancholisch. Ich dachte daran, wie mein Vater mir immer zugezwinkert hatte, wenn wir beim Essen auf etwas anstießen. Auf einmal überwältigten mich die verschiedensten Gefühle, und ich fühlte eine tiefe Liebe zu meinem Vater und zu Chris in mir. Meine Gefühle für meinen Vater waren lange nur von Trauer und Verlust geprägt gewesen, doch in diesem Augenblick empfand ich eine Woge des Glücks und dachte eher daran, wie nah ich ihm gewesen war. Das entlockte mir ein Lächeln. Ich saß da mit meinem Baby auf dem Schoß und wußte genau, wie sehr mein Vater es vergöttert hätte. Bestimmt hätte er Rowan auch so zugezwinkert wie früher mir. Das mußte mir genügen. Ich war so gerührt, daß ich nicht sprechen konnte, und unsere Freunde beobachteten mich voller Sorge. Ich versicherte allen am Tisch, das seien Tränen der Freude, der Liebe und Dankbarkeit und niemand solle sich Gedanken machen. Das Chaos der Gefühle brach so plötzlich über mich herein, daß ich eine Weile brauchte, um mich wieder zu entspannen. Ich lehnte mich zurück und sah und hörte den anderen nur zu. Zu meiner Überraschung fühlte ich mich auf einmal völlig mit mir im reinen. Ich genoß das Gefühl und schaltete mich bald wieder in die angeregte Unterhaltung ein. Hoffentlich würde ich nicht mehr lange solche Erklärungen über meinen Gemütszustand abgeben müssen, aber im Moment war das wohl nur fair.

Nach den feierlichen Trinksprüchen schlief Rowan in ihrem Bettchen ein, und das andere Kind machte ein Nickerchen auf unserem Bett, umgeben von dicken Kissen. Das Abendessen war lustig und lebhaft. Als die herzförmigen Kekse, der »Cupid cake«, und rote Zuckerwürfel auf den Tisch kamen, hatten sich alle schon wunderbar über mich lustig gemacht. Zu meiner Verteidigung konnte ich nur vorbringen, daß es eben nicht meine Art sei, etwas halbherzig zu tun. Meine Freunde würden mich nehmen müssen, wie ich war, mitsamt meiner Neigung, alles zu übertreiben. Eine meiner Freundinnen bemerkte: »Ich nehme an, wir bekommen nachher alle kleine herzförmige Schachteln voll roter herzförmiger Bonbons mit nach Hause?« Ich sah sie verächtlich an und spielte die Beleidigte. »Ich muß doch sehr bitten. Glaubst du wirklich, ich würde euch so etwas Albernes zumuten? Ihr bekommt herzförmige Spiegel und kleine rote Kämmchen für die Handtasche!« Meine beste Freundin fügte noch hinzu, wir sollten von einer Frau, die vermutlich sogar einen wärmenden Überzug für ihren Anrufbeantworter schneidern ließe, wohl nicht weniger erwarten. Alle lachten auf meine Kosten, und es fühlte sich herrlich an, wieder ganz die alte zu sein.

Als der Februar zu Ende ging, entschied Rowan, sie hätte nun genug von Mamis Brüsten. Zum Glück verweigerte sie die Brust nicht völlig, sondern trank nur weniger, und bald produzierte ich nicht mehr soviel Milch. Der Übergang vollzog sich erstaunlich leicht. Obwohl ich weiterhin abzupumpen versuchte, entwöhnte sie sich selbst und wollte nicht mehr so lange saugen. Bald trank sie nur noch die Folgemilch, und meine Reaktion war wie aus dem Lehrbuch. Es bedeutete eine große Veränderung für mich, weil wir beim Stillen soviel Zeit miteinander verbracht hatten. Ich trauerte dieser intensiven Nähe nach, aber ich wußte auch, daß es noch viele andere Dinge gab, die wir gemeinsam unternehmen konnten. Diese Situation lehrte mich außerdem etwas sehr wichtiges: Kaum hat man mit seinem Baby eine bestimmte Routine entwickelt, verändert es sich, und man muß sich wieder auf etwas Neues einstellen. Diese Unberechenbarkeit würde mich wohl mein ganzes Elterndasein lang begleiten. Ich lachte darüber, wie sehr wir uns alle abmühten, um auf alle möglichen Entwicklungsschritte des Babys vorbereitet zu sein, obwohl wir immer wieder die Erfahrung machten, daß stets das eintrat, womit wir am wenigsten gerechnet hätten.

Kaum hatten wir uns in Los Angeles richtig eingelebt, war es schon wieder Zeit für einen längeren Aufenthalt in New York. Chris hatte Pause, was bedeutete, daß er länger freihaben würde als über die Feiertage. Ich freute mich darauf, endlich einmal länger als eine Woche bleiben zu können, und wollte das nutzen, um meiner Tochter noch mehr von meiner Heimatstadt zu zeigen. Wie es der Zufall wollte, hatten wir uns gerade wieder an das Leben an der Ostküste gewöhnt, als ich das Angebot bekam, in *Die wilden Siebziger* eine sehr sexy Nebenrolle zu übernehmen. Ich sollte die Mutter eines jungen Mädchens spielen, die eine Affäre mit dem Vater eines anderen jungen Mädchens anfängt. Sämtliche Jungen in der Serie stehen auf diese Mutter und überschlagen sich geradezu, sobald sie in der Nähe ist. Man sagte mir, ich würde die »MILF« (Mother I'd Like to F- oder »Mutter, die ich gern f- würde«) spielen. Eine solche Figur hatte ich noch nie gespielt, aber die Schauspieler waren alle sehr attraktiv, und die Vorstellung, von ihren Charakteren begehrt zu werden, war sehr schmeichelhaft, vor allem, nachdem ich gerade ein Baby geboren und die Hoffnung eigentlich schon komplett abgeschrieben hatte, jemals wieder so etwas wie Sexappeal zurückzubekommen. Die Rolle war ziemlich komisch, und ich brauchte dafür nur ein paar Tage im Monat in Los Angeles zu sein. Obgleich das in der Unterhaltungsbranche selbstverständlich ist und mir diese Spontaneität immer gefallen hatte, wußte ich, daß es mit einem Kind nicht so einfach sein würde, ständig auf Reisen zu gehen. Aber weil ich diese Rolle wirklich gern spielen wollte und nie lange wegsein würde, nahm ich an. Es erschien mir zu umständlich, Rowan für zwei Tage Dreharbeiten an der ersten Folge den langen Flug zuzumuten, deshalb beschloß ich, allein zu fliegen. Sie bekam keine Muttermilch mehr, also würde Chris sie abends gut allein versorgen können, während ich zu den Dreharbeiten ins »La-La-Land« reiste.

Die ganze Idee war ein bißchen verrückt, und weil ich Rowan zum ersten Mal allein ließ, wußte ich nicht, wie wir alle damit zurechtkommen würden. Es würde seltsam sein, sie nicht bei mir zu haben, nachdem wir so lange praktisch aneinandergeklebt hatten, aber insgeheim fand ich es aufregend, wieder einmal Zeit nur für mich zu haben. Ich wollte mich mit Freunden treffen, ins Kino gehen, einen Yogakurs besuchen und vor allem richtig ausschlafen. Obwohl ich die zwei Tage mit geradezu lächerlich vielen Aktivitäten verplante, ganz zu schweigen von der Arbeit, wegen der ich schließlich nach L.A. flog, hatte ich eher ein Gefühl, als würde ich ungestraft die Schule schwänzen, und das wollte ich voll und ganz auskosten. Ich packte Bücher und Zeitschriften ein und freute mich auf den langen Flug – diesmal würde ich mir doch tatsächlich den Film ansehen und etwas essen können. Es war mir egal, daß das Essen meist scheußlich schmeckte; der Punkt war, daß ich bedient wurde, statt mich um mein Baby kümmern zu müssen.

Doch wie immer kam es ganz anders, als ich es mir vorgestellt hatte. Beim Take-off bekam ich Panik, und sobald wir in der Luft waren, versuchte ich ständig, zu Hause anzurufen. Alle meine Gedanken kreisten darum, daß ich nun die beiden Menschen zurückließ, die mir auf der Welt am meisten bedeuten, und ich wollte nicht, daß einem von uns irgend etwas zustieß. Ich kam mir selbst ein bißchen paranoid vor und fragte mich, ob da die postnatale Depression aus mir sprach. Ich beruhigte mich jedoch und lenkte mich bis zur Landung mit einem Fotoalbum von Rowan ab, das ich eingepackt hatte und nun den Stewardessen und allen anderen zeigte, die es sehen wollten. Meine Stimmung schwankte stark.

Sobald ich in unserem Zuhause in L.A. ankam, rief ich Stephanie an, und wir verabredeten uns. Ich machte es mir in dem leeren Haus gemütlich und nahm mir vor, in Ruhe auszuschlafen. Leider konnte ich ewig nicht einschlafen. Schließlich nickte ich ein und wachte ein paar Stunden später wieder auf, genau zu der Zeit, zu der sich Rowan normalerweise meldete. Ich tickte nach ihrer Uhr und sonderte sogar ein wenig Milch ab. Ich konnte es nicht fassen, daß ich über Tausende von Meilen hinweg immer noch körperlich und emotional mit ihr verbunden blieb. Welch ein Gegensatz zu unseren ersten gemeinsamen Wochen, als ich sie am liebsten weggegeben hätte! Zwei Tage Freiheit lagen vor mir, und ich konnte nichts anderes tun, als ständig an sie zu denken und von ihr zu sprechen. Ich vermißte sie schrecklich und fragte mich in jeder Minute, was sie wohl gerade tat.

Ich rief praktisch jede Stunde in New York an, zumindest wenn ich wußte, daß Rowan gerade nicht schlief. Einmal rief Chris aus: »Ich bin gerade mit zwei Müttern und ihren Babys auf dem Weg zur Spielgruppe, und ich habe weder geduscht noch etwas Richtiges gegessen, seit du weg bist. Ich dachte immer, du übertreibst, wenn du erzählt hast, du könntest nicht mal duschen, weil du dich um das Baby kümmern müßtest!« Ich lachte sehr und war froh, daß er nun endlich die Nöte einer Mutter nachempfinden konnte. Ich finde, alle

Väter sollten zumindest einmal mit ihren Babys allein gelassen werden. Sie würden ihrer Partnerin augenblicklich sehr viel mehr Respekt entgegenbringen, wenn sie einmal selbst Erfahrungen damit machten, wie es ist, ganz allein für ein Baby verantwortlich zu sein. Jedesmal, wenn ich anrief, bat ich Chris, mir haargenau zu erzählen, was Rowan gerade tat, und ihr den Hörer ans Ohr zu halten, damit sie meine Stimme hörte.

Am zweiten Tag rief Chris an und sagte: »Du wirst es nicht glauben, aber Rowan ist heute gekrabbelt!«

»Was? Ich war neun Monate lang vierundzwanzig Stunden am Tag mit ihr zusammen, und kaum bin ich einen Tag weg, fängt sie an zu krabbeln?« Ich konnte es nicht fassen. Beinahe wünschte ich, er hätte es mir nicht erzählt und dann ganz überrascht getan, wenn sie das Kunststück vor mir wiederholte.

Chris fühlte, wie traurig ich darüber war, nicht dabeigewesen zu sein, und er fügte rasch hinzu: »Schatz, sie hat nach dir gesucht!«

Das war sehr geistesgegenwärtig von ihm, und ich tat so, als glaubte ich ihm. Das Seltsame ist, daß Chris viel ängstlicher ist als ich, was Rowans Bewegungsfreiheit angeht. Ich habe ihr immer viel Freiheit gelassen, sich umzudrehen oder aufzusetzen, wie sie wollte, denn sie sollte sich in ihrer Umwelt wohl und sicher fühlen. Ich hätte mir aber nie träumen lassen, daß ich nicht die erste sein würde, die einen so monumentalen Fortschritt beobachtete. Später rief mein achsowitziger Mann an und sagte: »Oh Gott, Brooke, Rowan ist heute morgen die Treppe hinaufgegangen und hat mir Kaffee gekocht. Komm lieber schnell zurück, bevor sie anfängt, komplexe Gleichungen zu lösen.« Ha, ha. Sehr komisch.

Ich vermißte meine Familie schrecklich, und obwohl die Arbeit Spaß machte und sehr befriedigend war, konnte ich es kaum erwarten, meinen kleinen Käfer wiederzusehen. Chris hatte viel Spaß daran, sich um Rowan zu kümmern und mit ihr essen zu gehen. Er hielt ihren Tagesablauf nicht ganz ein, aber das schadete ihr nicht. Das ließ ich mir eine Lehre sein, denn ich war so auf diese alltägliche Routine getrimmt, daß ich nur wenig Raum für Spontaneität ließ. Ich stellte mir das so niedlich vor – Rowan und ihr Papa in einem schicken Restaurant, wie sie zusammen zu Abend aßen. Dieses Bild machte mich sehr glücklich. Offensichtlich tat uns allen meine Reise nach Los Angeles sehr gut. Dort wurde ich wie ein vollwertiges Mitglied der Besetzungsriege aufgenommen und fand es herrlich, nach so langer Pause endlich wieder eine Sitcom zu drehen. Auf dem Rückflug war ich viel entspannter und dankbar, weil ich ein weiteres Beispiel dafür bekommen hatte, wie ich meine beruflichen und familiären Pflichten miteinander vereinbaren konnte. Meine Arbeit stellte jedesmal andere Anforderungen, und so würde ich mich von Rolle zu Rolle immer wieder anders arrangieren müssen. Obwohl ich während meiner Abwesenheit sehr viel an Rowan gedacht hatte, war mir stets klar gewesen, daß auch das für eine Mutter völlig normal war. Ich würde mich ohne mein Kind wohl nie wieder ganz vollständig fühlen und gewöhnte mich besser gleich daran.

Zuallererst küßte ich meinen Mann, als ich wieder in unserer New Yorker Wohnung ankam; dann wollte ich sofort mit Rowan baden. Es war schon fast Zeit für ihr tägliches Bad, und ich wußte, wie gern sie im Wasser spielte. Ich hatte den Rückflug eigens so geplant, daß ich wieder zu Hause sein würde, bevor sie ins Bett mußte. In der Wanne planschten, lachten und spielten wir, indem wir Spielzeug in ein Körbchen warfen und es wieder herausfischten. Wir veranstalteten eine richtige Sauerei und verspritzten überall Wasser, aber das war mir egal. Ich fühlte mich so unbekümmert und schwindlig vor Lachen. Ich drückte sie an mich und seufzte tief; sofort richtete sie sich wieder auf und wollte mit ihrem Badebuch spielen. Ich starrte sie lange an, während sie die wasserdichten Seiten umblätterte, als lese sie einen Klassiker der Weltliteratur. Ich fragte mich, wieviel sie wohl von meiner schlimmen Zeit mitbekommen hatte und ob sie merken konnte, daß ich mich jetzt um so vieles besser fühlte. Sie lachte, gab mir Puzzleteile aus dem Buch und hatte offenbar keinen Schaden genommen.

In diesem Moment erkannte ich, daß ich doch älter und klüger war als sie. Mein momentanes Selbstvertrauen stärkte mich so, daß ich die Zusammenhänge verstand: Allein meine eigene Unsicherheit hatte mich damals auf die Idee gebracht, mein Baby sei allwissend. Ein Säugling ist so rein und ursprünglich, daß er scheinbar eine größere Kapazität für Wissen und Klarheit besitzt. In Wahrheit jedoch hatte ich im Lauf der Jahre eine Weisheit und Erfahrung erworben, die ein Neugeborenes unmöglich haben konnte. Vom Augenblick ihrer Geburt an hatte sich bei mir der Gedanke festgesetzt, sie sei irgendwie unendlich viel klüger und fähiger als ich. Rowans reine Seele und ihr ruhiger Blick ließen mich glauben, sie nähme alles auf und verarbeite es in einem komplexen Verstand. Ganz ehrlich, ihr scheinbar so weiser Blick schon kurz nach der Geburt hatte mir Angst gemacht. Als ich sie nun betrachtete, wie sie in dieser Wanne herumplanschte und ihren nassen Mund zu einer Himbeere formte, sah ich nur ein winzig kleines Mädchen mit einer verspielten Seele. Wir liebten und brauchten einander.

Ich wurde aus meinen Gedanken gerissen, als ich den Arm ausstreckte, um heißes Wasser nachlaufen zu lassen, denn da entdeckte sie etwas Vertrautes – und saugte an meiner Brustwarze. Sie nahm sie kurz in den Mund und blickte dann mit einem verschmitzten Lächeln und Lachfältchen um die Augen zu mir auf. »Aahh«, sagte sie und legte den Kopf in den Nacken. Zur Antwort kitzelte ich ihr rundes Bäuchlein.

Sauber und ein bißchen schrumplig vom langen Baden wickelte ich uns in Bademäntel und Handtücher und setzte mich dann mit ihr in den Schaukelstuhl in ihrem Zimmer. Rowan und ich kuschelten still, und sie trank ruhig ihr

Fläschchen aus. Ich lehnte mich zurück und erkannte, daß ich gerade dieses Gefühl vollkommenen Friedens und bedingungsloser Liebe erlebte, von dem andere Eltern mir die ganze Zeit erzählt hatten. Ich war genau da, wo ich sein sollte, und hätte auch nirgendwo anders sein wollen. Ich nickte kurz ein, vielleicht für drei Minuten, und fühlte mich so entspannt und glücklich wie schon lange nicht mehr. Als ich wieder aufwachte, fielen Rowan schon fast die Augen zu und sie hatte ausgetrunken. Ich legte sie sanft in ihr Bettchen, gab ihr ihre Schmusedecke (eine kleine Decke aus Satin und Flanell mit einem Elefanten in einer Ecke), und sie schlief sofort ein. In dieser Nacht schlief auch ich wie ein Baby.

Kapitel IX

Da kam die liebe Sonne

Seit der dramatischen Geburt meiner Tochter und meinem Kampf mit der postnatalen Depression ist nun über ein Jahr vergangen. Es ist drei Jahre her, daß ich die ersten Schritte zu einem eigenen Kind unternahm. Mein persönlicher Weg zur Mutterschaft ist völlig anders verlaufen, als ich es erwartet hatte. Seit dem Tag, an dem ich zum ersten Mal wegen meines unerfüllten Kinderwunsches zum Arzt ging, hat sich mein ganzes Wesen verändert. Rückblickend könnte ich gar nicht mehr sagen, wer damals mein Leben gelebt hat. Ich tat, was von mir erwartet wurde, hatte aber immer das Gefühl, in meinem eigenen Körper nicht zu Hause zu sein. Hätte ich gewußt, wie unwahrscheinlich eine Schwangerschaft in meinem Fall war, hätte ich nie die Kraft gehabt, weiterzumachen. Aber ich hatte nur das Ziel vor Augen. Nun lebe ich endlich wieder ganz in dieser Welt, und ich habe mich zwar sehr verändert, bin aber auch stärker und sehr viel glücklicher geworden. Zum ersten Mal seit langer Zeit fühle ich mich in meinem Körper wohl und in meinem Leben ganz zu Hause.

Die postnatale Depression war die erschreckendste und gefährlichste Herausforderung, der ich mich je stellen mußte. Eine Fehlgeburt ist in vielerlei Hinsicht niederschmetternd, aber sie hat mich nicht um den Verstand gebracht, und ich hatte einen Grund, weiterzumachen. Meinen Freund David durch Selbstmord zu verlieren, war schockierend und hat mein Leben unwiderruflich verändert, aber ich trage ihn im

Herzen immer bei mir, genau wie meinen Vater. Ich habe tiefe Traurigkeit und Verluste erlebt, aber ich hatte noch nie so schreckliche Angst oder den so dringenden Wunsch zu sterben. Diese langen schweren Monate nach der Geburt haben mir ein Bewußtsein für meine Tochter geschenkt, das ich sicher nicht entwickelt hätte, wenn diese Erfahrung leichter gewesen wäre. Und meine Depression zwang mich dazu, mich selbst tiefer zu erkennen, als ich es freiwillig je versucht hätte.

Früher hatte ich stets alles erreicht, was ich mir in den Kopf setzte. Deshalb kam ich gar nicht auf den Gedanken, daß ich mit einem Neugeborenen und meiner neuen Mutterrolle überfordert sein könnte. Immerhin hatte ich schon die gräßlichen Fruchtbarkeitsbehandlungen überstanden. Ich sah mein Problem allein darin, schwanger zu werden, und glaubte, wenn ich das erst geschafft hätte, dann würde alles andere wie von selbst gehen. Die postnatale Depression hat mir eine völlig neue Perspektive eröffnet. Man kann das mit einem schrecklichen Autounfall vergleichen. Ich prallte mit dem Kopf voran gegen die Scheibe, durch die ich mein Leben siebenunddreißig Jahre lang betrachtet hatte. Plötzlich konnte ich nicht nur meinen Plan nicht ausführen (ein Kind großzuziehen), ich kam mit den einfachsten Kleinigkeiten nicht zurecht. Besonders beängstigend war, daß ich es nicht einmal versuchen wollte. Irgendwie glaubte ich, für meine schlimme Lage selbst verantwortlich zu sein, hatte aber gleichzeitig das Gefühl, es sei sinnlos, etwas daran ändern zu wollen. Ich war sehr unglücklich und hatte die Hoffnung aufgegeben, daß es mir je wieder bessergehen würde.

Bedauerlicherweise wurde ich im Vorfeld nie ausreichend über die postnatale Depression aufgeklärt. Sie ist eine sehr ernste Erkrankung, die in aller Stille das Leben vieler Menschen zerstört hat. Wäre ich besser informiert gewesen, hätte ich mich vielleicht als wahrscheinliche Kandidatin erkannt; zumindest hätte ich einige wichtige Informationen an der

Hand gehabt. Ich bin unglaublich dankbar dafür, recht früh erkannt zu haben, daß etwas nicht stimmte, so daß ich Hilfe suchen konnte. Ich finde die Vorstellung entsetzlich, wie viele Frauen eine solche Depression über einen langen Zeitraum ertragen müssen, ohne zu wissen, daß ihnen geholfen werden kann.

Dennoch wünschte ich rückblickend, ich hätte vieles anders gemacht. Zunächst einmal wünschte ich, ich hätte besser zugehört und wäre offener für die Informationen gewesen, die meine Freundinnen mir zu Anfang über die postnatale Depression gaben. Dann wäre mir sicher eher bewußt geworden, daß ich gefährdet war. Und obwohl meine Therapeutin mir sehr geholfen hat, wünschte ich, ich hätte nicht so lange abgewartet und schon früher professionelle Unterstützung in Anspruch genommen. Es gibt Psychiater, die auf die Behandlung dieser Krankheit spezialisiert sind, und ich hätte sofort einen von ihnen aufsuchen sollen. Ich wünschte, ich hätte nicht eigenmächtig das Medikament abgesetzt, sobald wir wieder in Kalifornien waren. Offensichtlich war das *keine* gute Idee! Und schließlich wünschte ich, ich wäre nicht nach Sacramento gegangen, um diesen Film zu drehen. Das war zwar beruflich sehr befriedigend, aber zugleich extrem anstrengend, und heute ist mir klar, daß ich mir dieses Projekt viel zu früh aufgeladen habe. Außerdem war es nicht gerade klug von mir, die Psychotherapie zu unterbrechen.

Ich bin soweit gekommen, mein einmaliges, unglaubliches Kind lieben und wertschätzen zu können. Statt apathisch im Bett zu sitzen oder mir zwanghaft vorzustellen, daß ihr etwas Schreckliches zustoße, kann ich nicht genug von ihr bekommen und würde sie jederzeit mit meinem Leben verteidigen. Ich finde alles großartig, was sie tut (na ja, zumindest die niedlichen Sachen), und bin stolz auf jeden neuen »Trick«. Ob sie Luftküßchen wirft oder mit einem dicken Ärmchen wedelt, um ein Taxi anzuhalten, alles erfüllt mich mit unendlicher

Freude. Wenn sie mich spontan mit offenem Mund küßt oder ihre Wange auf meinen nackten Bauch legt, kann ich ganz in der Gegenwart sein und den Augenblick genießen.

Manchmal kann ich buchstäblich nicht genug von ihr bekommen und würde sie am liebsten einatmen und durch meine Adern fließen lassen, wenn ich das könnte. Einmal gelang mir das sogar beinahe, als ich ihr versehentlich einen Knutschfleck machte. Eines Vormittags nach ihrem Nickerchen bedeckte ich ihren ganzen Körper mit Küssen. Später bemerkte ich einen rötlichen Fleck an ihrem Hals, mit kleinen blauen und schwarzen Punkten darin. Ich geriet in Panik und glaubte, etwas hätte sie gestochen oder sie habe sich irgendwo gestoßen. Als ich in Gedanken durchging, was in den letzten Stunden alles passiert war, erkannte ich, daß ich die Schuldige sein mußte. Ich lachte über meine Gedankenlosigkeit und über die Tatsache, daß ich mein leckeres Mädchen offenbar zum Fressen gern hatte. Als ich so viele Monate zuvor weinend auf dem Bett gesessen hatte, hätte ich es nie für möglich gehalten, daß ich das einmal so sehen könnte. Das Komischste daran ist, daß ich Chris noch nie einen solchen Knutschfleck gemacht habe!

Die animalischen Instinkte, die in der Mutterschaft an die Oberfläche kommen, faszinieren mich. Neulich zum Beispiel kaute ich beinahe unbewußt einen Bissen von Rowans Essen vor wie eine Vogelmama, bevor ich ihn ihr gab. Ein andermal war Rowan gestürzt und hatte sich die Lippe aufgeschlagen. Ich tröstete sie und küßte die blutende kleine Lippe, und der metallische Geschmack ihres Blutes ließ meine Knie weich werden. Sie hatte sich schon wieder gefangen, aber ich mußte mich mit ihr auf dem Arm sofort hinsetzen, weil mir schwindlig wurde. Ich war überrascht, wie körperlich ich auf ihren Schmerz reagierte. Das erinnerte mich an die Zeit, als wir gerade aus dem Krankenhaus nach Hause gekommen waren und mir vom Geruch ihrer Plastikwindeln übel wurde. Welch ein Gegensatz!

Ich finde es nach wie vor unfaßbar, daß sie wirklich mein Kind ist. Das Herz tut mir weh vor Stolz, wenn ich daran denke, wie intelligent und perfekt Rowan ist. Sie ist rein und überwältigend schön, innerlich wie äußerlich. Ich gebe zu, daß alle Eltern ein perfektes Kind haben; ich füge meines nur dieser Liste hinzu. Wenn Rowan die Arme nach mir ausstreckt oder angelaufen kommt, um sich an meine Brust zu schmiegen, weiß ich, daß ich lebe, und mein Leben ist vollkommen. In diesem Sinne erscheint mir die Mutterschaft sowohl selbstsüchtig als auch selbstlos. Rowan gibt meinem Leben einen Sinn und macht mich zu etwas ganz Besonderem, doch zugleich würde ich für sie sterben. Wenn ich mich an die düsteren Gedanken in meinen schlimmsten Zeiten erinnere, dann finde ich diesen Unterschied sehr bewegend: Damals dachte ich daran, mir das Leben zu nehmen, und jetzt würde ich es freiwillig hingeben, wenn ihr damit gedient wäre.

Obwohl ich nicht ausschließlich Mutter bin, verleiht mir das eine zusätzliche Dimension. Ich weiß nun auch, daß ich Mutter sein *und* meinem Beruf nachgehen kann. Ich glaube, ich hatte vor allem Angst davor, mich selbst zu verlieren, als ich ein Kind bekam, und die postnatale Depression verschlimmerte diese Angst. Jetzt erkenne ich, daß sich mein Selbst dadurch nur erweitert hat. Das Leben wird nie langweilig, und obgleich ich meist müde und erschöpft bin, ist Rowan eine ständige Inspiration für mich. Ob sie in mir nun eher den Wunsch weckt, eine bessere Mutter, eine stärkere Ehefrau oder eine hingebungsvollere Schauspielerin zu sein – sie ist immer in meinen Gedanken.

Früher habe ich oft daran gezweifelt, aber heute weiß ich, daß ich es verdiene, Mutter zu sein. Ich bin alles andere als perfekt, aber ich gebe mein Bestes. Mir graut vor dem Tag, an dem Rowan mich für alles verantwortlich machen wird, was in ihrem Leben schiefläuft, aber von dieser Brücke springe ich erst, wenn ich darauf stehe. Zur Zeit glaubt sie noch, ich könne Regen machen, und in diesem Glauben werde ich sie so lange wie möglich lassen.

Das Bemerkenswerteste an dieser ganzen Erfahrung ist, daß ich tatsächlich noch ein Kind bekommen möchte. Wenn ich die frühen Fotos von uns beiden betrachte, kann ich mich sehr gut an den Schmerz erinnern; man sieht meinem Gesicht an, wie schlecht es um mich stand. Ich kann die Angst und diesen leeren Blick sehen, von dem meine Schwiegermutter gesprochen hat. Ich war depressiv und brauchte medizinische Hilfe. Heute weiß ich, daß es eine Krankheit war, die mich so schrecklich unglücklich gemacht hat. Ein Baby zu bekommen bedeutet eine fundamentale Veränderung des gesamten Lebens und ist selbst unter den günstigsten Umständen eine traumatische Erfahrung, doch im Zusammenspiel mit der postnatalen Depression konnte ich nur noch verzweifeln.

Heute sehe ich auf diesen Fotos außerdem die Schönheit meines Babys und die unserer Beziehung. Ich kann Anzeichen der Besserung sehen. Mein Blick veränderte sich, er wurde allmählich lebhafter, und tatsächlich wurde alles besser. Unser Leben glättete sich schließlich doch, und obwohl es immer wieder Höhen und Tiefen geben wird, weiß ich, daß ich sie überstehen werde. Ich bereite mich nun auf den nächsten Schritt vor, indem ich ganz allmählich das Medikament absetze, das ich so lange genommen habe, aber diesmal tue ich das unter ärztlicher Anleitung. Jetzt fühle ich mich nicht nur besser auf alles vorbereitet, sondern bin wahrhaft gestärkt aus dieser Erfahrung hervorgegangen.

Es ist sieben Uhr morgens am 15. Mai 2004, ein weiterer strahlender Morgen in Manhattan. Heute ist Rowans Geburtstag, und sie ist gerade aufgewacht. Ihr Gesicht wirkt ganz verschlafen, und das Haar steht ihr wild vom Kopf ab. Sie streckt die Arme aus, damit ich sie hochhebe, und das tue ich auch, wobei ich mir einen dicken Kuß stehle. Rowan weiß nicht, daß sie heute Geburtstag hat, sie begreift noch gar nicht, was das überhaupt ist. Chris und ich sind die halbe Nacht aufgeblieben, um die Wohnung so zu dekorieren, daß es aussieht, als befänden wir uns in einer Unterwasserlandschaft. Das Motto ihrer Geburtstagsparty ist Findet Nemo, *und überall hängen orangerote Luftballons sowie blaue und orangerote Fischlaternen. Ich wiege mich eine Weile mit meinem schläfrigen Baby im Schaukelstuhl und erzähle ihr, was Mami und Papi Lustiges für das Geburtstagskind vorbereitet haben. Ich beschreibe ihr die Party in allen Einzelheiten, und obwohl sie kein Wort von dem versteht, was ich sage, schaut sie lächelnd zu mir auf. Sobald sie gefüttert und angezogen ist, entdeckt sie die Dekorationen. Sie tapst durch ein Meer von Luftballons und quietscht vor Freude. Ich merke, daß ich wegen ihrer Party aufgeregter bin, als ich es je vor meinen eigenen Partys war. Mir kommt auch der Gedanke, daß die Eltern vom ersten Geburtstag eines Kindes eigentlich viel mehr haben als das Kind selbst. Wir haben das erste Jahr überstanden und dürfen das feiern, mit Käse-Fischli und Mozzarella-Sticks. Chris setzt sich ein Nemo-Partyhütchen auf und stülpt mir auch eines über. Dann sagt er: »Schau, wie Mami und Papi sich küssen, Rowan!« Wir küssen uns und schmatzen dabei laut, während das Baby interessiert zuschaut. Nach einer Dreierumarmung, die wir »das Große Bronx-Drücken« nennen, wird es Zeit, die letzten Vorbereitungen für die Party zu treffen. Wir bringen das Essen auf den Tisch und legen zerknüllte Servietten als Meeresboden dazwischen. Bald kommen die ersten Gäste.*

Die Party ist in vollem Gange, und das Geburtstagskind trägt ein weißes, ärmelloses Tüllkleidchen und ein silbernes Plastikkrönchen, auf dem »Happy Birthday« steht. Wundersamerweise hat sie das Krönchen noch auf dem Kopf; sie rennt herum, grapscht nach Luftballons und brabbelt in ihrer ganz eigenen Sprache vor sich hin. Plötzlich tritt jemand aus Versehen auf die Barney-Puppe, die ich schnell von Rowan an unsere Hündin Darla weitergegeben hatte, und aus dem violetten Puppenkörper erklingt das Lied von der »Immse Wimmse Spinne«. Ebenso plötzlich läßt Rowan sich fallen, streckt die nackten Ärmchen vor sich aus und ahmt die Bewegungen nach, die zu dem Kinderlied gehören. Ich weiß, daß sie einige dieser Bewegungen kennt, weil wir das Lied oft zusammen singen und sie mich dabei nachahmt, aber ich hatte noch nie gesehen, daß sie es ganz allein nachspielt. Rowan kennt jede Handbewegung zu jeder Strophe dieses Liedes. Staunend sehe ich zu, wie sie die dicken Kinderhände mit den Grübchen an den Knöcheln verschränkt und damit die Spinne spielt, die wieder hinaufkrabbelt. Ich kann nicht anders, ich knie mich vor sie hin und mache mit. Während die kleinen Gäste und ihre Eltern mit Eimern und Schaufeln spielen und Nemo-Kekse essen, singen meine Tochter und ich den Kinderreim zu Ende. Ich habe Tränen in den Augen, als wir beide die Hände heben und mit den Fingern Regen machen. Als unsere Finger sich berühren, flüstere ich: »Immse Wimmse Spinne / wie lang dein Faden ist / Da kam der große Regen / und der Faden riß / Da kam die liebe Sonne / leckt den Regen auf / Immse Wimmse Spinne / kletterst wieder rauf.«

Dank

Ich möchte meinem wundervollen Mann Chris meine Liebe und Wertschätzung ausdrücken, denn er zeigt mir jeden Tag, was wahre Liebe ist. Mein Dank gilt meinem lieben Freund und meiner größten Stütze John Kimble, der sagte: »Du mußt dieses Buch einfach schreiben«, und Kassie Evashevski, die mir die richtige Richtung zeigte und all das möglich gemacht hat. Meinen Lektorinnen Mary Ellen O'Neill und Mindy Werner sage ich ebenfalls vielen Dank dafür, daß sie mich auch in schweren Momenten unterstützten und dafür gesorgt haben, daß ich beim Schreiben dieses Buches nicht aufgab.

Und schließlich danke ich Dr. Joyce Vargyas, Dr. Andrei Rebarber und Dr. Shari Lusskin für ihre Unterstützung und fachliche Begleitung auf meinem Weg in die Mutterschaft.

Nachwort

Wenn Sie den Eindruck haben, daß Sie an einer postnatalen psychiatrischen Erkrankung leiden könnten, wenn Sie schon einmal eine Depression hatten oder sich in Lebensumständen befinden, die dazu führen könnten, dann VERLIEREN SIE KEINE ZEIT! Suchen Sie sich sofort fachkundige Hilfe. Selbst wenn Sie noch nie an einer Depression gelitten oder keinen der erwähnten Faktoren erlebt haben, die zu einer solchen Störung beitragen können: Wenn Sie das Gefühl haben, Ihre seelischen Empfindungen gingen über das hinaus, was man sich unter den »Heultagen« vorstellt, dann lassen Sie sich fachärztlich beraten. Sie brauchen sich nicht zu schämen und dürfen Ihre Gefühle nicht mißachten. Es ist immer besser, etwas zu unternehmen. Eine postnatale Depression kann sehr gut behandelt werden, und es gibt viele Möglichkeiten, sich damit auseinanderzusetzen und sie zu überstehen. Es ist wichtig, daß Sie sich informieren und offen über Ihre Gefühle sprechen. Eine solche Erkrankung verschwindet selten von allein, ohne größeren Schaden anzurichten.

Und denken Sie daran: Eine postnatale Depression entzieht sich Ihrer Kontrolle. Sie stellt eine ernsthafte Erkrankung dar und ist weiter verbreitet, als die meisten Leute glauben. Sie brauchen nicht die Heldin zu spielen. Sie sind deswegen weder eine schlechte Mutter noch verrückt. Wenn Sie an dieser Krankheit leiden, bedeutet das vor allem nicht, daß Sie Ihr Kind nicht lieben. Es gibt keinen Grund dafür, sich zu schämen, sich schuldig zu fühlen oder zu glauben, Sie müßten sich ganz allein da durchschlagen. Hilfe gibt es in den verschiedensten Formen. Wenn es Ihnen unangenehm ist, mit Ihren Freundinnen oder Ihrer Familie darüber zu sprechen, dann suchen Sie ein vertrauliches Gespräch mit Ihrem Arzt oder Ihrer Ärztin. Vor allem dürfen Sie nicht einfach abwarten und hoffen, daß die Depression von allein vergeht. Denn höchstwahrscheinlich wird sie sich nur verschlimmern und noch mehr Schaden anrichten. Ich bin nur deshalb wieder gesund geworden, weil ich Hilfe in Anspruch genommen habe. Warum sollten Sie kostbare Zeit damit vergeuden, sich entsetzlich schlecht zu fühlen? Nutzen Sie statt dessen die vorhandenen Möglichkeiten, und sorgen Sie dafür, daß es Ihnen bald wieder bessergeht.

Hier finden Sie weitere Informationen:

Deutschsprachige Literatur zur Wochenbettdepression

Katharina Dalton, Wendy M. Holton *Wochenbettdepression*
Huber 2003
ISBN 3456839308

Elisabeth Geisel *Tränen nach der Geburt*
Kösel 1997
ISBN 3466343690

Pascale Gmür *MutterSeelenAllein. Erschöpfung und Depression bei Müttern von Kleinkindern*
Atlantis 2000
ISBN 3715210133

Friederun Gröhe *Nehmt es weg von mir. Depressionen nach der Geburt eines Kindes*
Vandenhoeck & Ruprecht 2003
ISBN 3525461771

Christiane Hornstein, Claudia M. Klier *Auf einmal ist da ein Kind … Postpartale Depression – erkennen und helfen*
DVD-Box (2 Filme)
Kohlhammer, noch nicht erschienen
ISBN 3170188526

Claudia M. Klier, Ulrike Demal, Heinz Katschnig (Hg.)
Mutterglück und Mutterleid. Diagnose und Therapie der postpartalen Depression
Facultas 2001
ISBN 3850765539

Anke Rohde *Rund um die Geburt eines Kindes: Depressionen, Ängste und andere psychische Probleme*
Kohlhammer 2004
ISBN 3170184547

Deutsche Webseiten zum Thema

www.schatten-und-licht.de
Bundesweite Selbsthilfeorganisation zur postpartalen Depression und Psychose mit vielen Links, Infos, Ansprechpartnern

www.frauen-und-psychiatrie.de
Webseite des Georg Thieme Verlag KG, Stuttgart, Erste Hilfe für Betroffene, kleines Weblexikon zum Nachschlagen, Selbsttest

www.9monate.de/wochenbettdepression
Infos, Selbsttest